Prof. Dr. Michaela Axt-Gaderma
Johanna Katzera

DER NEUE FASTEN-CODE

Prof. Dr. Michaela Axt-Gadermann
Johanna Katzera

DER NEUE FASTEN CODE

Warum die Darmreinigung das Mikrobiom schwächt und Kaffee die Zellerneuerung unterstützt

südwest

Inhalt

Vorwort

Fasten gilt schon lange nicht mehr als fragwürdige Entbehrungsübung für Asketen und dem Genuss abgewandte Menschen. Der Verzicht liegt im Trend und laut einer Forsa-Umfrage, DAK-Gesundheit von 2024, halten 67 Prozent der Befragten Fasten für sinnvoll. In der Altersgruppe zwischen 18 und 29 sind sogar 76 Prozent dieser Ansicht. Wer sich für Ernährung, Gesundheitsförderung und Gewichtsreduktion interessiert, kommt aktuell um das Thema Fasten jedenfalls nicht herum. Doch ums Fasten ranken sich viele Mythen und es gilt, ein paar grundlegende Fragen zu beantworten. Wie fastet man richtig? Muss ich erst mal meinen Darm reinigen? Ist Kaffee während des Fastens schädlich und übersäuert den Organismus? Ist es notwendig, den Körper zu entgiften? Obwohl es inzwischen viele Tausend wissenschaftlicher Studien gibt, die den Nahrungsverzicht unter die Lupe genommen haben, werden Sie auf völlig widersprüchliche Informationen bei Anbietern von Fastenkuren, aber auch in den sozialen Medien, in Internetforen oder der Tageszeitung stoßen. Doch nicht alle traditionellen Empfehlungen tun gut, manche »altbewährten« Maßnahmen sind sogar gesundheitsschädlich, wurden aber bisher nicht hinterfragt.

Die Forschung und damit das Wissen zum Thema Fasten hat in den letzten Jahren explosionsartig zugenommen. Wirft man einen Blick in Datenbanken und Suchmaschinen wie Google Scholar, dann wurden allein in den vergangenen Jahren mehr als 100 000 Artikel veröffentlicht, die das Fasten untersucht oder zumindest erwähnt haben. Dieser enorme Zuwachs an Wissen sollte in moderne Fastenprogramme integriert werden, denn es macht wenig Sinn, starr an Fastenplänen festzuhalten, die auf den Erkenntnissen von vor 100 oder 200 Jahren beruhen – so alt sind die Konzepte bekannter Heilfastenkuren, die bis heute mit kleinen Modifikationen so beibehalten wurden. Bisher haben aber nur wenige Wissenschaftler die althergebrachten Fastenkonzepte kritisch hinterfragt. Diese Lücke möchte ich mit dem *Neuen Fasten-Code* schließen und Ihnen das »Mikrobiomfasten nach Axt-Gadermann« näherbringen.

Die Wurzeln der Fastentradition

Fasten ist eigentlich nichts Neues. Tatsächlich war in der gesamten Menschheitsgeschichte Nahrung ein knappes Gut. Blieb der Jagderfolg aus oder war die Ernte schlecht, dann nahm man nur sporadisch Mahlzeiten zu sich, und die waren oft sehr karg. Als Überlebensstrategie hat sich unser Organismus in Tausenden von Jahren sehr gut daran gewöhnt, immer mal wieder für eine Zeit lang ohne feste Nahrung auszukommen. Die Biochemie des Körpers hat sich über diesen langen Zeitraum so angepasst, dass sich eine vorübergehende Nahrungsknappheit sogar günstig auf den Gesundheitszustand auswirkt. Die Tatsache, dass es Nahrung im Überfluss gibt und wir seit wenigen Jahrzehnten rund um die Uhr essen können, ist für unseren Körper hingegen völlig neu und für unseren Stoffwechsel teilweise katastrophal.

Grundsätzlich ist es also richtig, wenn auf die gesundheitsfördernde Wirkung des Fastens hingewiesen wird. Kritisch ist aber anzumerken, dass viele Tipps und Empfehlungen zum Fasten nicht dem aktuellen wissenschaftlichen Stand entsprechen, teilweise sogar schlicht und einfach falsch sind. Deshalb habe ich mir Hunderte wissenschaftlicher Studien angesehen, habe die klassischen Fastenkuren geprüft und mit Fastenleitern gesprochen. Das Ergebnis: *Der Neue Fasten-Code* nach Axt-Gadermann räumt mit unwirksamen Ratschlägen auf und integriert aktuelle wissenschaftliche Erkenntnisse. Entstanden ist ein neues Konzept, das Bewährtes beibehält, gleichzeitig aber einen kritischen Blick auf nicht mehr zeitgemäße Empfehlungen wirft. Auf einige traditionelle Fastenregeln, für deren Wirksamkeit es keine wissenschaftlichen Belege gibt, können Sie deshalb getrost verzichten. Das macht den Einstieg ins Fasten für viele nicht nur einfacher und angenehmer, sondern die Wirkung des Nahrungsverzichts auf unsere Gesundheit kann dadurch sogar noch gesteigert werden.

Die Fastenleiterin und studierte Expertin für Gesundheitsförderung, Johanna Katzera, hat das neue Fastenkonzept mit mehreren Fastengruppen getestet und berichtet ab Seite 169, wie die Teilnehmer diese neue Form des Fastens empfanden. Ab Seite 144 geht sie zudem auf die Bedeutung von Achtsamkeit, bewusster Entschleunigung und sensiblerer Wahrnehmung im Rahmen des Fastens ein.

Ich wünsche Ihnen, dass Sie mit diesem Buch das Fasten neu entdecken.
Ihre Michaela Axt-Gadermann

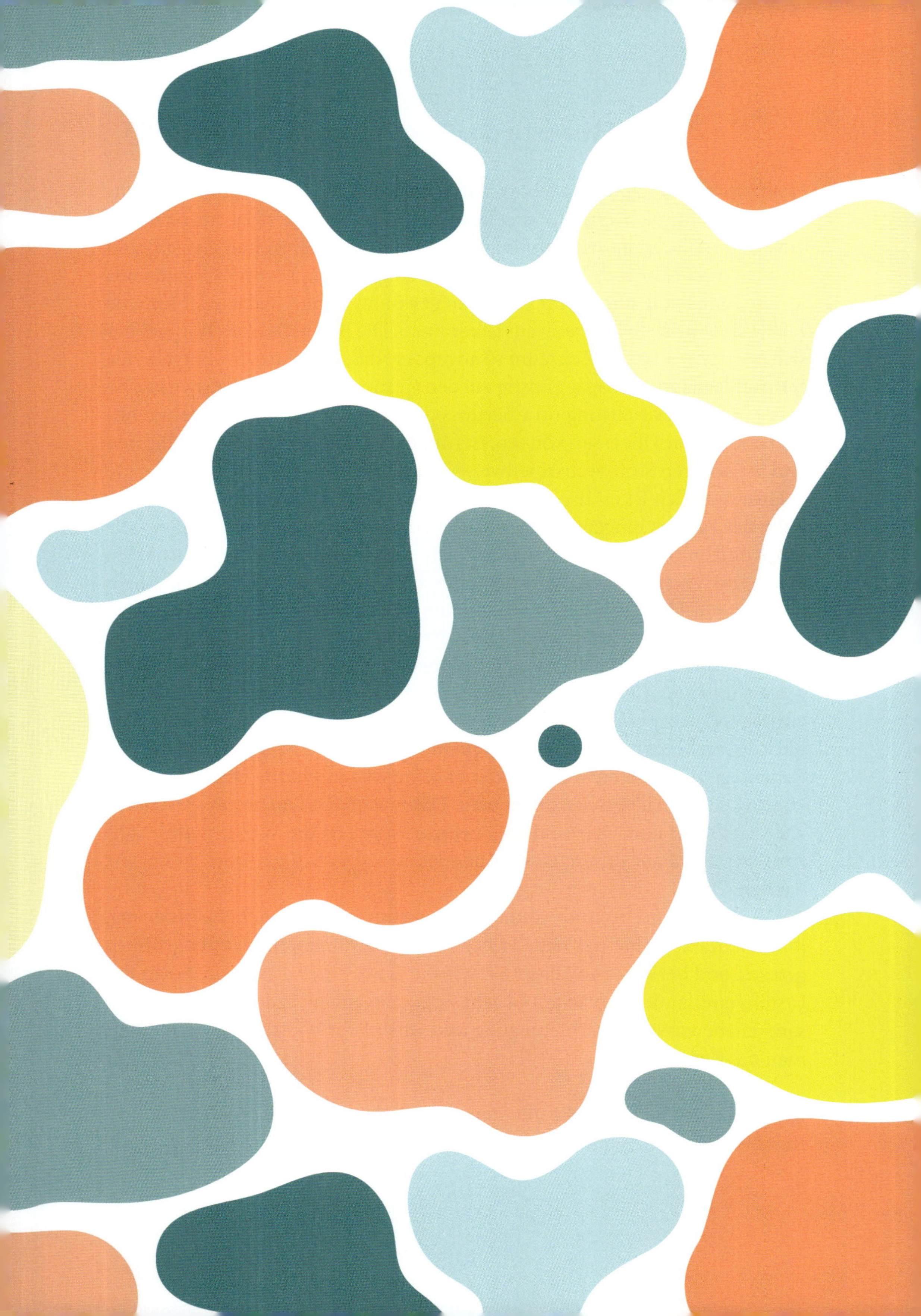

Kapitel

1

SO GESUND IST FASTEN

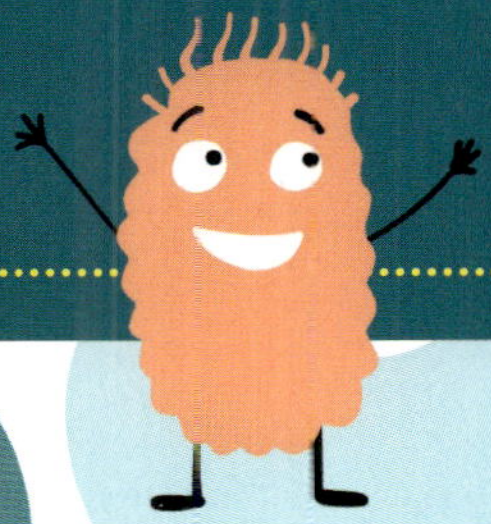

Fasten – neu gedacht

Der Magen knurrt, der Kopf schmerzt, die Gedanken kreisen nur noch ums Essen. Gesund kann so eine Quälerei eigentlich nicht sein. »Doch!«, sagen Fastenforscher einhellig. Das, was sich durch vorübergehenden Verzicht auf Nahrung für unsere Gesundheit erreichen lässt, kann mit der Wirkung eines Medikaments verglichen werden. Schaut man sich aktuelle Studien an, dann könnte man – ähnlich wie auch bei Bewegung – schon fast von einem »Allheilmittel« sprechen. Renommierte Kliniken und Universitäten wie die Berliner Charité in Berlin oder die Harvard University in Boston forschen

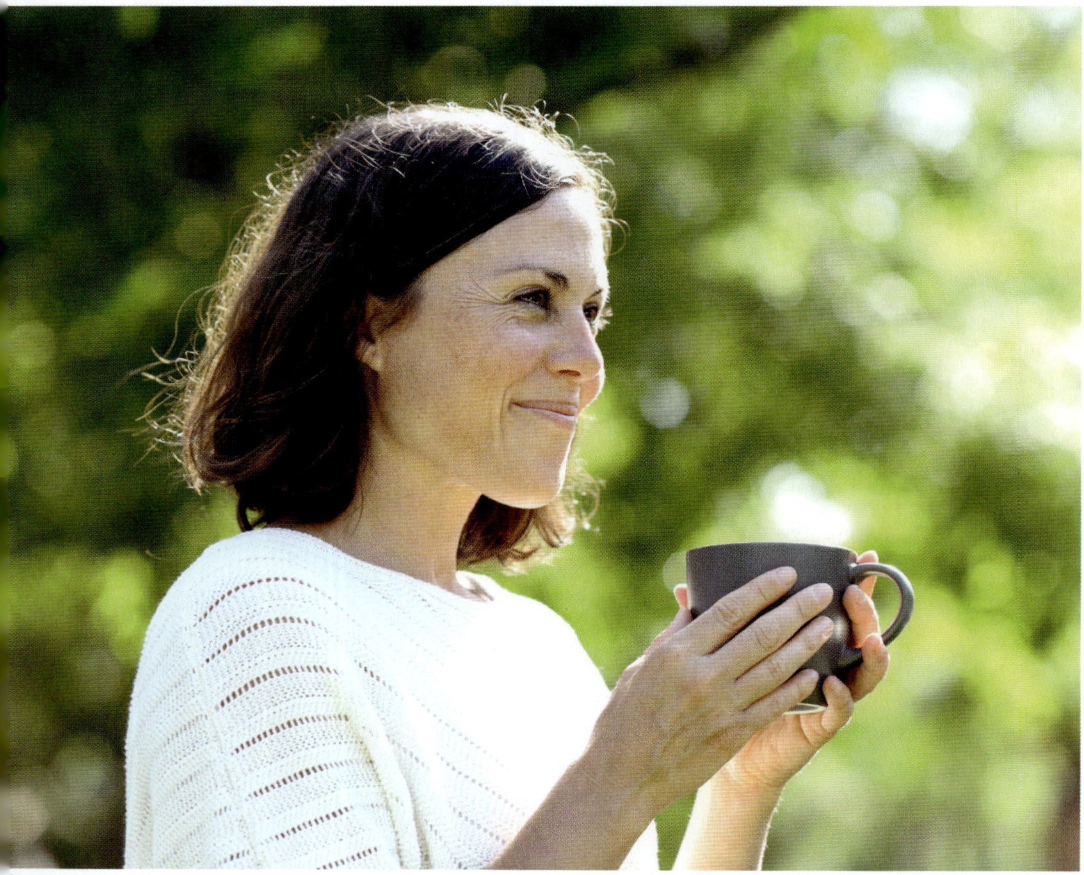

Gelegentliches Fasten stärkt unseren Körper und unsere Wahrnehmung für ihn.

dazu ebenso wie Fastenkliniken und Kurzentren und entdecken erstaunliche Effekte.

Unser Körper ist nämlich nicht dafür gemacht, den ganzen Tag zu essen. Wirft man einen Blick auf die Evolution, dann wird klar, dass wir Menschen immer wieder vorübergehenden Phasen der Nahrungsknappheit ausgesetzt waren. Regelmäßige Mahlzeiten waren eher die Ausnahme als die Regel. Über Jahrtausende mussten wir Menschen uns an natürliche Zyklen der Nahrungsknappheit anpassen, und die Verfügbarkeit von Essen war auch in der jüngeren Vergangenheit für die meisten Menschen unvorhersehbar. Menschen fasten freiwillig seit Tausenden von Jahren aus religiösen Gründen und unfreiwillig, weil die Ernten schlecht waren oder der Jagderfolg ausblieb. Fasten ist für unseren Körper nichts Neues und gehörte, ebenso wie Essen, lange Zeit zum Alltag. Unser Körper hat sich angepasst und kommt mit vorübergehenden Phasen ohne Nahrung nicht nur gut zurecht, er profitiert sogar vom gelegentlichen Verzicht.

Fasten ist keine Prozedur für genussferne Asketen oder Diätapostel, denen es nichts ausmacht, sich zu kasteien, sondern eine traditionelle und dennoch moderne Maßnahme der Gesundheitsförderung und Prävention. Die Möglichkeiten des Fastens sind vielfältig und sie bieten auch denjenigen, die gerne schlemmen, die Essen mit Genuss und Gemeinschaft verbinden und die sich nicht vorstellen können, lange darauf zu verzichten, ausreichend Möglichkeiten, kurze Fastenzeiten in den Alltag zu integrieren. Die gesundheitsförderlichen Effekte des Fastens sind inzwischen auch in zahlreichen Studien wissenschaftlich gut erforscht. Heute gilt als sicher: **Nicht nur das, was wir essen, beeinflusst unsere Gesundheit, sondern auch das, was wir nicht essen.**

Viele Wege führen zum Ziel

Nun gibt es mehrere Möglichkeiten und Wege »nichts zu essen«. Der einfachste ist, vorübergehend »nichts zu essen«! Das wirkt sich bereits günstig auf unsere Gesundheit aus. Mit ein paar Tricks und Tipps, die Sie in diesem Buch erfahren, lässt sich der Effekt von »nichts essen« aber noch verstärken. Auch bei den etablierten Heilfastenkuren wird ein Maßnahmenpaket, über dessen Notwendigkeit man nachdenken sollte, um den Nahrungsverzicht aufgebaut. Fasten ist definitiv zeitgemäß – ob es die Konzepte einiger etablierter Heilfastenkuren auch sind, sei dahingestellt. Diese sind 100 oder mehr Jahre alt, stammen also aus einer Zeit, in der viele Erkenntnisse zu Stoffwechsel, Fettgewebe, Hormonen oder Mikrobiom noch nicht bekannt waren. Auch die Ernährungsmedizin hat sich in dieser Zeit weiterentwickelt. Als ärztliche Zusatzbezeichnung gibt es sie in Deutschland erst seit 2018. Einige Elemente der klassischen Fastenkonzepte sind nach modernen ernährungsphysiologischen Erkenntnissen überholt: Trockentage, an denen fast nichts getrunken werden darf, Alkohol während des Fastens, Abführen mit Glaubersalz, regelmäßige Darmspülungen oder das Essen von Weißmehlbrötchen, also »leeren« Kohlenhydratkalorien, sind noch immer feste Bestandteile einiger Heilfastenkuren und sollten kritisch hinterfragt werden.

Davon abgesehen ist Fasten aber eine wirkungsvolle Maßnahme zur Gesundheitsförderung. Und es müssen keine ausgedehnten Kuren sein, um vom Fasten zu profitieren. Auch kurze Phasen des Nahrungsverzichts wirken; das ist inzwischen gut belegt. Regelmäßige Intervallfastentage, bei denen 14 bis 16 Stunden nichts gegessen wird, tun schon eine Menge Gutes für unsere Gesundheit.

Fasten-Grundregeln nach aktueller wissenschaftlicher Erkenntnis

Durch eine Reduktion der Kalorien bzw. völliges Fasten werden Regenerationsprozesse im Körper angeregt, die nachweisbar Effekte auf Gesundheit, Entstehung von Krankheiten und sogar die Lebenserwartung haben. Fasten, egal ob in Form von Kalorienreduktion, Intervallfasten oder dem klassischen Heilfasten mit nur geringer bzw. keiner Nahrungszufuhr, ist also durchaus zeitgemäß. In moderne Fastenkuren sollten jedoch unbedingt aktuelle wissenschaftliche Erkenntnisse einfließen, um die Wirksamkeit noch weiter zu erhöhen und Fasten gesünder und verträglicher zu machen.

Dazu zählen:

- **Keine Darmreinigung vor oder während des Fastens:** Das »Glaubern« vor und während Fastenkuren, also das Abführen mit Bittersalz, oder auch Darmspülungen sind beliebt, aber schädlich! Sie tragen nicht zum Fastenerfolg bei, sondern verändern das Mikrobiom so, dass es nach der Kur mehr Kalorien aus dem Essen zieht und zudem Entzündungen durch die veränderte Darmflora begünstigt werden. Man erreicht damit leider genau das Gegenteil dessen, was man sich erhofft. Im *Fasten-Code* werden Studien vorgestellt, die wissenschaftlich belegen, dass Darmreinigungen mehr schaden als nutzen.

- **Das Mikrobiom stärken:** Es gibt bestimmte Bakterienstämme, die das Fasten unterstützen können, eine Gewichtsreduktion begünstigen und Gesundheit und Wohlbefinden verbessern. Studien haben gezeigt, dass sich der Zustand des Mikrobioms durch Fasten und probiotische Bakterien deutlich verbessern lässt. Es kann deshalb sinnvoll sein, Fasten durch Probiotika zu ergänzen. Erklärungen für diese Empfehlung leiteten sich aus den Studien ab, die ich Ihnen auf den nächsten Seiten vorstelle.
- **Autophagieprozesse anregen:** Fasten setzt einen sogenannten Autophagieprozess in Gang. Eine längere Phase ohne Nahrung gibt den Zellen das Signal, fehlerhafte oder nicht mehr benötigte Zellbestandteile abzubauen und die Zellregeneration anzukurbeln. Eine aktive Autophagie ist somit ein wichtiger Prozess, durch den sich Krankheiten vorbeugen und teilweise auch bekämpfen lassen. Interessanterweise gibt es aber auch Nahrungsmittel, die als »Fastenimitatoren« gelten, die also diese Prozesse auch ohne Fasten anregen können. Zu den Fastenimitatoren zählen Kaffee, Espresso, grüner Tee, Erdnüsse, Kürbiskerne, Weizenkeime, Olivenöl, Chili, Kurkuma und andere mehr. Diese können teilweise in das Fastenkonzept integriert werden und verstärken die gesundheitsfördernden Effekte des Fastens zusätzlich.
- **Ballaststoffe ergänzen:** Ballaststoffe regen die Bildung von Sättigungshormonen an, verbessern den Zustand des Mikrobioms und liefern keine bzw. sehr wenige Kalorien und stören den Fastenstoffwechsel deshalb nicht. In klassischen Heilkuren werden aber noch immer ballaststoffarme Weißmehlbrötchen oder faserarme »Schonkost« empfohlen, um den Verdauungstrakt zu »entlasten«. Inzwischen weiß man aber, dass eine ballaststoffarme Ernährung dem Verdauungstrakt sogar schadet und »Schonkost« dem widerspricht, was wir unter einer »gesunden Ernährung« verstehen. Heute wird ballaststoffarme Schonkost Gesunden nur noch in Ausnahmefällen und höchstens für ein paar Tage empfohlen, beispielsweise bei einem Reizdarm, einem Magen-Darm-Infekt oder Entzündungen im Verdauungstrakt.
- **Pflanzenöle verwenden:** Öle (Olivenöl, Öle mit Omega-3-Fettsäuren wie Raps-, Walnuss- oder Leinöl) fördern ebenfalls die Sättigung, wirken entzündungshemmend und unterstützen die Gewichtsreduktion, führen aber nicht zu einem Anstieg des Blutzucker- und Insulinspiegels. Sie regen ebenfalls die Bildung von Sättigungshormonen an, ohne den Fastenstoffwechsel, die sogenannte Ketose, zu stören. Meiden Sie aber Öle mit Omega-6-Fettsäu-

ren wie Distel-, Sonnenblumen-, Maiskeim- oder Traubenkernöl. Die darin enthaltenen Omega-6-Fettsäuren verstärken Entzündungsprozesse. Mehr dazu im Verlauf des Buches.

- **Kaffee oder Espresso trinken:** Kaffee und Espresso sind bei vielen Fastenkuren nicht »erlaubt«. Zu Unrecht! Aktuelle Studien zeigen, dass Kaffee Probleme lösen könnte, die durch Fasten verursacht werden. Das betrifft unter anderem die Schilddrüse. Es ist bekannt, dass die Schilddrüsenfunktion beim Fasten abnimmt und dadurch der Stoffwechsel bzw. die Kalorienverbrennung zurückgeht. Wer aber regelmäßig ein bis zwei Tassen Kaffee (oder auch mehr) trinkt, unterstützt die Funktion dieses wichtigsten Stoffwechselorgans. Koffein fördert gleichzeitig die Freisetzung von Fettsäuren aus dem Fettgewebe. Diese Fettsäuren können durch anschließende Bewegung verbrannt werden. Und Kaffee ist ein Fastenimitator, der die Wirkung des Fastens noch verstärken kann. Weitere Pro-Kaffee-Argumente finden Sie auf den nächsten Seiten.
- **Völliger Verzicht auf Süßstoffe während und nach dem Fasten:** Wer hofft, nach einer Diät mithilfe von süßstoffhaltigen Lebensmitteln das Wunschgewicht leichter halten oder während des Fastens für kalorienfreie Genussmomente sorgen zu können, sollte umdenken. Süßstoffe steigern das Risiko für Gewichtsprobleme enorm, sie fördern sogar die Entstehung einer Zuckerkrankheit und führen dazu, dass mehr Kalorien aus dem Essen aufgenommen werden. Im Buch erkläre ich, warum das so ist.
- **Proteine und Bewegung:** Die meisten Fastenkuren sind keine »Nulldiäten«, sondern es werden etwa 200 bis 300 Kalorien pro Tag zugeführt, die oft durch Bewegung (Fastenwandern) wieder verbraucht werden. Allerdings liefern die beim klassischen Heilfasten erlaubten Nahrungsmittel meistens nur »leere« Kalorien, z. B. aus Weißmehlsemmeln, salziger Brühe oder Weißwein. Diese sollten durch ballaststoffreiche oder proteinhaltige Lebensmittel ersetzt werden, um die Muskulatur zu erhalten und das Mikrobiom zu unterstützen.

In diesem Buch möchte ich bewährte, klassische Fastenansätze durch aktuelle wissenschaftliche Erkenntnisse ergänzen und modernisieren, aber auch das Intervallfasten als eine einfache, wirkungsvolle und gut im häuslichen Umfeld durchzuführende Art des Fastens vorstellen. Denn auch das Intervallfasten lässt sich durch ein paar neue Empfehlungen wirkungsvoller und angenehmer gestalten.

Warum ist Fasten so gesund?

Fasten ist weitaus mehr als einfach mal nichts essen, um ein paar Pfunde zu verlieren. Fastenzeiten sind in beinahe allen Kulturen und Religionen verankert. Die moderne Forschung belegt die gesundheitsförderlichen Effekte des Nahrungsverzichts auf unseren Körper, unseren Geist und unsere Gesundheit. Bereits mit wenig Aufwand lassen sich messbare gesundheitliche Effekte erzielen. Mormonen beispielsweise fasten nur einen Tag pro Monat: An jedem ersten Sonntag im Monat verzichten sie für 24 Stunden auf Essen und Trinken. Wissenschaftler des Intermountain Medical Center in Salt Lake City sehen darin den wichtigsten Grund für die Gesundheit der Gläubigen. Denn auch wenn man andere Einflussfaktoren wie Nikotinkonsum oder Alkohol ausschließt, lässt sich der gesundheitsförderliche Einfluss des Fastens noch nachweisen. Die Studie zeigt: Schon durch einen ab und zu eingeschobenen Fastentag nehmen die Blutzucker- und Cholesterinwerte ab, der Blutdruck sinkt und das Fettgewebe schmilzt. Auch die Wände der Halsschlagader und anderer Arterien bleiben dadurch länger elastisch. Und Utah, der US-amerikanische Mormonenstaat, weist die geringste Herzinfarktrate in den gesamten USA auf.

Doch Fasten ist für unseren Körper zunächst keine Erholung, sondern erst mal harte Arbeit, eine Art Training. Wenn es über einen längeren Zeitraum nichts zu essen gibt, ist das für unseren Organismus Stress, der den Körper in Alarmbereitschaft versetzt. Das lässt sich auch an einem Anstieg der Stresshormone feststellen. Doch dieser Stressreiz setzt zahlreiche biochemische Reaktionen in Gang, die im Endeffekt unserer Gesundheit guttun. Ähnlich wie durch ein regelmäßiges anstrengendes sportliches Training die Muskelmasse zunimmt und das Herz-Kreislauf-System leistungsfähiger wird, löst auch das »Fastentraining« Reaktionen aus, die unsere Gesundheit stärken.

Stressreize sorgen für einen Trainingseffekt

Molekularmedizinische Untersuchungen haben gezeigt, dass kleine Reize, die einen gewissen geringgradigen »Stress« verursachen, Gegenreaktionen auslösen. Diese Anpassungsvorgänge werden »Hormesis« genannt. Unser Organismus wird ein bisschen aus dem Gleichgewicht gebracht, sozusagen wachgerüttelt, und setzt daraufhin Mechanismen in Gang, die Einfluss auf zelleigene

Reparatur- und Schutzmechanismen haben. Dadurch wird der Körper widerstandsfähiger gegenüber unterschiedlichen Stressreizen und baut bessere Abwehrstrategien gegen Krankheiten und Alterungsprozesse auf. Durch das Fasten werden auf diese Weise heilsame Prozesse angestoßen und unser Stoffwechsel stellt sich so um, dass wir auch ohne Kalorienzufuhr über längere Zeit unsere Leistungsfähigkeit erhalten können. Wenn wir immer mal wieder auf Nahrung verzichten, egal ob vier Wochen, vier Tage oder 14 Stunden, lassen sich heilsame Wirkungen auf Bluthochdruck, Herzgesundheit und Blutzucker feststellen. Verjüngungsprozesse werden angekurbelt und das Risiko für Krebserkrankungen, Demenz und Herzinfarkt sinkt. Einige Studien scheinen sogar darauf hinzudeuten, dass Kurzzeitfasten selbst eine Chemotherapie verträglicher machen könnte.

Doch Fasten ist keine leichte Übung, denn wir sind im Alltag ständig von leckeren Dingen umgeben, die uns Appetit machen. Da nicht zuzugreifen, wenn der Hunger kommt, fällt schwer. Deshalb braucht es schon überzeugende Gründe, um eine Fastenkur zu starten und durchzuhalten oder auch regelmäßige Intervallfastentage einzuplanen.

Gute Gründe fürs Fasten

Für Ihre Motivation habe ich hier mal ein paar wissenschaftlich gut belegte Argumente zusammengefasst. Zu einigen gibt es später noch ausführliche Erläuterungen.

Das lässt sich mit Fasten erreichen:

1. **Anti-Aging-Effekte:** Fasten kann dazu beitragen, den Prozess der Zellalterung zu verlangsamen oder zu reduzieren. Möglicherweise lässt sich auch eine gewisse Lebensverlängerung durch regelmäßiges Fasten und Kalorienreduktion erreichen. Wissenschaftler konnten nachweisen, dass Fasten Alterungsgene günstig beeinflusst und zu einer Vermehrung von Bakterien im Darm führt, die mit Langlebigkeit assoziiert sind. Auch durch eine kalorienreduzierte Ernährung konnte in Studien das Leben ganz unterschiedlicher Tiere – von der Fruchtfliege über Mäuse bis hin zu Primaten – verlängert werden. Seit 1989 untersucht beispielsweise die »Wisconsin Calorie Restriction Study« die Wirkung einer jahrelangen Kalorienreduktion auf die Lebenserwartung von Affen. Von den 70 Rhesusaffen wird ein Teil normal und nach Appetit ernährt, die anderen bekommen bis zu 30 Prozent

weniger Kalorien. Die bisherigen Ergebnisse belegen eine deutlich längere Lebenserwartung bei den kalorienarm ernährten Primaten. Sie sind agiler, haben bessere Blutwerte und Alterskrankheiten treten bei ihnen seltener auf. Zahlreiche Studien belegen, dass gelegentliches Fasten oder eine etwas kalorienreduzierte Ernährung günstige Effekte auf Alterungsprozesse haben kann. Wichtig ist dabei aber, eine ausreichende Versorgung mit allen Nährstoffen im Blick zu behalten, um eine Unter-, Mangel- oder Fehlernährung zu vermeiden. Einfacher und sicherer als die dauerhafte Kalorienrestriktion scheinen gelegentliche Fastentage zu sein.

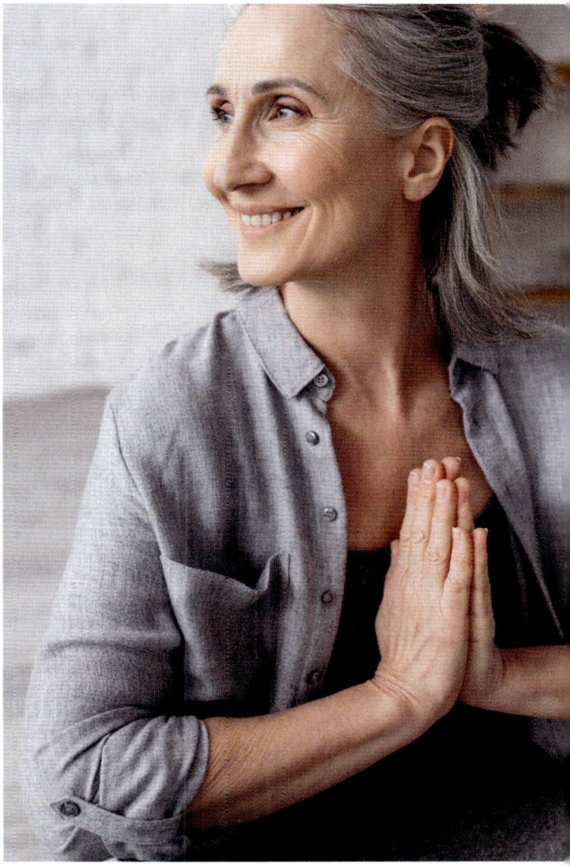

Auch Alterungsprozesse kann Fasten positiv beeinflussen.

2. **Weniger Entzündungen:** Chronische Entzündungen erhöhen das Risiko für zahlreiche Erkrankungen wie Arteriosklerose, Demenz, Diabetes und beschleunigen den Alterungsprozess. Beim Fasten sinken verschiedene Entzündungsmarker, das lässt sich durch Blutanalysen gut belegen. Reduziert werden nicht nur die offensichtlichen Entzündungen, die mit Rötung und Schmerzen einhergehen, sondern vor allem »Mikroentzündungen«, die man nicht sieht oder spürt, die sich aber im Blut nachweisen lassen. Auch diese erhöhen das Risiko für viele Krankheiten.
3. **Senkung des oxidativen Stresses:** Wenn wir etwas essen, verdauen und selbst beim Atmen produziert unser Körper »freie Radikale«. Das sind Moleküle, die Zellen angreifen und schädigen können und das Risiko für zahlreiche Krankheiten erhöhen. Wenn viele freie Radikale produziert werden, sprechen wir von »oxidativem Stress«. Unser Körper kommt in der Regel gut mit einem leichten bis mäßigen oxidativen Stress zurecht, Entlastung tut ihm aber gut. Starker oxidativer Stress gilt hingegen als Alterungsbeschleu-

niger. Fasten kann den oxidativen Stress im Körper nachweislich reduzieren und trägt dadurch zur Gesundheitsförderung bei.

4. **Verbesserung der Herz-Kreislauf-Gesundheit und Senkung des Blutdrucks:** Regelmäßiges Fasten reduziert die bedeutendsten Risikofaktoren für Herz-Kreislauf-Erkrankungen. Schon nach einigen Stunden Nahrungsverzicht sinken Blutzucker- und Insulinspiegel. Bereits nach wenigen Fastentagen sinkt auch der Blutdruck bei den meisten Fastenden. Nahrungsverzicht kann gleichzeitig auch die Empfindlichkeit der Zellen auf das blutzuckersenkende Hormon Insulin, die sogenannte Insulinsensitivität verbessern. Dadurch nimmt das Risiko für Zuckerkrankheit (Typ-2-Diabetes) ab. Fasten reduziert durch den niedrigen Blutzuckerspiegel auch die »Glykierung«. Man könnte Glykierung mit »Verzuckerung« übersetzen: Ist der Blutzuckerspiegel im Alltag ständig erhöht, weil wir viele Kohlenhydrate essen, zwischen den Mahlzeiten naschen oder auch eine schlecht eingestellte Zuckerkrankheit haben, heften sich Zuckermoleküle an die kollagenen und elastischen Fasern der Haut und an Proteine in Gefäßen und Organen, »verkleben« (»glykieren«) sie miteinander und machen sie dadurch unelastisch. Das beschleunigt sowohl die Haut- als auch die Organalterung.
5. **Anregung der Zellregeneration (Autophagie):** Fasten regt Recycling- und Reparaturprozesse in der Zelle an. Durch den Nahrungsverzicht werden Enzyme aktiviert, die für die Beseitigung geschädigter Zellen oder Zellbestandteile zuständig sind. Fasten wirkt dadurch wie ein »Frühlingsputz« für den Organismus. Auch wenn es die berühmten »Schlacken« im Körper nicht gibt, kommt – mit etwas gutem Willen – dieses molekulare Zellrecycling durch Fastenkuren einem »Entschlacken« wahrscheinlich am nächsten.
6. **Verbesserung des Mikrobioms:** Fasten ist für die Bakterien in unserem Darm nichts Neues, denn in der Menschheitsgeschichte waren magere Zeiten nicht selten. Die Bakterien im Darm haben sich angepasst und nutzen die Zeit ohne große Verdauungsprozesse zur Regeneration. Studien haben gezeigt, dass Fasten dem Mikrobiom guttut, wenn es ohne Darmreinigung durchgeführt wird.
7. **Hormonelle Veränderungen:** Beim Fasten können sich verschiedene Hormone im Körper verändern. Zum Beispiel steigt der Spiegel der Stresshormone Cortisol und Adrenalin an, während der Insulinspiegel sinkt. Diese hormonellen Veränderungen können entzündungshemmende Effekte haben. Sowohl bei Männern als auch bei Frauen sinkt beim Fasten der Testosteronspiegel.

8. **Verbesserung der geistigen Leistungsfähigkeit:** Normalerweise nutzt unser Gehirn leicht zugänglichen Zucker (Glukose) als Treibstoff. Wenn dieser beim Fasten nicht mehr zur Verfügung steht, können die Nervenzellen auch bestimmte Fettmoleküle, sogenannte Ketone, verstoffwechseln. Diese lassen unser Gehirn nicht nur zu Höchstleistungen auflaufen, sondern sie fördern auch die Neubildung von Nervenzellen (Neurogenese) und verbessern die geistige Leistungsfähigkeit. Über diese Mechanismen scheint Fasten auch das Risiko, an Demenz zu erkranken, zu verringern.
9. **Anti-Krebs-Effekte:** Neue Erkenntnisse deuten darauf hin, dass Fasten eine Schlüsselrolle bei der Krebsprävention und der -behandlung spielt. Der Nahrungsverzicht schränkt offensichtlich die Anpassungsfähigkeit, das Überleben und das Wachstum von Krebszellen ein. Studien vermuten, dass Fasten die Entstehung von Krebserkrankungen verhindern kann, aber auch das krebsfreie Überleben bei Erkrankten und die Wirksamkeit der Behandlung fördern kann.

Glauben Sie nicht alle Fastenversprechen

Es gibt also eine Vielzahl an positiven Effekten, die sich durch Nahrungsverzicht erreichen lassen. Deshalb ist es umso erstaunlicher, dass die Argumente, mit denen Fastenkuren bevorzugt beworben werden, gar nicht zutreffen und wissenschaftlich nicht bewiesen sind oder sogar widerlegt wurden.

Das kann Fasten nicht

Die folgenden Wirkungen, die dem Fasten zugeschrieben werden, sind wissenschaftlich nicht haltbar:

1. **Entgiften:** Wenn ich nichts esse, reduziere ich möglicherweise die Zufuhr ungesunder Substanzen aus der Nahrung, wenn ich mich zuvor schlecht ernährt habe. Fasten führt aber zunächst nicht zu einer »Entgiftung«, sondern eher zum Gegenteil. Vor allem fettlösliche Toxine werden freigesetzt, wenn Fettgewebe abgebaut wird. Auch eine Darmreinigung trägt in keiner Weise zur Entgiftung bei, sondern schädigt das Mikrobiom, das anschließend seine Entgiftungsfunktion nicht mehr so gut wahrnehmen kann. Mehr dazu im Kapitel 5.

2. **Den Darm reinigen:** Weder der Verzicht auf Essen noch die mit dem Fasten oft verbundene »Darmreinigung« führt dazu, dass der Verdauungstrakt anschließend »sauberer« ist. Ganz im Gegenteil: Dem Darm geht es nach der Abführ-Reinigung wesentlich schlechter als zuvor. Fasten ohne vorherige Darmreinigung sorgt hingegen für ein Aufblühen der Bakterien. Unser Mikrobiom wird vielfältiger und artenreicher, aber der Darm wird definitiv nicht »sauberer«. Mehr zum Thema Darmreinigung im Kapitel 5.
3. **Den Stoffwechsel anregen:** Der Stoffwechsel ist das Problemkind des Fastens. Wenn wir auf Nahrung verzichten, schaltet der Stoffwechsel ein paar Gänge zurück und wird träge. Der Kalorienverbrauch sinkt und braucht auch nach dem Fasten lange Zeit, bis er wieder auf das Ausgangslevel kommt. Das Ausbremsen des Stoffwechselmotors ist eine Maßnahme, die uns in früheren Zeiten bei Hungersnöten das Überleben gesichert hat. Denn wenn der Kalorienverbrauch bei drohender Mangelversorgung schnell auf Sparflamme schaltet, benötigten unsere Vorfahren weniger Kalorien zum Überleben. Heute ist diese Verlangsamung aber auch für den gefürchteten Jo-Jo-Effekt zuständig: Durch den Nahrungsverzicht verliert man zunächst meistens ordentlich Pfunde. Da wir nach einer strengen Fastenkur durch einen trägeren Stoffwechsel aber mit deutlich weniger Kalorien auskommen, geht das Gewicht schon bald wieder nach oben, manchmal sogar über das Ausgangsgewicht hinaus. Zum Abnehmen wird dann die nächste Diät geplant. Beim Fasten ist eine Verlangsamung des Stoffwechsels leider nicht zu vermeiden, aber man kann mit Bewegung, mit koffeinhaltigen Nahrungsmitteln, mit Unterstützung von Mikrobiom und Schilddrüse sowie mit einem nicht zu langen und nicht zu strengen Fastenregime den Kalorienverbrauch erhöhen und den Stoffwechsel aktiv halten. Die Behauptung, dass Fasten selbst den Stoffwechsel anregen könnte, ist aber definitiv falsch. Möglicherweise kann das aber durch einen Wechsel zwischen Nahrungsverzicht und eiweißreicher Ernährung gelingen. Proteine können offensichtlich beim intermittierenden Fasten im Intervall zwischen den täglichen Fastenphasen den Stoffwechsel, der vom Fasten ausgebremst wurde, wieder etwas ankurbeln – darauf weist zumindest die Studie eines Forschungsteams des Skidmore College in New York hin.
4. **Das Immunsystem stärken:** Fasten stärkt nicht das Immunsystem, zumindest nicht während und direkt nach der Fastenkur. Im Gegenteil: In dieser Zeit ist das Immunsystem schwach, der Organismus vorübergehend

deutlich anfälliger für Infekte und auch Impfungen zeigen weniger Wirkung, wenn diese kurz vor, während oder nach dem Fasten verabreicht werden. Mehr dazu ab Seite 116.

Arten des Fastens

Intervallfasten	Heilfasten	Kalorienrestriktion

So wirkt Fasten auf die Gesundheit

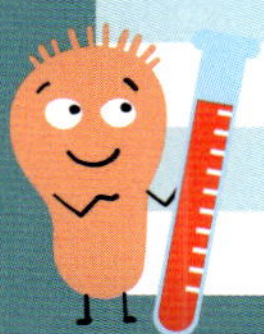

- Aktivierung von Autophagie und Reparaturprozessen
- Optimierung des Mikrobioms, Vermehrung nützlicher Bakterien
- Bessere Synchronisierung der inneren Uhr
- Reduktion von Entzündungen
- Verringerung von freien Radikalen / oxidativem Stress
- Senkung des Blutdrucks
- Senkung des Blutzuckerspiegels

Bei welchen Krankheiten/Problemen kann Fasten hilfreich sein

- Typ 2 Diabetes (Zuckerkrankheit)
- Entzündungen
- Metabolisches Syndrom
- Bluthochdruck
- Autoimmunerkrankungen
- Alterungsprozesse
- Chronische Schmerzen
- Herz-Kreislauf-Erkrankungen
- Depressionen
- Fettstoffwechselstörungen

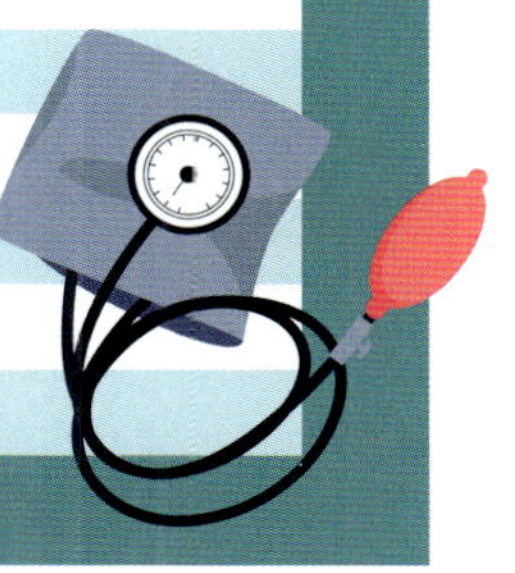

Mod. Nach Forslund 2022

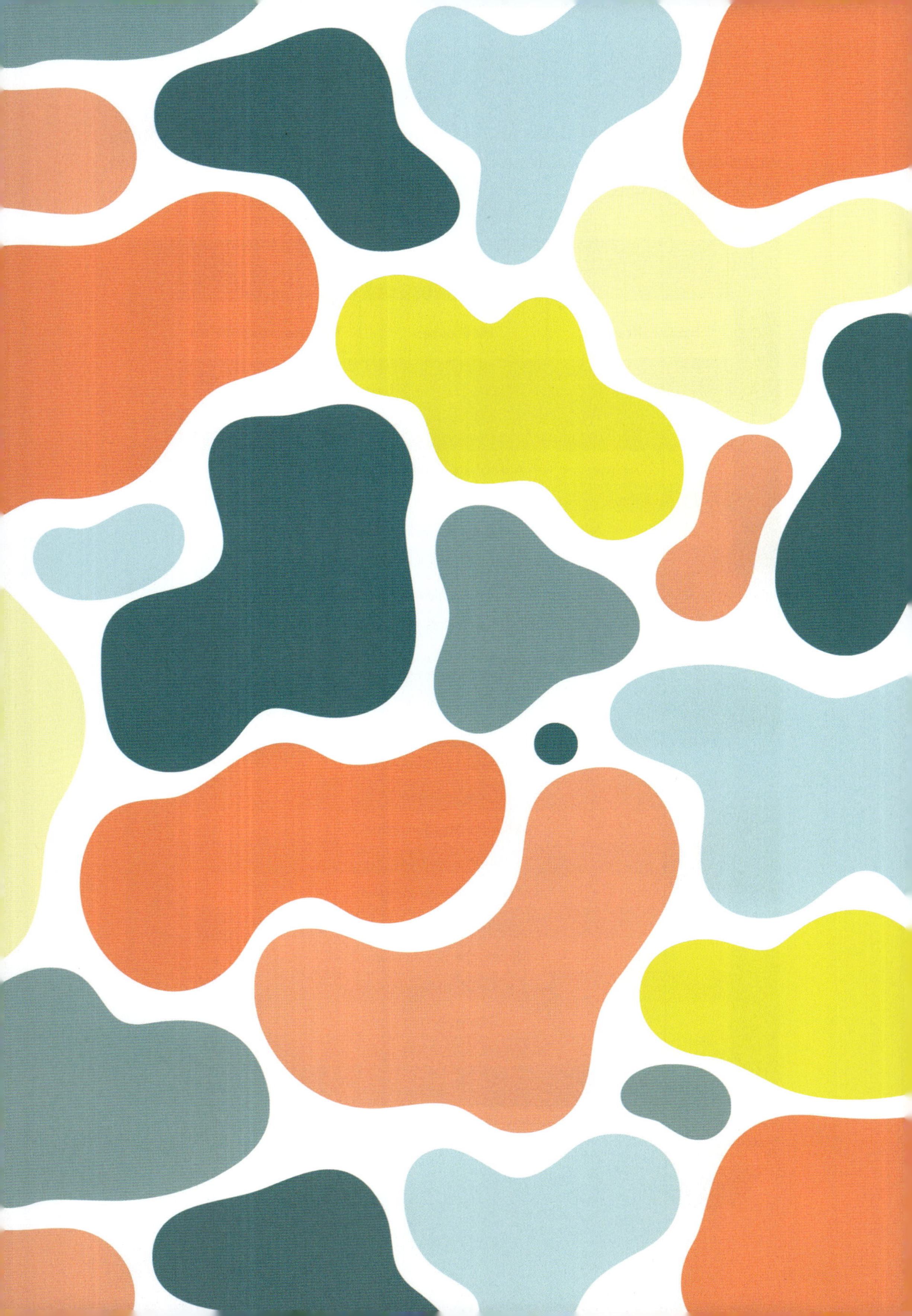

Kapitel

2

DIE VIELFALT DES FASTENS

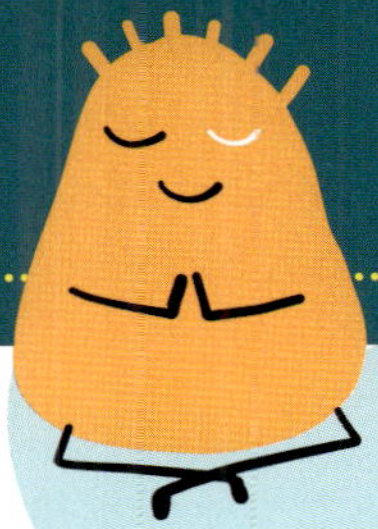

Welches Fasten passt zu mir?

Der Begriff »Fasten« wird inzwischen für eine nahezu unüberschaubare Anzahl verschiedenster Formen des Nahrungsverzichts verwendet, vom Wasserfasten über Saft- und Intervallfasten, Scheinfasten bis hin zum Heilfasten. Der Begriff wird aber auch als Synonym für »Verzicht« jeder Art verwendet. Auch Smartphone-Fasten, Auto-Fasten oder Instagram-Fasten liegen im Trend.

Fasten im eigentlichen Sinn ist der freiwillige Verzicht auf Nahrungsmittel und kalorienhaltige Getränke für einen begrenzten Zeitraum. Im Vordergrund steht dabei vor allem die Verbesserung der Gesundheit, weniger die Gewichtsreduktion. Wer durch Nahrungsverzicht etwas für sein Wohlbefinden tun möchte, kann zwischen einer Vielzahl von kommerziellen Angeboten auswählen oder auch zu Hause Fastentage einlegen oder Intervallfasten praktizieren. Während eine klassische Heilfastenkur meist in Kurkliniken oder unter Aufsicht eines Fastenleiters durchgeführt wird, lässt sich Intervallfasten sehr einfach in den Alltag integrieren und ist weniger kosten- und zeitaufwendig. Gerade das unkomplizierte Intervallfasten weckt aktuell das Interesse der Fastenforscher, denn sehr viele Effekte, die sich durch lange Heilfastenkuren erzielen lassen, stellen sich auch bei regelmäßigem Intervallfasten ein.

Wenn Sie unter chronischen oder akuten Erkrankungen leiden, sollten Sie aber zunächst Rücksprache mit Ihrem behandelnden Arzt nehmen. Das gilt vor allem für Fastenkuren, die länger als eine Woche dauern. Zudem ist nicht jede Fastenkur für jedermann geeignet. Manchmal müssen ein paar Vorkehrungen getroffen werden, damit sich der Gesundheitszustand beim Fasten nicht verschlechtert. Von Seite 125 bis Seite 133 habe ich Ihnen zusammengestellt, was bei bestimmten Beschwerden oder Vorerkrankungen zu beachten ist.

Die unterschiedlichen Methoden kurz vorgestellt

Wer Verzicht üben möchte, kann zwischen ganz unterschiedlichen Fastenregimen wählen. Ganz grob lassen sich diese in eine dauerhafte Reduktion der täglichen Kalorienzufuhr (Kalorienrestriktion), in Intervallfasten, von dem es wiederum zahlreiche Varianten gibt, und in das klassische Heilfasten einteilen.

Nachfolgend finden Sie kurz und knapp zusammengefasst, worum es geht und welche Vor- und Nachteile die einzelnen Formen haben können. Mehr Informationen und wissenschaftliche Studien zum Intervallfasten und zum Heilfasten finden Sie im weiteren Text.

Kalorienreduktion

Darum geht es: Die tägliche Kalorienzufuhr wird dauerhaft um 20 bis 25 Prozent gesenkt. Diese Ernährungsform wird in Japan als »hara hachi bu« bezeichnet und dort wie auch in anderen asiatischen Ländern häufiger umgesetzt. »Hara hachi bu« bedeutet »nur so viel essen, bis man zu 80 Prozent satt ist«. Ein großer Teil der Einwohner Okinawas, der japanischen Insel der Hundertjährigen, nimmt täglich nur 1800 Kalorien zu sich und wird bei guter Gesundheit relativ alt. Auf der südjapanischen Inselgruppe gibt es dreimal so viele Hundertjährige wie sonst auf der Welt. Ein Grund dafür liegt wahrscheinlich im täglichen Kalorienverzicht. 1800 Kalorien sind ungefähr ein Viertel weniger als die Energiemenge, die Tag für Tag in westlichen Ländern verzehrt wird.

Vorteil: Studien zeigen günstige Effekte auf verschiedene Gesundheitsparameter, möglicherweise auch auf die Lebenserwartung und gesunde Lebensspanne. Eine kalorienreduzierte Ernährung ohne Mangelversorgung an wichtigen Nährstoffen konnte bei ganz unterschiedlichen Lebewesen, von Einzellern über Nager bis hin zu Menschenaffen, Alterungsprozesse verzögern und das Risiko für Krankheiten verringern. Nicht immer lassen sich die aus Tierstudien gewonnenen Ergebnisse auch auf den Menschen übertragen, in diesem Fall aber offensichtlich schon. Auch Untersuchungen am Menschen bestätigen zahlreiche wichtige Erkenntnisse aus den Tierversuchen und belegen, dass eine Kalorienreduktion Alterungsprozesse verlangsamen kann.

Nachteil: Für viele Menschen ist das tägliche Kalorieneinsparen schwer durchzuhalten. Langfristig besteht die Gefahr von Nährstoffmängeln. Möchte man sich mit allen wichtigen Mikronährstoffen ausreichend versorgen, muss man sich bei einer eingeschränkten Kalorienzufuhr wirklich gut mit Ernährung auskennen und fehlende Nährstoffe notfalls durch Nahrungsergänzungsmittel zuführen. Regelmäßige Blutanalysen sind anzuraten. Zudem besteht die Gefahr, Essstörungen zu entwickeln.

Intervallfasten

Darum geht es: Beim Intervallfasten oder intermittierenden Fasten wechseln sich längere Fastenintervalle mit meist kürzeren Zeitfenstern, in denen normal gegessen werden kann, ab. Die Esspause sollte mindestens 14, besser 16 Stunden dauern. Dadurch kommen Autophagieprozesse in Gang, die die Regeneration der Zellen fördern, und Fettgewebe kann abgebaut werden.

Intervallfasten kann in unterschiedlichen Varianten durchgeführt werden.

16:8- oder 14:10-Variante:

- Das Fastenintervall dauert 14 bis 16 Stunden. In dieser Zeit dürfen nur kalorienfreie Getränke wie Wasser, Tee oder Kaffee ohne Milch getrunken werden.
- Gegessen werden darf in einem Zeitfenster von acht bis zehn Stunden.

Breakfast- und Dinnercancelling:

- Ein- oder mehrmals pro Woche wird das Frühstück oder Abendessen gestrichen. Im Prinzip ist Breakfast- und Dinnercancelling eine Variante des Intervallfastens, bei der die Dauer der Fastenphase nicht genau festgelegt ist. Dennoch ergibt sich durch das Streichen einer Mahlzeit meistens auch ein Fastenfenster von mindestens 14 oder mehr Stunden.

5:2-Variante:

- An zwei Tagen pro Woche wird die Nahrungszufuhr deutlich reduziert. An den beiden Fastentagen werden nur 500 bis 600 Kalorien zugeführt.
- An fünf Tagen pro Woche gibt es keine Einschränkungen. Sinnvoll ist es aber, auch in dieser Zeit möglichst ausgewogen, eiweiß-, nährstoff- und ballaststoffreich zu essen.

Alternierendes Fasten oder 1:1-Variante:

- Fastentage wechseln sich mit Essenstagen ab, an denen es keine Einschränkungen gibt. Bei der 1:1-Variante folgt ein Fastentag auf jeden Tag mit normaler Ernährung. Diese Form des Intervallfastens ist sehr strikt und extrem. Die meisten gesundheitsförderlichen Effekte lassen sich auch mit einer 6:1-Variante erzielen, bei der an sechs Tagen möglichst gesund gegessen wird und an einem Tag gefastet bzw. die Kalorienzufuhr deutlich reduziert wird.

Vorteile: Die gesundheitsförderliche Wirkung des Intervallfastens ist inzwischen wissenschaftlich gut untersucht. Intervallfasten wirkt sich günstig auf Blutzucker, Blutdruck und Cholesterinspiegel aus, kann die Gehirnfunktion verbessern und vor oxidativem Stress schützen. Intervallfasten ist zudem eine sehr flexible Möglichkeit, um ins Fasten einzusteigen. Breakfast- und Dinner-cancelling lassen sich spontan in den Alltag integrieren, wenn es mal passt.

Nachteile: Intervallfasten ist eine einfache Möglichkeit, ins Fasten einzusteigen. Es gibt nur wenige Nachteile. Wichtig ist es, den richtigen Zeitpunkt zu finden. Den meisten Menschen fällt es beim Intervallfasten leichter, das Frühstück zu streichen. Nach aktuellen Erkenntnissen (siehe Seite 31) ist es aber besser, aufs Abendessen zu verzichten.

Heilfasten

Darum geht es: Unter Heilfasten, auch als Fastentherapie oder Medizinisches Fasten bezeichnet, versteht man den freiwilligen Verzicht auf feste Nahrung und Genussmittel über mehrere Tage. Die bekanntesten Heilfastenkuren sind die Kuren nach Buchinger, Schroth oder F. X. Mayr. Daneben werden auch Saftfastenkuren, Wasserfasten, Fastenwandern oder andere Varianten angeboten. Häufig werden diese Kuren durch Ärzte oder Fastenleiter begleitet. Die Gewichtsreduktion ist dabei in der Regel nicht das Ziel, obwohl man natürlich ein paar Pfunde verliert.

Vorteile: Im Vordergrund steht eine Verbesserung der Gesundheit und des Stoffwechsels. Studien zeigen, dass die klassischen Heilfastenkuren positive Effekte auf Gewicht, Blutzucker- und Blutfettwerte haben können. Auch Prozesse zur Zellerneuerung werden angeregt, der oxidative Stress sinkt. Eine gesunde Variante des Heilfastens ist das »Mikrobiomfasten nach Axt-Gadermann«, das Grundlage der Empfehlungen dieses Buchs ist.

Nachteile: Viele Maßnahmen, die rituell das Heilfasten begleiten, etwa Darmreinigung und Darmspülungen, Trockentage, Alkohol (»Kur-Wein«) oder bewusst ballaststoffarme Kost mit Weißmehlbrötchen können aus wissenschaftlicher Sicht als nicht mehr zeitgemäß betrachtet werden. Auch Saftfasten gilt heutzutage nicht mehr als optimale Fastenform, denn Säfte liefern teilweise beträchtliche Mengen an Fruchtzucker (Fruktose). Fruktose kann die Leber überlasten und die Verwertung von Zucker beeinträchtigen. Zu viel Fruktose stimuliert die Fettsynthese in der Leber und begünstigt auf diese Weise die Entstehung einer Fettleber. Auch epidemiologische Studien belegen, dass das Risiko für die Entstehung einer Fettleber eng mit der Menge des aufgenommenen Fruchtzuckers verbunden ist.

Intervallfasten – ein altbewährtes Konzept neu entdeckt

Intervallfasten oder auch »intermittierendes Fasten« ist eigentlich die Fastenform, die aus Evolutionssicht unserem Körper am besten bekannt ist. Denn die schwankende Verfügbarkeit von Kalorien ist ein Phänomen, das sich durch die Menschheitsgeschichte gezogen hat und eher die Regel als die Ausnahme darstellte. Beim Intervallfasten wechseln sich Phasen ohne Nahrung mit Phasen, in denen gegessen werden darf, ab. Die Fastendauer beträgt dabei mehrere Stunden bis wenige Tage. Beim 16:8-Fasten wird jeden Tag für 16 Stunden gefastet, in den verbleibenden acht Stunden kann aber normal gegessen werden. Um die Fastenvorteile für den Stoffwechsel mitzunehmen, sollte die Zeit ohne Nahrungsaufnahme beim Intervallfasten mindestens 14 Stunden betragen. Wer also um 8 Uhr frühstückt und um 16 Uhr noch einen kleinen Snack zu sich nimmt, hält die anschließende 16-stündige Nüchternphase nach ein paar Tagen Eingewöhnung meistens recht gut durch. Eine andere Form ist das 5:2-Fasten. Hier gibt es an fünf Tagen pro Woche keine Einschränkungen der Ernährung, wobei ein Umstieg auf eine gesündere Ernährung sicher dennoch empfehlenswert ist. An zwei frei wählbaren Tagen pro Woche wird dann die Kalorienzufuhr deutlich gesenkt. Auch alle anderen Kombinationen zwischen Fastentagen und Tagen mit normaler – und im Idealfall gesunder – Ernährung sind denkbar, wie 1:1-Fasten, also einen Tag fasten, einen Tag normal essen, bis hin zu 29:1-Fasten, bei dem man, ähnlich dem Fastenverhalten der Mormonen, an einem Tag pro Monat keine Nahrung zu sich nimmt.

Intervallfasten ist nicht unbedingt geeignet, schnell viel Gewicht zu verlieren, sondern eher als praktikable Umstellung der Ernährung, die längerfristig beibehalten werden sollte. Die Kalorienaufnahme an den Fastentagen ist meistens deutlich reduziert. Oft wird der völlige Verzicht auf kalorienhaltige Nahrungsmittel praktiziert oder – vor allem bei sich häufig wiederholenden

Fastentagen – eine Reduktion der Kalorienzufuhr auf maximal 25 Prozent der üblichen Menge. Große Fastenintervalle wie einen Fastentag pro Monat dienen eher dazu, langfristige Effekte auf die Gesundheit zu erzielen, als Gewicht zu verlieren.

Unsere moderne Ernährungsweise ist aber generell das Gegenteil von Intervallfasten. Die Phasen, in denen wir Nahrung zu uns nehmen, sind in der Regel deutlich länger als die Zeit, in der wir fasten. In Industriegesellschaften beträgt die »Essphase« meistens rund 14 Stunden, die Nüchternphase hingegen oft nur zehn Stunden. Eine US-amerikanische Studie fand mithilfe einer recht zuverlässigen Smartphone-App heraus, dass junge US-Bürger sogar etwa 15 Stun-

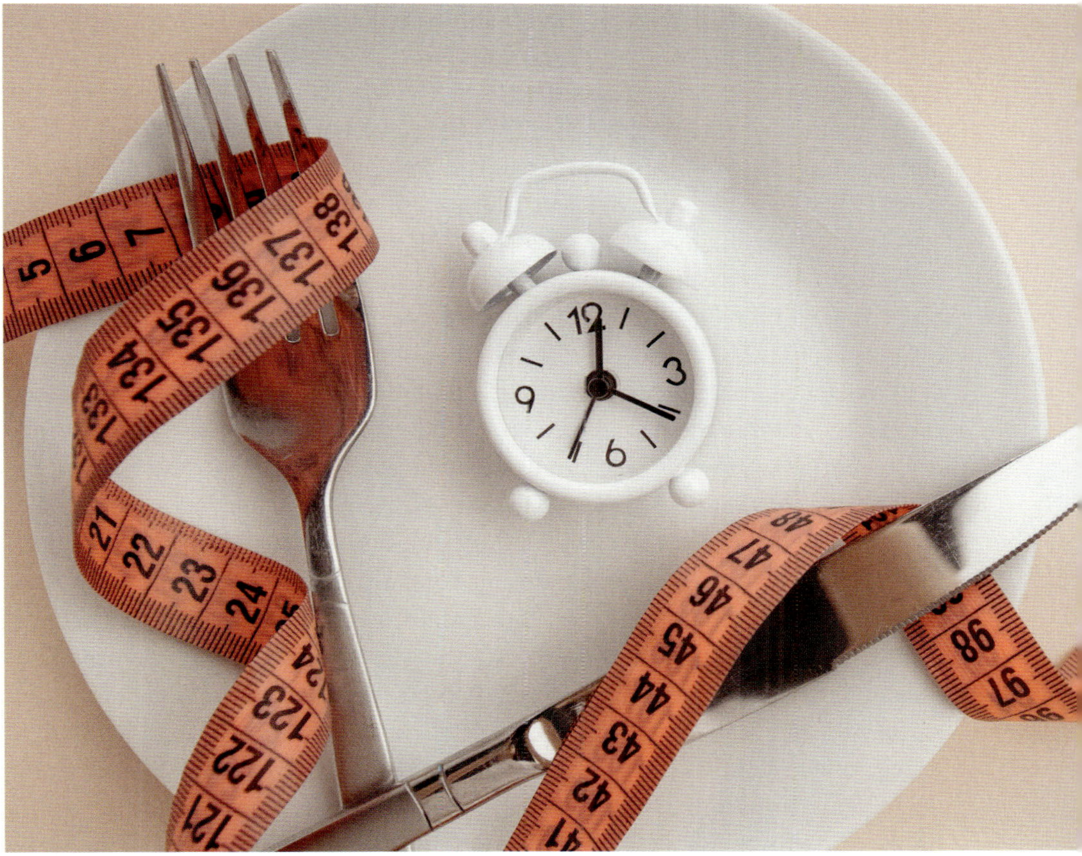

Intervallfasten eignet sich (auch) als langfristige Ernährungsumstellung, nicht für den schnellen Gewichtsverlust.

den pro Tag essen und die nächtliche Fastenphase lediglich neun Stunden beträgt. Spanische Studenten hingegen essen nur 12,5 Stunden pro Tag und kommen dadurch auf eine Fastenphase von 11,5 Stunden.

Lassen Sie die Zwischenmahlzeiten weg!

Noch in den 1980er- und 1990er-Jahren war es ein wichtiges Prinzip des Diätmanagements, zwischen den Hauptmahlzeiten noch zwei Zwischenmahlzeiten einzuplanen, um Heißhungerattacken vorzubeugen. Inzwischen gilt dieses Essverhalten als »adipogen«, also Übergewicht fördernd. Wer regelmäßig Snacks und kleine Zwischenmahlzeiten zu sich nimmt, gibt seinem Körper nicht die Chance, Blutzucker- und Insulinspiegel auf niedrige Werte absinken zu lassen. Das ist gesundheitsschädlich und macht dick. Erhöhte Blutzucker- und Insulinspiegel stellen Risikofaktoren für Gefäßverkalkung, Entzündungen und vorzeitige Alterung dar. Sie verhindern leider auch sehr wirkungsvoll den Abbau von Fettgewebe und sorgen dafür, dass die Fettzellen immer gut gefüllt sind. Das 5-Mahlzeiten-Prinzip ist heute endgültig vom Tisch; alle Studien sprechen dagegen, dass es unserem Körper guttun könnte, wenn er fünfmal täglich etwas zu essen bekommt. Zwei bis drei gesunde Mahlzeiten, kombiniert mit längeren Fastenphasen, scheinen hingegen das beste Heilmittel gegen die klassischen Zivilisationskrankheiten zu sein. Denn für ein gesundes Leben sind aktuellen Erkenntnissen zufolge nicht allein die Kalorien, sondern vielmehr die Anzahl der Mahlzeiten von Bedeutung, und hier ist etwas weniger offensichtlich mehr. Das konnten kalifornische Wissenschaftler in einem Experiment nachweisen. Eine Gruppe Mäuse erhielt Tag und Nacht zucker- und fettreiches Futter, also eine Ernährung, die der ungesunden westlichen Ernährung entsprach. Wie nicht anders zu erwarten, wurden die Nager dick, ihre Leber verfettete, sie entwickelten Entzündungen und der Blutzuckerwert stieg an. Die anderen Mäuse wurden genauso schlecht ernährt, bekamen das gleiche Futter, die gleichen Kalorien, hatten aber nur acht Stunden Zeit, um zu fressen. Dir restlichen 16 Stunden des Tages mussten sie fasten. Das beeindruckende Ergebnis: Die zeitlich begrenzte Fütterung hielt die Mäuse schlank, die Leber gesund und den Blutzucker niedrig. Auch der Energieverbrauch war höher und Entzündungen gingen zurück, wenn nicht rund um die Uhr Futter zur Verfügung stand.

Das Frühstück iss allein, das Abendessen schenke deinem Feind

Wer sich fürs Intervallfasten entscheidet, lässt in der Regel entweder das Frühstück oder das Abendessen ausfallen. Tatsächlich scheint es den meisten Menschen leichter zu fallen, die erste Mahlzeit des Tages zu streichen. Laut einer Umfrage von YouGov aus dem Jahr 2019 frühstücken 33 Prozent der Frauen und 31 Prozent der Männer nur manchmal, beispielsweise am Wochenende. Acht Prozent der Frauen und sieben Prozent der Männer gaben an, nie zu frühstücken.

Das widerspricht der altbekannten Empfehlung, morgens wie ein Kaiser, mittags wie ein König und abends wie ein Bettelmann zu essen. Auch im arabischen Raum kennt man dieses Ernährungsprinzip. Hier lautet es: Das Frühstück iss allein, das Mittagessen teile mit deinem Freund, das Abendessen schenke deinem Feind. Abends wenig zu essen, scheint eine Empfehlung zu sein, die kulturübergreifend seit Jahrhunderten bekannt ist. Moderne wissenschaftliche Kenntnisse zu Stoffwechsel, Hormonregulation und Zivilisationskrankheiten waren den weisen Erfindern dieser Sprichwörter sicher fremd, und dennoch konnten sie beobachten, dass die Menschen gesünder und leistungsfähiger blieben, wenn sie sich an diese Ernährungsregeln hielten.

Doch macht es wirklich einen Unterschied, ob ich eher zu Breakfast- oder Dinnercancelling tendiere? Ja, sagen Experten einhellig. Warum? Wiegt Essen am Abend tatsächlich schwerer als am Morgen? Ist Dinnercancelling zum Abnehmen besser und möglicherweise auch gesünder als Breakfast-Skipping? Mit diesen Fragen beschäftigt sich aktuell die Chronobiologie der Ernährung. Wobei bereits seit den 1970er-Jahren durch die Arbeiten des Pioniers der Chronobiologie, Franz Halberg, bekannt ist, dass unser Organismus tatsächlich anders reagiert, wenn wir die gleiche Mahlzeit morgens oder abends essen. Inzwischen gilt es als sicher, dass die Reaktion des Stoffwechsels auf unser Essen von der Tageszeit abhängt. Der Taktgeber für den Rhythmus unseres Organismus ist das Licht. Wie zahlreiche andere Vorgänge im Körper unterliegen auch appetitregulierende Hormone und der Stoffwechsel einem zirkadianen Rhythmus, also tageszeitlichen Aktivitätsschwankungen, und unser Metabolismus reagiert tatsächlich auf eine Mahlzeit am Morgen anders als auf eine Mahlzeit am Abend.

Das betrifft den Anstieg der Körpertemperatur durch eine stärkere Kalorienverbrennung ebenso wie die Ausschüttung verschiedener Hormone. Einer

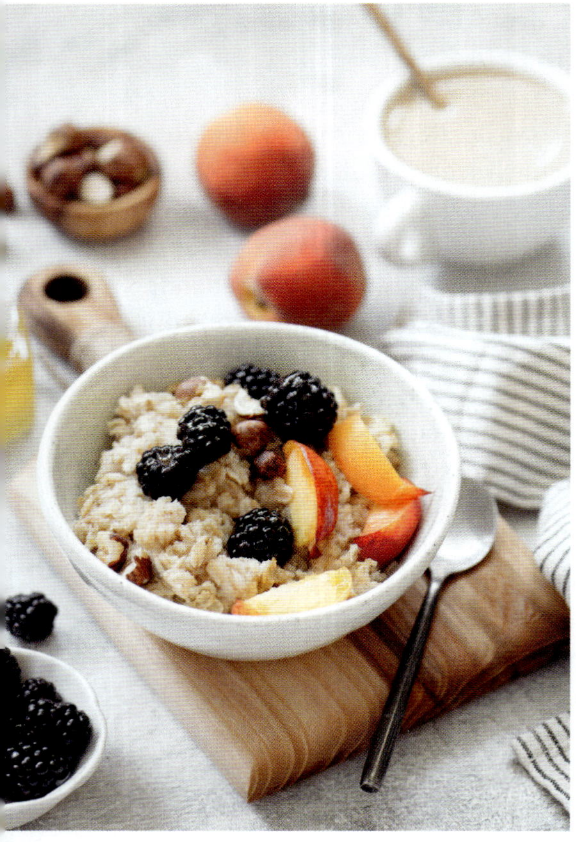

Ein ballaststoff- und proteinreiches Frühstück fördert die Sättigung und erleichtert das Dinnercancelling.

aktuellen Studie der Universität Lübeck zufolge produziert unser Stoffwechsel nach einem Frühstück mehr als doppelt so viel Körperwärme wie nach einem kalorienidentischen Abendessen und verbrennt so morgens mehr Energie als abends. Wurde die gleiche Mahlzeit zum Frühstück gegessen, stiegen auch Blutzucker- und Insulinkonzentrationen weniger stark an als zum Abendessen und waren nach dem Frühstück im Vergleich zum Abendessen schneller wieder im Normalbereich. Die morgendliche Mahlzeit wird demnach schneller verarbeitet und anders verwertet als das kalorienidentische Essen am Abend.

Und die Lübecker Forschergruppe stellte noch etwas fest, das uns auch bei der Gewichtsreduktion und beim Durchhalten des Intervallfastens helfen könnte: Ein zu kalorienarmes Frühstück erhöhte das Hungergefühl, insbesondere den Appetit auf Süßigkeiten, während des ganzen Tages und erschwert dadurch das Durchhalten der Intervallfastenphase. Ähnliches fanden schottische Wissenschaftler heraus: Die Probanden aßen entweder ein reichhaltiges Frühstück, das 45 Prozent der Tageskalorien lieferte, und dafür nur ein kalorienarmes Abendessen mit 20 Prozent der täglichen Energiemenge oder umgekehrt. Das Ergebnis: Wer morgens reichhaltig »wie ein Kaiser« aß, hatte für den Rest des Tages einen deutlich geringeren Appetit.

Zur Mahlzeitenverteilung gibt es inzwischen zahlreiche Untersuchungen, die alle das Frühstück als wichtigste Mahlzeit des Tages identifizieren. Andere Studien beschäftigen sich aber auch mit dem Zeitpunkt des Abendessens. 16 übergewichtige oder adipöse Probanden nahmen zwölf Tage lang entweder Frühstück, Mittagessen und ein frühes Abendessen gegen 17 Uhr zu sich oder ließen das Frühstück ausfallen und aßen dann neben Mittag- und Abendessen zusätzlich noch eine Spätmahlzeit gegen 21 Uhr. Nach zwölf Tagen wurden die Mahlzeitenregime getauscht. Trotz der identischen Kalorienzufuhr waren die »Spätesser« doppelt so oft hungrig. Und das war nicht nur ein subjektives Empfinden, sondern ließ sich auch im Blut nachweisen, denn in der Gruppe der »Nicht-Frühstücker« veränderte sich das Verhältnis zwischen dem Hungerhormon Ghrelin und dem Sättigungshormon Leptin. Der Spiegel des appetitmachenden Ghrelins stieg um 34 Prozent an.

Fazit: Vor allem ein ballaststoffhaltiges und proteinreiches Frühstück erhöht die Sättigung während des gesamten Tages und macht es uns leichter, aufs Abendessen zu verzichten und das Dinnercancelling besser durchzuhalten.

Ein Hoch aufs Frühstück!

Was können wir daraus schließen? Dinnercancelling fällt offensichtlich leichter, wenn gefrühstückt wurde. Und prinzipiell scheinen Übergewichtige mit einer Diät erfolgreicher Gewicht zu verlieren, wenn die meisten Kalorien morgens bzw. vormittags aufgenommen werden. Wer sich fürs Intervallfasten entscheidet, sollte deshalb eher das Abendessen streichen und zum Beispiel ab 15 Uhr oder 16 Uhr nichts mehr essen. Auch aus gesamtgesundheitlicher Sicht ist eine solche Verteilung der Mahlzeiten sinnvoll. Wer frühstückt, ist in der Regel metabolisch gesünder, das heißt, er leidet seltener unter Zuckerkrankheit oder Fettstoffwechselstörungen. Das Frühstück ausfallen zu lassen und bis in die späten Abendstunden zu schlemmen, scheint hingegen weniger günstig zu sein.

Wissenschaftler der Sorbonne, der ältesten Pariser Universität, und des Barcelona Institute for Global Health werteten die Daten von mehr als 100 000 Personen aus und stellten fest, dass auch der Zeitpunkt des Abendessens entscheidend sein kann. Wenn Abendessen, dann früh – so könnte man die Ergebnisse zusammenfassen. Wer regelmäßig nach 21 Uhr aß, hatte ein um 28 Prozent höheres Risiko, Herz-Kreislauf-Erkrankungen zu entwickeln, verglichen mit denen, die sich schon vor 20 Uhr an den Abendbrottisch setzten.

Zudem haben Studien kürzlich gezeigt, dass das Ausfallenlassen des Frühstücks auch aus anderen Gründen nicht so gesund ist wie oft angenommen. Bei der Auswertung der Daten von mehr als 62 000 Personen stellten chinesische Wissenschaftler fest, dass diejenigen, die regelmäßig das Frühstück ausfallen lassen oder nur ein- bis zweimal pro Woche frühstücken, ein deutlich erhöhtes Risiko für Krebserkrankungen des Verdauungstraktes haben (Magen-, Darm-, Leber-, Gallenblasen- und Speiseröhrenkrebs).

Intervallfasten aus wissenschaftlicher Sicht

Intervallfasten ist nicht, wie so oft behauptet, die Wunderwaffe, um schnell viele Pfunde loszuwerden, kann aber ein zusätzlicher Schritt auf dem Weg zu einer Wohlfühlfigur sein. Unabhängig vom Gewicht lassen sich aber zahlreiche günstige Effekte auf die Gesundheit und die Alterung feststellen.

Das Team um Michael Wilkinson aus San Diego (USA) untersuchte in einer kleinen Studie mit 19 Teilnehmern, ob sich Intervallfasten günstig auf das sogenannte Metabolische Syndrom auswirkt. Übergewicht ist eines von insgesamt vier Kriterien, die oft unter diesem Begriff zusammengefasst werden. Bluthochdruck, erhöhte Blutfett- und Blutzuckerwerte sind weitere Parameter. Die Teilnehmer waren fast alle deutlich übergewichtig, der durchschnittliche BMI-Wert lag bei 33. In den ersten beiden Wochen aßen die Teilnehmer normal und erfassten mithilfe einer App, wie oft sie aßen und wie viele Kalorien sie zuführten. Danach folgten zwölf Wochen, in denen die Studienteilnehmer in einem Zeitfenster von zehn Stunden essen durften. Anschließend mussten sie eine 14-stündige Fastenphase einhalten. Ernährungsratschläge wurden in keiner der Phasen erteilt. In den insgesamt zwölf Wochen Intervallfasten nahmen die Probanden rund 200 Kalorien pro Tag weniger zu sich und verloren drei Kilo Gewicht. Auch Blutfettwerte, Blutdruck, Blutzuckerwerte und Entzündungsparameter verbesserten sich.

Aber genau wie strenge Fastenkuren scheint sich Intervallfasten auch auf die Stoffwechselrate auszuwirken und nicht automatisch den Bauchansatz wegzuschmelzen. Zumindest belegen das experimentelle Untersuchungen an Mäusen. Gerade das Bauchfett entwickelt dann Mechanismen, um sich vor seinem Abbau zu schützen bzw. dessen Wiederaufbau nach Fastenende schon vorzubereiten. Besonders wenn strenge Diätmaßnahmen beendet werden, droht ein Jo-Jo-Effekt. Das gilt auch für das Intervallfasten, zumindest für die extremeren Formen. Australische Wissenschaftler der Universität Sydney setzten eine Gruppe von Nagern einer recht strengen Form des Intervallfastens aus: Die Tiere bekamen nur jeden zweiten Tag Futter. Um die Effekte auf den Stoffwechsel zu untersuchen, überprüften sie unter anderem die Aktivität von Enzymen, die für die Lipolyse, also den Abbau von Fettgewebe, verantwortlich sind. Vor allem im Bauchfett der Mäuse nahm im Rahmen der Diät die Aktivität dieser Enzyme deutlich ab, was es dann in der Folgezeit sehr viel schwerer machen, Fettgewebe abzubauen. Ganz im Gegenteil: Die Daten belegen, dass durch das strenge Fasten sogar die Bereitschaft, mehr Fettdepots anzulegen, stieg.

Die Softvariante dem strengen Fasten vorziehen

Welche Schlüsse lassen sich aus den Studien zum Intervallfasten ziehen? Zum einen zeigen sie, dass allzu strenge Diätregime keinen dauerhaften Erfolg in Bezug auf die Gewichtsreduktion und Gesundheit bringen, sondern sogar kontraproduktiv sein können. Gut zu wissen, denn es scheint offensichtlich besser zu sein, sich nicht übermäßig zu quälen. Die alleinige Verlängerung der Fastenphasen auf 14 bis 16 Stunden mit einer entsprechenden Verkürzung des »Essfensters« ist relativ leicht durchzuhalten und führt zu einer Einsparung von 200 Kalorien pro Tag. 200 Kalorien und drei Kilo Gewichtsverlust in drei Monaten erscheinen auf den ersten Blick nicht sehr viel, aber um dauerhaft abzunehmen, sollte man es sich nicht allzu schwer machen. Mit einem »Essfenster« von acht bis zehn Stunden sind die Einschränkungen durchaus erträglich und alltagstauglich und auch die günstigen Wirkungen auf die Gesundheit nimmt man automatisch mit. Tage mit Ausnahmen, zum Beispiel bei einer Einladung zum Essen, sind natürlich auch möglich. In der US-amerikanischen Studie gab es zudem keine Ernährungsempfehlungen. Nutzen Sie den Impuls des Intervallfastens, um auch Ihre Ernährung umzustellen; setzen Sie etwas mehr Gemüse, mehr Vollkornprodukte, mehr pflanzliches Eiweiß und etwas weniger Kohlenhydrate auf den Speiseplan. Dadurch lassen sich die Effekte sicher noch steigern, ohne dass Sie hungern müssen oder das Gefühl von Entbehrung aufkommt. Und auch das Mikrobiom profitiert von mehr Ballaststoffen.

Auch andere Untersuchungen belegen recht eindrücklich, dass nicht nur das strenge und entbehrungsreiche Heilfasten, sondern auch das viel einfacher durchzuführende Intervallfasten deutliche Auswirkungen auf die Gesundheit hat und Zellalterung und Krankheitsrisikofaktoren günstig beeinflusst.

Heilfasten – klassisch nach Buchinger, F.X. Mayr oder Schroth

In unserer Überflussgesellschaft fällt es nicht leicht, für einen Tag, eine Woche oder gar für einen Monat jeglichem Genuss zu entsagen. Dennoch oder gerade deswegen gewinnt Heilfasten aktuell wieder zahlreiche Anhänger. Heilfasten kann eine Initialzündung für ein gesünderes Leben sein. Allerdings vermitteln die klassischen Heilfastenkuren in der Regel keine gesunde, alltagstaugliche Ernährungsweise, die langfristig durchgehalten werden kann. Im Anschluss an eine Heilfastenkur sollte man deshalb den Schwung nutzen, seine Ernährungsweise gesünder zu gestalten. Exemplarisch stelle ich Ihnen hier drei klassische, noch immer in vielen Gesundheits- und Wellnesshotels sowie in Rehakliniken angebotene Fastenkuren vor. Bei diesen drei Fastenkuren handelt es sich um Ernährungsformen, die zu einer Zeit entwickelt wurden, als man sich bereits über die gesundheitliche Bedeutung des Fastens Gedanken machte, aber noch wenig von moderner Ernährungstherapie wusste. Die Fastenkuren entstanden vor rund 100 (F. X. Mayr: 1925, Buchinger: 1935) bzw. vor fast 200 Jahren (Schroth: 1826).

Die Schrothkur

Die wichtigsten Prinzipien der Schrothkur: Alkohol in Form von Wein, früher auch Wacholderschnaps, Trockentage mit drastisch reduzierter Flüssigkeitszufuhr, trockene Brötchen, Reis- und Hirsebrei, gedünstetes Gemüse, feuchtkalte Wickel.

Was sind die Fastenprinzipien?

Die Schrothkur hat nicht – wie häufig angenommen – mit der reichlichen Zufuhr ballaststoffreichen Getreideschrots zu tun, sondern beruht eigentlich auf dem Gegenteil, nämlich einer eher ballaststoffarmen Ernährungsform. Die Schrothkur wurde nach ihrem Erfinder benannt: Der Fuhrmann und Landwirt Johann Schroth entwickelte die Fastenkur, als er feststellte, dass seine Pferde nicht fraßen und nicht tranken, wenn sie krank waren. Der Aufbau seiner Kur dokumentiert ganz gut, dass Johann Schroths Profession nicht die Ernährungsmedizin war und seine Vorstellungen von gesunder Ernährung heute als haarsträubend bezeichnet werden können. Das Prinzip der Schrothkur besteht in einer Reduktion der Kalorien- und Flüssigkeitszufuhr, wobei ein nicht unbedeutender Teil der erlaubten Flüssigkeit in Form alkoholischer Getränke zugeführt wird. Bei der klassischen Schroth'schen Diät essen die Fastenden trockene Brötchen sowie einen Reis- und Hirsebrei. Der Kohlenhydratanteil ist sehr hoch, Eiweiß, Fett und Salz werden fast komplett aus der Nahrung eliminiert. Morgens und abends gibt es ein Glas Wein. An den Trockentagen wird kein Wasser, sondern innerhalb von 24 Stunden lediglich ein Achtelliter Wein getrunken. Manchmal gibt es auch noch einen Wacholderschnaps. An »kleinen

Trinktagen« beträgt die Flüssigkeitszufuhr einen halben Liter, an den »großen Trinktagen« bis zu einem Liter Wein, Wasser, Tee oder Saft. In der Urform der Schrothkur wurde tatsächlich ein beträchtlicher Teil dieser Flüssigkeit in Form von Weißwein getrunken. Schroth hielt den Wein für entgiftend und empfahl, dass die Fastenden jeden dritten oder vierten Tag nachmittags so viel Wein trinken durften, wie sie mochten. Begleitet wird die Schrothkur durch feuchtkalte Wickel, sogenannte Schroth'sche Packungen. Diese ursprüngliche Form der Schrothkur gilt, nicht nur nach Aussage von Stiftung Warentest, als völlig überholt.

In der etwas modernisierten Variante der Schroth'schen Diät darf die Flüssigkeitszufuhr an den Trockentagen erhöht werden. Zudem rät der »Schrothbund«, zumindest auf Hochprozentiges wie Schnäpse zu verzichten. Alkohol, der bekanntermaßen viele leere Kalorien liefert, ist aber auch bei der moderneren Variante erlaubt. Anstelle trockener Brötchen bekommt der Fastende jetzt auch etwas gedünstetes Gemüse und Grießspeisen.

Wie viel Gewicht kann ich verlieren?

Teilweise kommt es zu beträchtlichen Gewichtsverlusten. Bei einer dreiwöchigen Schrothkur verlieren die Fastenden bis zu zehn Prozent ihres Ausgangsgewichts. Allerdings beruht der Großteil der verlorenen Pfunde auf Muskelabbau und Austrocknung des Körpers. Das Gewicht geht bei vielen Fastenden rasch nach oben, sobald sie beginnen, wieder ausreichende Mengen Flüssigkeit aufzunehmen. Die verlorene Muskelmasse durch die eiweißarme Diät lässt sich jedoch nicht so schnell wieder aufbauen. In einer Studie wurden die langfristigen Effekte einer dreiwöchigen Schrothkur mit einem gleich langen diabetesfreundlichen Urlaub untersucht. Im Rahmen des diabetesfreundlichen Aufenthalts bekamen die Teilnehmer lediglich praktische Empfehlungen für Ernährung und Bewegung und aßen gesunde Gerichte, die an die Bedürfnisse von Diabetikern angepasst waren. Insgesamt nahmen 98 übergewichtige Personen mit Zuckerkrankheit an dem Programm teil. Vor der Kur und nach sechs Monaten wurden die Probanden untersucht und die Ergebnisse verglichen. Ein halbes Jahr später konnten sich die meisten Teilnehmer noch über ein etwas niedrigeres Gewicht und etwas bessere Blutzuckerwerte als vor der Kur freuen. Allerdings schnitten die Teilnehmer der belastenden und entbehrungsreichen Schrothkur nicht besser ab als die Personen, die einen weniger entbehrungsreichen Diabetesurlaub genossen hatten.

Gibt es kritische Punkte?

Bei der Schrothkur droht eine starke Austrocknung des Körpers, da es auch in der etwas angepassten Variante einen täglichen Wechsel zwischen einer höheren oder sehr niedrigen Flüssigkeitszufuhr gibt. Der regelmäßige Alkoholgenuss in Form von Weißwein entwässert zusätzlich. Das ist vor allem für Menschen mit Nierenproblemen problematisch. Da die Ernährung zudem extrem eiweißarm ist, baut der Körper Muskelmasse ab, um den Mangel an lebensnotwendigem Eiweiß auszugleichen. Gerade dem Verlust stoffwechselaktiven Muskelgewebes versucht man im Rahmen moderner Diäten durch eine eiweißreiche Ernährung in Kombination mit Bewegung aktiv vorzubeugen. Es gibt keinen wissenschaftlichen Beleg für einen gesundheitlichen Vorteil der wechselnden Flüssigkeitszufuhr und des Alkohols während der Diät.

Für wen ist die Kur geeignet?

Eine Schrothkur wird meist im Rahmen eines Aufenthalts in einer Kureinrichtung oder einem Gesundheits- und Wellnesshotel durchgeführt. Für den heimischen Alltag ist sie nicht geeignet. Die Integration in den Alltag berufstätiger Personen wird schon aufgrund des regelmäßigen und über den Tag verteilten Alkoholkonsums erschwert. Eine wirkliche Empfehlung für diese Fastenkur kann nicht gegeben werden. Auch in etwas modernisierter Form, bei der weniger Alkohol und etwas mehr Flüssigkeit getrunken werden darf und die trockenen Brötchen durch gedünstetes Gemüse ergänzt werden, sollte sie nur von gesunden Fastenden durchgeführt werden. Einen wissenschaftlichen Beleg für den gesundheitlichen Wert der Nahrungsmittel, die während des Fastens verzehrt werden sollen, gibt es nicht.

Buchingerfasten

Die wichtigsten Prinzipien des Buchingerfastens sind: der vollständige Verzicht auf feste Nahrung, stattdessen ausschließliche Konzentration auf Flüssigkeiten wie Gemüsebrühe sowie verdünnte Obst- und Gemüsesäfte, regelmäßiges Abführen und Darmreinigungen mit Glaubersalz, alternativ mit Einläufen, Leberwickel.

Was sind die Fastenprinzipien?

Der Internist Dr. Otto Buchinger entwickelte seine Fastenmethode in den 1930er-Jahren zunächst als Selbsthilfe. Er war an Rheuma erkrankt und konnte seine Beschwerden durch Heilfasten lindern. Diese Erkenntnisse ließ er dann in sein Fastenkonzept einfließen. Buchingerfasten stellt keine klassische »Nulldiät« dar, sondern ist eine stark kalorienreduzierte Trinkkur, bei der die Fastenden Gemüsebrühe und Säfte zu sich nehmen dürfen. Die tägliche Kalorienzufuhr von 200 bis 300 Kalorien entspricht etwa zehn Prozent der üblicherweise aufgenommen Nahrungsenergie.

Traditionell beginnt die Kur am Tag vor dem Fasten mit einem kalorienarmen Tag, bei dem nur rund 1000 Kalorien verzehrt werden dürfen. Dieser Vorbereitungstag dient auch dazu, sich psychisch auf die bevorstehende Fastenzeit einzustellen und Stress so weit wie möglich zu reduzieren. Kaffee, Alkohol und Zigaretten sind ab diesem Zeitpunkt verboten.

Darmreinigung während des Fastens

Ohne Darmreinigung geht es nach Buchinger nicht. Fester Bestandteil des Buchingerfastens ist sogar eine mehrmalige Darmreinigung, meistens mit Glaubersalz. Am ersten Fastentag werden zwei Esslöffel Glaubersalz in einem Liter Wasser aufgelöst und getrunken. Durch dieses Abführmittel kommt es zu starkem Durchfall. Abgeführt wird dann oft jeden zweiten Tag.

Das ist während der Buchinger-Fastentage erlaubt

250 ml Gemüsebrühe
250 ml Obst- oder Gemüsesäfte
30 g Honig
Mindestens 2,5 Liter Wasser oder Kräutertee

Wie ist das mit den »Schlacken«?

Buchinger prägte die Begriffe der »Schlacke« und des »Entschlackens«, die noch heute im Zusammenhang mit Fastenkuren verwendet werden. »Schlacke« bezeichnete ursprünglich ein Abfallprodukt, das bei der Metallherstellung oder bei einem rußenden Ofen entsteht. In der modernen Medizin und Ernährungslehre kennt man diese »Schlacken« nicht und weder Buchinger noch die heutigen Fastengesellschaften sind in der Lage, den Begriff »Schlacke« eindeutig zu definieren. Aus wissenschaftlicher Sicht ist der Schlackenbegriff deshalb absolut entbehrlich. Dennoch wird der Begriff weiterhin verwendet, um den Fastenden zu vermitteln, dass der Körper gereinigt wird. Wovon er gereinigt wird, wird nicht näher definiert. »Entschlackung« wird aber nicht nur im Zusammenhang mit dem Buchingerfasten benutzt, sondern, ähnlich wie auch der Begriff »Detox« (siehe Seite 100), verwendet, um die nicht nachgewiesene Wirksamkeit diverser »Detox-Smoothies« oder »Entschlackungstees« hinter einem nichtssagenden Begriff zu verbergen.

Tatsächlich kann Fasten aber bestimmte Veränderungen im Körper bewirken. Durch die Kalorienreduktion wird Fettgewebe abgebaut, die Autophagie angeregt und Zellen starten ein Regenerationsprogramm. Mit viel gutem Willen könnte man diese durch Fasten angestoßenen Prozesse vereinfacht als »Entschlackung« bezeichnen.

Welche wissenschaftlichen Belege gibt es?

Eine der größten Studien zum Buchingerfasten wurde von der Buchingerfastenklinik Buchinger Wilhelmi am Bodensee durchgeführt. Die Studie konnte belegen, dass Fasten erwartungsgemäß zu einem Gewichtsverlust führte. Das subjektive Wohlbefinden verbesserte sich, Blutzucker- und Blutfettwerte sanken ebenso wie der Blutdruck. Die Fastendauer betrug zwischen 4 und 21 Tagen. Da es anschließend keine Nachbeobachtung gab, gibt es keine Informationen, wie lange die positiven Effekte nach dem Fastenende anhielten. Die Studie zeigte aber auch, dass nicht alle Werte besser wurden. Während des Fastens stiegen die Stresshormonspiegel an, ebenso die Harnsäure- und die Leberwerte. Zudem führt jedes längere Fasten zu Muskelschwund, wenn nicht durch Bewegung und Eiweißzufuhr gegengesteuert wird.

Gibt es kritische Punkte?

Aus heutiger wissenschaftlicher Sicht muss vor allem das Abführen äußerst kritisch gesehen werden, denn eine solche Maßnahme schädigt das Mikrobiom, die Darmflora, nachhaltig. Zudem beruht die Annahme, dass der Darm »schmutzig« sei und »gereinigt« werden müsste, auf einer völlig falschen Vorstellung über die Physiologie des Verdauungstrakts und des Darmmikrobioms. Durch das Abführen drohen neben der Schädigung der wichtigen Darmflora auch Elektrolytverschiebungen, die im schlimmsten Fall Herzrhythmusstörungen und Blutdruckabfall begünstigen können. Mehr zum Thema Darmreinigung auf Seite 87.

Auch das Verbot von Kaffee während des Fastens ist nicht mehr zeitgemäß. Heute weiß man: Kaffee ist sogar in der Lage, gesunde Prozesse, die durch den Nahrungsverzicht ausgelöst werden, zu verstärken.

Fasten nach F.X. Mayr

Die wichtigsten Prinzipien der F.-X.-Mayr-Kur: Milch und altbackene Weißmehlbrötchen, achtsames Kauen, regelmäßiges Abführen und Darmreinigungen, Bauchmassagen.

Was sind die Fastenprinzipien?

Anfang des vergangenen Jahrhunderts stellte der Militärarzt Franz Xaver Mayr die These auf, dass der wochenlange Verzehr einer eintönigen, ballaststoffarmen, leicht verdaulichen Ernährung beruhigende und heilende Wirkung auf den Darm haben soll. Heute weiß man, dass vor allem der Darm leidet, wenn Ballaststoffe fehlen. Vor 100 Jahren war das aber noch nicht bekannt. Das klassische Fasten nach F. X. Mayr ist eine Milch-Semmel-Kur. Bei der Kursemmel handelt es sich um altbackene, bis zu vier Tage alte Weißmehlbrötchen, die mit Milch verzehrt werden sollen. Viel Wert wird dabei auf intensives Kauen gelegt. Das Üben des achtsamen und langsamen Essens ist sicher etwas Sinnvolles, das über die Kur hinaus beibehalten werden sollte. Der tägliche Verzehr von Weißmehlbrötchen ist hingegen fragwürdig. Bei der etwas moderneren Variante kann man statt der Weißmehlbrötchen eine »milde Ableitungsdiät« wählen. Auch diese beruht allerdings nicht auf der Grundlage moderner ernährungswissenschaftlicher Erkenntnisse, sondern wurde bereits 1961 von Mayrs Schüler Dr. Erich Rauch entwickelt. Bei der Ableitungsdiät kommen ballaststoffarme, basenbildende Nahrungsmittel auf den Teller. Verboten sind explizit frisches Obst und Gemüse und ballaststoffreiche Nahrungsmittel wie Vollkornprodukte, Hülsenfrüchte, ebenso Kaffee und Alkohol. Diese »milde Ableitungsdiät« soll den Darm sanieren.

Abführen und Darmreinigungen sind auch hier wieder die ganz großen Themen. Neben der Ableitungsdiät sollen das regelmäßige Trinken von Glauber- oder Bittersalz und zusätzliche Darmmassagen die »Darmreinigung« fördern und den Körper von »Schlacken« befreien. Teilweise wird sogar empfohlen, auch nach der Mayr-Kur regelmäßig morgens ein Glas Bittersalzlösung zu trinken. 1920 bzw. 1961 wusste man noch nichts über das Mikrobiom, da es noch keine Möglichkeiten gab, dieses zu analysieren. Heute ist man da viel weiter und mit dem aktuellen Blick der Wissenschaft sind eine ballaststoffarme Ernährung und mehrmaliges Abführen NICHT in der Lage, den Zustand des Darms zu verbessern, sondern diese Maßnahmen bewirken leider genau das Gegenteil.

Ist die gesundheitsfördernde Wirkung wissenschaftlich belegt?

Die Internetseite »Medizin transparent«, ein Projekt von Cochrane Österreich und dem Department für Evidenzbasierte Medizin und Evaluation an der Universität Krems, prüft und bewertet Gesundheitsmythen, Werbebehauptungen und Medienbeiträge aus dem Gesundheitsbereich und orientiert sich dabei strikt an wissenschaftlichen Fakten. Zur F.-X.-Mayr-Kur sagen die Experten: »Wir konnten keine einzige Studie finden, die Gesundheits-Effekte der F.-X.-Mayr-Kur untersucht hat. Die Behauptung, die Methode könne bei verschiedenen Erkrankungen helfen, ist also wissenschaftlich nicht gerechtfertigt. (…) Die beworbene Entgiftung und ›Entschlackung‹ des Körpers durch die Fasten-Kur sind zudem wissenschaftlich nicht plausibel.«

Gibt es kritische Punkte?

Untersuchungen zeigen, dass regelmäßiges Abführen mit salinischen Abführmitteln, zu denen auch Glauber- und Bittersalz zählen, das Mikrobiom schwer schädigen und dadurch langfristig das Risiko für verschiedene Erkrankungen erhöhen. Eine aktuelle Studie aus dem Jahr 2023, die die Daten aus der britischen Biobank von mehr als einer halben Million Personen auswertete, wies nach, dass der regelmäßige Gebrauch von Abführmitteln wie Glaubersalz und Co. das Risiko für Demenz verdreifacht (!). Auch andere Studien belegen eindeutig, dass Abführen dem Mikrobiom dauerhaft Schaden zufügt.

Der einzige Grund, der eine Darmreinigung rechtfertigt, ist die Vorbereitung auf eine Untersuchung, zum Beispiel eine Darmspiegelung. Zum Wohle des Mikrobioms sollte man aber auch danach umgehend beginnen, den Darm mit einer ballaststoffreichen Ernährung, eventuell auch mit Nahrungsergänzungsmitteln mit präbiotischen Ballaststoffen und probiotischen Bakterien wieder zu stabilisieren.

Beim Heilfasten im Rahmen der F.-X.-Mayr-Kur ebenso wie beim Buchingerfasten wird anschließend aber nichts getan, um das beschädigte Mikrobiom zu »retten«, denn dem Ausspülen gesunder Bakterien folgen – meistens über einen Zeitraum von einer oder mehrerer Wochen – eine extrem ballaststoffarme Ernährung sowie weitere Abführmaßnahmen. Unter diesen Bedingungen können sich problematische Fäulniskeime und Entzündungsbakterien gut entwickeln. Mikroorganismen hingegen, die wichtige Fettsäuren und andere Stoffwechselprodukte bilden, aber auch Laktobazillen und Bifidobakterien werden durch den Mangel an Ballaststoffen noch weiter dezimiert.

Heilfasten und Probiotika

Eine Gruppe Wiener Forscher um Marlene Remely untersuchte die Veränderung der Darmflora vor, während und nach einer einwöchigen Fastenkur. Dabei wurde von den Fastenden nach einer Darmreinigung mit dem Abführmittel Glaubersalz mehrere Tage lang keine feste Nahrung mehr aufgenommen, lediglich Wasser, Kräutertee, frisch gepresste Säfte und eine Fastenbrühe waren erlaubt. In der Studie erfolgte – anders als bei den klassischen Fastenkuren – anschließend ein Aufbau der Darmflora mit einem Präparat, das ein Mix aus Milchsäurebakterien und Bifidokeimen enthielt. Stuhlproben wurden vor dem Fasten, am Tag des Abführens und am Ende der Fastenkur nach erfolgtem Darmfloraaufbau analysiert. Interessant ist, dass schon ein einmaliges Abführen vor einer Fastenkur, in diesem Fall das klassische »Glaubern«, dem Darm Schaden zufügte. Normalerweise wird die Darmflora nach einer solchen Kur nicht wieder gezielt aufgebaut; Wasser und Kräutertee stellen kein adäquates »Futter« für günstige Darmbakterien dar. Durch die Einnahme der Probiotika ließen sich in der Studie die negativen Effekte jedoch teilweise abmildern. Unterstützt man das Mikrobiom nach dem Abführen nicht, dann gewinnen Entzündungskeime die Oberhand und solche, die auf Dauer zu Gewichtsproblemen führen. Gerade für zwei Gruppen von Menschen, die sich viel vom Fasten versprechen, nämlich solche mit Übergewicht und solche mit Entzündungen, scheint das Abführen kontraproduktiv zu sein.

Klassische Heilfastenkuren aus wissenschaftlicher Sicht

Eine begrenzte Zeit auf Nahrung zu verzichten und damit im Körper Stoffwechsel- und Autophagieprozesse anzustoßen, kann durchaus sinnvoll sein. Wird diese Phase des Verzichts zusätzlich genutzt, um zur Ruhe zu kommen, alte Ernährungsgewohnheiten zu überdenken und nach dem Fasten zu ändern, kann Fasten auch längerfristig die Gesundheit fördern. Wenn im Rahmen der Fastenkur keine Impulse für einen gesünderen Lebensstil gesetzt werden, sind die gesundheitsfördernden Effekte jedoch häufig nicht von Dauer und Gewicht und Blutzuckerspiegel steigen nach einiger Zeit wieder an. Zudem verlangsamt sich bei allen längeren Fastenkuren der Stoffwechsel. Der Körper schaltet in einen »Energiesparmodus« und reduziert den Kalorienverbrauch. Studien haben gezeigt, dass der tägliche Grundumsatz und Kalorienverbrauch nach einer Fasteneinheit mehrere Monate reduziert ist – je länger und je strenger das Fasten, desto stärker die Auswirkungen auf den Stoffwechsel in der Folgezeit.

Besonders kritisch zu sehen sind nach aktuellem Stand der Wissenschaft aber alle Formen der Darmreinigung, die das Mikrobiom nachhaltig schädigen. Eine moderne Heilfastenkur sollte deshalb auf jede Form der Darmreinigung verzichten. Es gibt keinen Beleg dafür, dass eine Darmreinigung die gesundheitsförderlichen Effekte des Fastens verstärken könnte. Ein geschädigtes Mikrobiom hingegen hat langfristig negative Auswirkungen auf das Erkrankungsrisiko und Gewicht. Diese negativen Einflüsse einer gestörten Darmflora heben möglicherweise auch einige positive Wirkungen des Fastens wieder auf.

Alkohol hat in einer Heilfastenkur, die auch gern mit Begriffen wie »Entgiften« und »Entschlacken« beworben wird, nichts zu suchen. Möglicherweise hebt der Alkoholgenuss die Stimmung, sodass sich das Fasten leichter ertragen lässt. Wer aber wirklich etwas für seinen Körper tun möchte, sollte den Alkohol weglassen und sich die eingesparten Kalorien lieber in Form von ballaststoffreichen Nahrungsmitteln zuführen – das verringert den Appetit und unterstützt das Mikrobiom.

Beim Heilfasten lässt sich ein Muskelabbau nicht verhindern, denn sobald Eiweiß in der Nahrung fehlt, holt sich unser Körper den wichtigen Nährstoff aus eiweißreichen Organen. Viel Bewegung und eine zusätzliche Substitution wichtiger Aminosäuren, also von Eiweißbausteinen, kann deshalb sinnvoll sein, vor allem, wenn die Muskulatur schon vor dem Fasten eher schwach ausgebildet war.

Dauert die Fastenkur länger als eine Woche, sollten Nährstoffe ergänzt werden. Sinnvoll ist die Zufuhr von Eiweiß, Ballaststoffen sowie Vitaminen, Mineralstoffen und Spurenelementen.

Nicht zu empfehlen sind Saftfastenkuren. Abgesehen davon, dass diese wenige bis keine Ballaststoffe enthalten, liefern sie nicht unerhebliche Mengen an Fruchtzucker (Fruktose). Selbst ein kleines Glas Saft mit 100 Prozent Fruchtanteil etwa führt, wenn es täglich getrunken wird, bei Kindern zu einer deutlichen Gewichtszunahme. Das legen internationale Daten nahe. Inzwischen ist auch bekannt, dass Fruchtzucker der Leber schadet und eine Leberverfettung begünstigt. Mit dem Saft, der bei einer Saftfastenkur getrunken wird, nimmt man oft ein Vielfaches der noch tolerablen Fruchtzuckermenge zu sich.

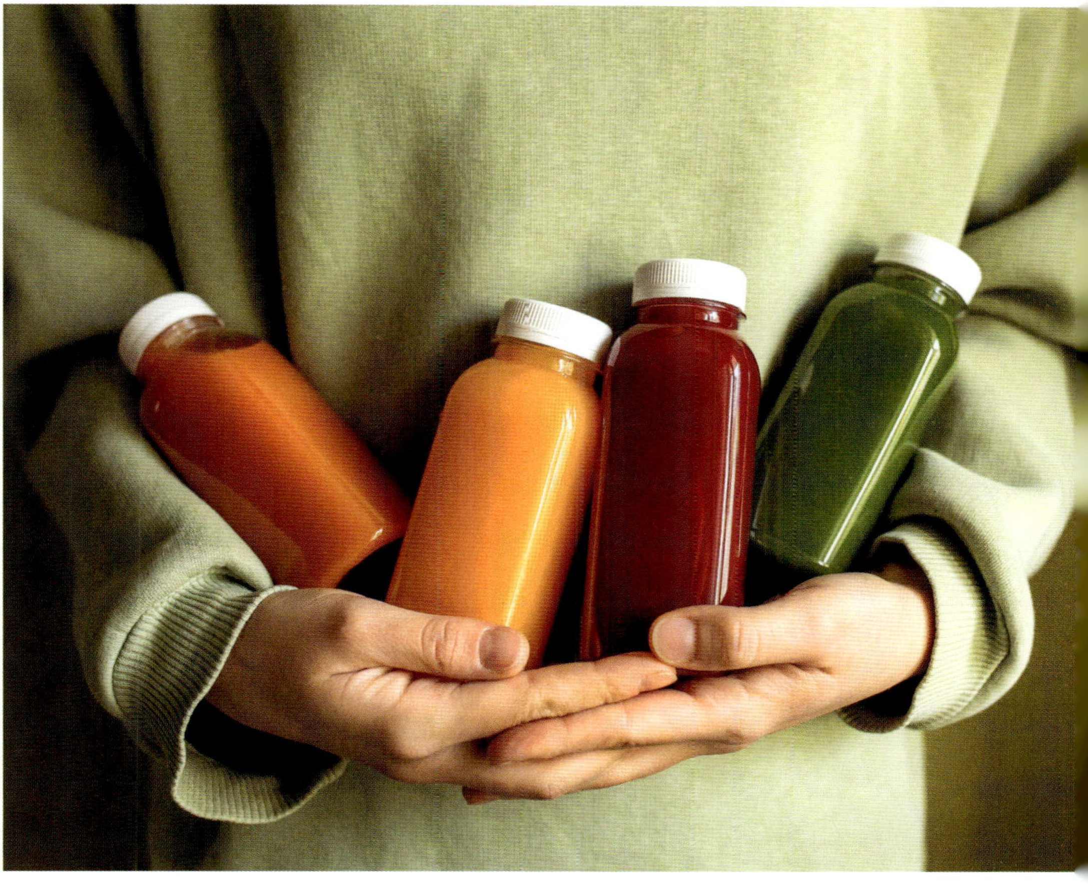

Säfte enthalten viel Fruktose, aber wenig Ballaststoffe, weshalb sie zum Fasten wenig geeignet sind.

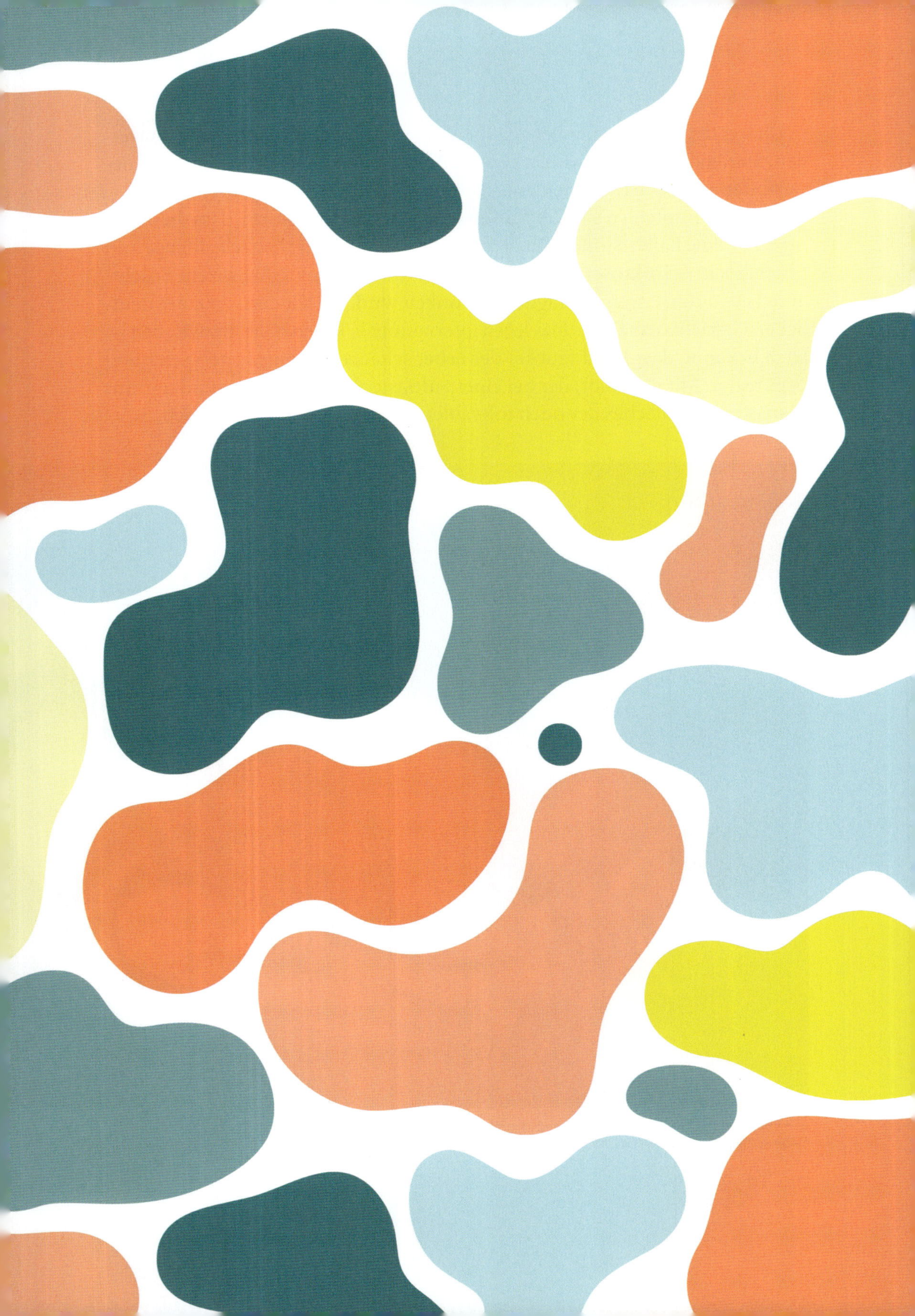

Kapitel

3

FASTEN – WAS IM KÖRPER PASSIERT

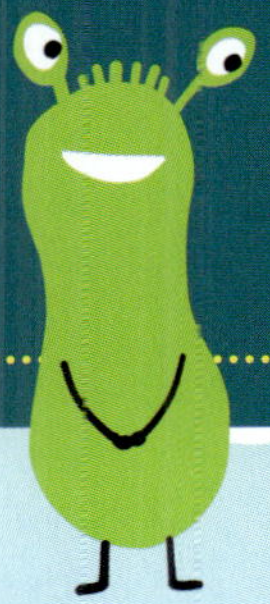

Das passiert beim Fasten im Körper

Beim Fasten kommt es zu zahlreichen biochemischen Veränderungen in unserem Stoffwechsel. Bleibt die Nahrung aus, muss der Körper sein Programm zur Energiegewinnung umstellen und Ressourcen einsparen. Anstelle von Zucker und anderen Nährstoffen aus der Nahrung greift er dann auf körpereigene Reserven, vor allem Fettgewebe, zurück. Je nachdem, wie lange wir fasten, laufen unterschiedliche Prozesse im Körper ab.

Am ersten Tag

Bereits wenige Stunden nach der letzten Mahlzeit lassen sich erste messbare Effekte feststellen. Unser Organismus ist sehr flexibel und kann seinen Stoffwechsel innerhalb kürzester Zeit umstellen, wenn die Nahrung ausbleibt. Als Erstes sinken Blutzucker- und Insulinspiegel, sobald der Kohlenhydrat- und Eiweißnachschub wegfällt. Jetzt greift der Körper zunächst auf die leicht verfügbaren Kohlenhydratspeicher zurück. In Zeiten, in denen wir genügend zu essen haben, werden Kohlenhydrate in den sogenannten Glykogenspeichern zwischengelagert. Kohlenhydrate stellen eine wichtige und vor allem leicht zu mobilisierende Energiequelle dar, die unser Organismus bevorzugt nutzt. Die größten Vorräte davon befinden sich in den Muskeln, einen etwas kleineren Glykogenspeicher gibt es in der Leber. Beim Fasten kann das Glykogen in Glukose, also Zucker, umgewandelt werden. Insgesamt kann der Organismus dadurch auf 1500 bis 2000 Kalorien zurückgreifen. Die Energie der Glykogenspeicher reicht uns also für ein bis zwei Tage aus. Auch das Gehirn verwendet Glukose gerne als Energielieferanten. Wie schnell der Körper von der Kohlenhydratnutzung auf Fettverbrennung umstellt, hängt davon ab, wann ihm die Zuckervorräte ausgehen. Haben wir am Tag vor Fastenbeginn durch Sport oder eine sehr kohlenhydratarme Ernährung unsere Glykogenspeicher bereits entleert, starten wir schneller in den Fastenmodus, haben wir am Abend vor Fastenbeginn noch mal richtig geschlemmt, dauert es etwas länger.

Am Ende des ersten Fastentags beginnen schon die Autophagieprozesse, eine Art Recycling, bei dem nicht genutzte oder überalterte Zellbestandteile abgebaut werden. Diese Prozesse lassen sich sowohl durch (Intervall-)Fasten als auch durch Bewegung aktivieren. Im Idealfall kombiniert man beides. Fasten ist für unseren Körper jedoch kein Spaßprogramm; das lässt sich auch im Blut messen: Stresshormone wie Cortisol und Adrenalin steigen vorübergehend deutlich an.

Ab dem zweiten Tag

Dauert die Nahrungspause länger, ist das Glykogen, also der Zucker, aufgebraucht und unser Körper beginnt, Eiweiß (Proteine) abzubauen, um daraus Zucker (Glukose) herzustellen oder die Eiweißbausteine (Aminosäuren) zur Aufrechterhaltung wichtiger Körperfunktionen zu nutzen. Auch um den Gehirnstoffwechsel am Laufen zu halten, baut unser Organismus Eiweiß in Zucker um, den dann die grauen Zellen verbrennen können. Zwar nutzen die Nervenzellen beim Fasten vor allem Ketonkörper zur Energiegewinnung, ein bisschen Glukose ist aber dennoch notwendig. Ketone sind Fettmoleküle, die Gehirn und Organe anstelle von Glukose als Energiequelle nutzen können.

Fastenfalle Eiweißabbau

Da der Körper über keine separaten Eiweißspeicher verfügt, bedient er sich an den Proteinen im Bindegewebe und in der Muskulatur. Dieser Abbau von Muskeleiweiß ist eine der unerwünschten Begleiterscheinungen des Fastens, und leider ist ein Teil des Gewichtsverlustes bei längerem Fasten darauf zurückzuführen. Eine Studie untersuchte, was im Körper nach zehn Tagen Buchingerfasten passiert: Die Teilnehmer konnten sich über einen Gewichtsverlust von rund sechs Kilo freuen, allerdings waren nur etwa 40 Prozent auf den Verlust von Fettgewebe zurückzuführen. Ein Viertel der Gewichtsabnahme (25 Prozent) war Folge von Proteinverlusten aus Muskeln und Geweben. Dieser Verlust von rund 1,5 Kilo Muskelmasse ist durchaus relevant. Muskeln sind stoffwechselaktive Gewebe; je weniger Muskeln wir haben, desto weniger Kalorien verbrauchen wir während und nach dem Fasten. Deshalb ist es wichtig, dem Körper durch ausreichend Bewegung zu signalisieren, dass die Muskeln notwendig sind und erhalten werden müssen. Regelmäßige sportliche Aktivitäten auch während des Fastens reduzieren den Abbau der wichtigen Muskelmasse. Wer sportlich ist und gut ausgebildete Muskeln hat, der kann durchaus ein bis zwei Wochen fasten, ohne zusätzliches Eiweiß zuzuführen – auf Kosten der Muskelmasse, deren Abbau dann nicht zu vermeiden ist. Wer auch beim Fasten seine mühsam auftrainierte Muskulatur so gut wie möglich erhalten möchte, sollte sie durch kleine Eiweißportionen während des Nahrungsverzichts unterstützen.

Anders sieht es aus, wenn Sie bereits vor dem Fastenstart ein ungünstiges Verhältnis zwischen Muskulatur und Fettgewebe aufweisen, also wenig Muskeln und viel Fett haben. Dann ist es sogar sehr wichtig, zusätzliche Eiweißportionen einzuplanen, um körpereigenes Eiweiß zu sparen und gleichzeitig mehr Fett zu verbrennen. Dann kann es sinnvoll sein, kleine eiweißhaltige, kalorienarme Mahlzeiten einzubauen, wie ein Glas Buttermilch. Das liefert bei nur 80 Kalorien immerhin fast 7 Gramm Eiweiß pro 100 Milliliter. Oder 100 Gramm Mozzarella, hier kommt man bei rund 200 Kalorien auf fast 20 Gramm Eiweiß. Alternativ wäre auch ein Nahrungsergänzungsmittel denkbar. Im Idealfall nimmt man die (kleine) Eiweißmahlzeit kurz vor einer Bewegungseinheit zu sich, dann wird die geringe Menge Zucker schnell verbrannt und der Fastenprozess kaum beeinträchtigt.

Studien zeigen aber auch, dass der Eiweißabbau in der ersten Fastenphase stärker ausfällt, unser Organismus nach wenigen Fastentagen schon Maßnahmen zum Eiweißsparen ergreift und dadurch weniger Protein und mehr Fett zur Energiegewinnung heranzieht.

Ab dem dritten Tag

Wenn Sie zwei bis drei Tage durchgehalten haben, dann kommt der Körper so langsam in den Fastenmodus, in den Zustand der »Ketose«. Die Ketose wird auch als »Hungerstoffwechsel« bezeichnet. Sie beginnt erst, wenn alle Kohlenhydrate vollständig aufgebraucht und die Glykogenspeicher in Leber und Muskeln leer sind. Dann steigt der Körper von der Verwertung von Zucker und Kohlenhydraten auf die Nutzung von Ketonen um.

Um Ketone zu produzieren, greift der Stoffwechsel auf das größte Energielager zurück, das wir besitzen: unser Fettgewebe. Aus den Fettzellen werden Fettsäuren (Lipide) freigesetzt und in der Leber in sogenannte Ketonkörper umgewandelt. Im Blut lässt sich dann auch ein Anstieg dieser Ketonkörper messen. Unter dem Begriff »Ketonkörper« oder »Ketone« werden drei Fettmoleküle, nämlich β-Hydroxybutyrat, Acetoacetat und Aceton zusammengefasst. Diese

Fettmoleküle stellen ab jetzt den wichtigsten Treibstoff vor allem für Gehirn, Muskulatur und Herz dar. Doch zunächst müssen die Zellen neue Enzyme bilden, um diese im normalen Ernährungsalltag nicht zur Verfügung stehenden Energiequellen gut nutzen zu können. Bis der Prozess richtig in Gang kommt, stottert unser Körpermotor etwas und das macht uns vorübergehend energielos, müde und schlapp oder gereizt und nervös.

Ketone beginnen ihre Arbeit

Ketone sind nicht nur das Superbenzin des Fastenstoffwechsels, sie regen auch zahlreiche Prozesse an, die zur gesundheitsfördernden Wirkung des Fastens beitragen können. Der Ketonkörper β-Hydroxybutyrat wirkt entzündungshemmend, reduziert den Appetit und bringt das Immunsystem in Balance. Dadurch fällt es leichter, das Fasten durchzuhalten. Auch dem Gehirn scheinen Ketonkörper gutzutun. Ein Forscherteam des National Institute on Aging im amerikanischen Baltimore wies nach, dass sich sowohl durch Fasten als auch durch Ausdauersport die geistige Leistungsfähigkeit verbessert und das Gehirn insgesamt langsamer altert. Sowohl Bewegung als auch Nahrungsverzicht regen die Neubildung von Gehirnzellen (Neurogenese) aus Nervenstammzellen an, wobei Laufen vor allem die Neubildung der Stammzellen stimuliert und (Intervall-)Fasten die Überlebenschancen der neu gebildeten Neuronen verbessert. Demnach scheint die Kombination von Sport mit gelegentlichem Nahrungsverzicht ein optimales Stärkungs- und Verjüngungsprogramm für unser Gehirn darzustellen.

Die Wirkung der Ketonkörper auf die grauen Zellen scheint auch für einen Teil des »Fasten-Highs«, des Hochgefühls, das sich nach etwa drei Tagen Nahrungsverzicht einstellt, verantwortlich zu sein. Die Forscher aus Baltimore wiesen nämlich auch nach, dass Ketonkörper Ängste vertreiben, die Widerstandsfähigkeit gegenüber Stress erhöhen und die Stimmung aufhellen können. In manchen Studien waren die Effekte auf die Psyche mit denen eines Psychopharmakons vergleichbar. Aber nicht nur die Ketone sorgen für Glücksgefühle. Ähnlich wie bei anderen Strapazen, etwa einer langen Joggingrunde, einer Bergbesteigung oder nach einer überstandenen Prüfung, schüttet der Organismus als Folge der Fastenanstrengung vermehrt Glückshormone wie Serotonin und Endorphine aus, die die Stimmung heben und Schmerzen lindern können.

Wann der Zustand der Ketose erreicht ist, hängt davon ab, was und wie viel Sie zuletzt gegessen haben. War die letzte Mahlzeit sehr kalorien- und kohlenhydratreich, kann es länger dauern, bestand sie vor allem aus Ballaststoffen, Fetten und Proteinen, tritt die Ketose früher ein. Auch durch körperliche Betätigung erschöpfen sich die Glykogenspeicher in Leber und Muskulatur schneller. Wer am Tag vor dem Fasten eher kohlenhydratarm und fett- und eiweißreich gegessen hat und nach der letzten Mahlzeit noch spazieren gegangen ist, hat die Glykogenspeicher schon deutlich entleert und kommt früher in den Hungerstoffwechsel. Sobald wir nach dem Fasten wieder Kohlenhydrate zuführen, switcht der Stoffwechselschalter wieder zurück von der Verbrennung der Ketone zu der für unseren Organismus leichter zu verwertenden Glukose.

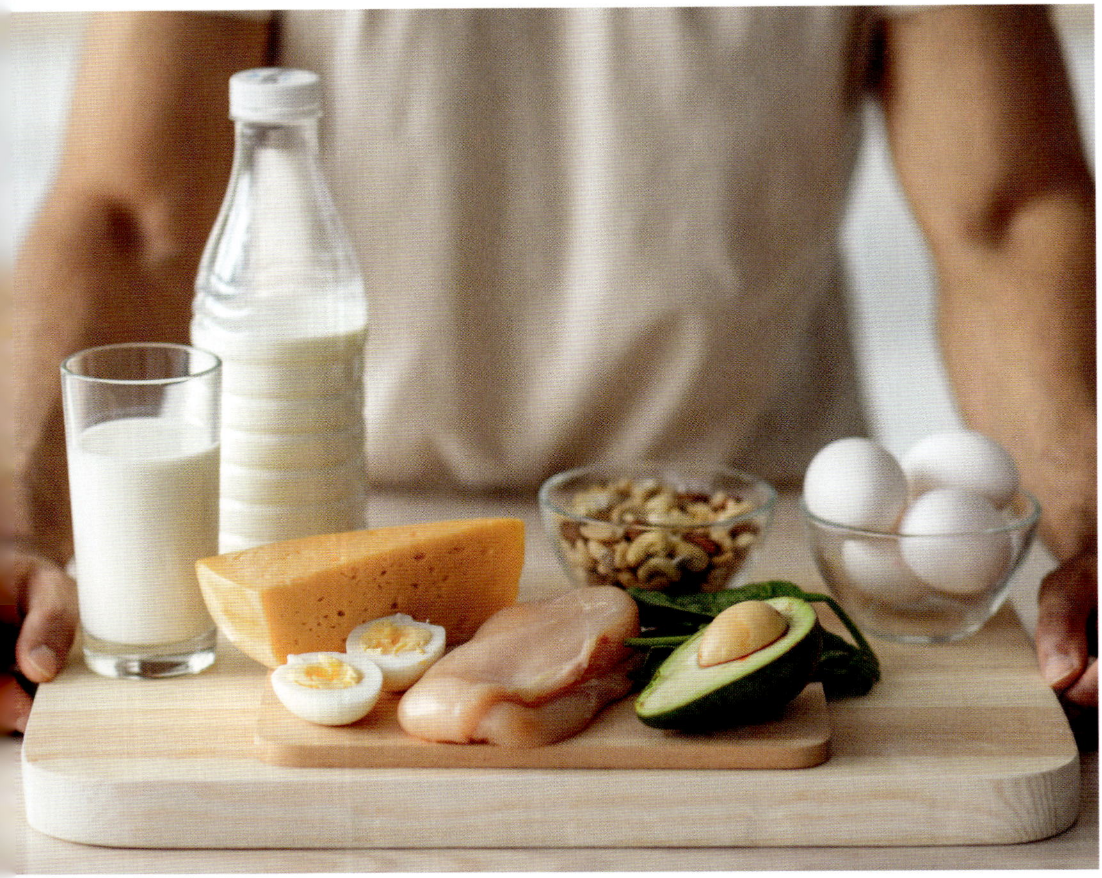

Die Art der Ernährung beeinflusst den sogenannten Hungerstoffwechsel.

Veränderungen durch langes Fasten

Eine internationale Studie des Berlin Institute of Health at Charité (BIH), der Norwegian School of Sport Sciences und des Precision Healthcare University Research Institute (PHURI) der Queen Mary University of London belegt, dass es vor allem bei längeren Fastenperioden zu weitreichenden Veränderungen in mehreren Organen kommt. Während eines siebentägigen reinen Wasserfastens analysierten die Wissenschaftler vor, während und nach dem Nahrungsverzicht engmaschig die Veränderungen in den Konzentrationen von rund 3000 Parametern im Blut der Probanden. Während der Fastenwoche verloren die Studienteilnehmer 5,7 Kilo Gewicht. Nur 1,5 Kilo war Fettgewebe, der Rest ging auf Verlust von Muskel- und Bindegewebe sowie Wasser zurück. Während des Fastens ließen sich deutliche Änderungen bei jedem dritten der gemessenen Parameter nachweisen. Die meisten wurden aber erst nach drei oder mehr Tagen ganz ohne Kalorien- oder Nahrungsaufnahme sichtbar, deutlich später als bisher vermutet. Offensichtlich reagiert der gesamte Körper auf das Fasten mit Anpassungen in allen wichtigen Organen. Weitere Studien sollen nun herausfinden, für welche Patientinnen und Patienten mit Vorerkrankungen Fasten gut ist und für wen es nicht infrage kommt.

Beschleunigt »Glaubern« die Ketose?

Nein. Um die Ketose zu aktivieren, muss der Darm nicht schlagartig entleert werden. Ob mit oder ohne Glaubern, der Körper benötigt zwei bis drei Tage, bis er in die Ketose kommt. Der Körper kommt erst in diesen Zustand, wenn die Zuckervorräte, also die Glykogenspeicher aus den Muskeln und der Leber, vollständig aufgebraucht sind. Solange dort noch Kohlenhydrate zur Verfügung stehen, greift er auf diese zurück. Abführen beschleunigt den Prozess nicht, denn Glaubern führt nicht zu einer schnelleren Entleerung der Speicher und kann auch die Aufnahme von Kohlenhydraten aus zurückliegender Mahlzeiten nicht verhindern. Kohlenhydrate werden nämlich innerhalb weniger Stunden nach einer Mahlzeit im Dünndarm komplett resorbiert, gelangen dann ins Blut und von dort in die Leber und die Muskeln. Kohlenhydrate aus Weißbrot oder Kuchen sind nach zwei bis drei Stunden komplett verwertet, Vollkornprodukte oder Naturreis benötigen drei bis vier Stunden bis zur völligen Resorption. Egal, welche Art von Kohlenhydraten wir am Tag zuvor verzehrt haben: Wird am Morgen des Fastenbeginns abgeführt,

dann sind alle Kohlenhydrate vom vorausgegangenen Abendessen schon längst gespeichert und Glaubern bewirkt dann gar nichts mehr. Besser ist es, die Glykogenspeicher zwei Tage vor Fastenbeginn durch eine eiweiß- und fettbetonte und kohlenhydratarme Ernährung sowie durch viel Bewegung zu entleeren. Dann tritt die Ketose tatsächlich etwas schneller nach Fastenbeginn ein.
Eine Darmreinigung vor dem Fasten kann sogar kontraproduktiv sein, denn nach dem Abführen vermehren sich Bakterien, die den Blutzuckerspiegel stärker ansteigen lassen und mehr Kohlenhydrate in den Körper schleusen.

Die Fastenkrise – zum Teil »hausgemacht«

Etwa am dritten Tag der Fastenkur stellt sich das ein, was Fastenleiter als »die Fastenkrise« bezeichnen. Typische Symptome sind Müdigkeit oder Gereiztheit, Frösteln, Blutdruckabfall, starke Kopfschmerzen und manchmal auch Herzbeschwerden. Manche dieser Symptome lassen sich auf den Kalorienmangel, den niedrigen Blutzuckerspiegel und die Stoffwechselumstellungen zurückführen. Doch einige der Probleme würden nicht auftreten, wenn man auf ein paar traditionelle Maßnahmen und althergebrachte Empfehlungen verzichten und die Fastenkonzepte überdenken würde.

An erster Stelle der nicht gesundheitsfördernden Fastenbegleiter stehen Abführprozeduren und Darmreinigungen. Eine Darmreinigung ist keine Wellnessbehandlung, sondern vor dem Fastenbeginn und auch während der Kur verbringt man ihretwegen viel Zeit auf der Toilette. Die teilweise lang andauernden wässrigen Durchfälle schädigen nicht nur das Mikrobiom, sie bringen auch, wie eine Durchfallerkrankung, den Flüssigkeits- und Elektrolythaushalt aus dem Lot. Die Austrocknung des Körpers durch den massiven Flüssigkeitsverlust führt zu Kreislaufbeschwerden und Abgeschlagenheit. Der Verlust wichtiger Elektrolyte wie Kalium, Natrium und Magnesium kann Herzprobleme, Herzrasen und Herzrhythmusstörungen verursachen. Ähnliche Symptome kennen die meisten wahrscheinlich auch von einem Magen-Darm-Infekt. Um die durch das Ausspülen verloren gegangenen Mineralstoffe wieder aufzufüllen und den angerichteten Schaden zu verringern, werden dann teilweise salzige Brühen und Nahrungsergänzungsmittel mit Elektrolyten verabreicht.

Es macht aber wenig Sinn, erst durch das Abführen Elektrolytstörungen und Flüssigkeitsmangel zu verursachen, um diese dann wieder zu beheben.

Die Kreislaufprobleme können zudem durch den plötzlichen Wechsel zwischen einem aktiven Alltag und dem Nichtstun in der Fastenklinik verstärkt werden. Es ist durchaus gut, die Zeit des Fastens zu nutzen, um zur Ruhe zu kommen, Stress abzubauen und Achtsamkeit zu trainieren. Dennoch bekommt es nicht jedem, von einem Tag auf den anderen völlig ausgebremst zu werden. Sie sollten deshalb auch beim Fastenprogramm körperlich in Bewegung bleiben. Studien zeigen, dass Sport und Fasten im Körper die gleichen günstigen biochemischen Impulse auslösen. Beide Maßnahmen regen die Bildung von Ketonen an, sorgen für die Produktion von Nervenwachstumsfaktoren, führen zur Ausschüttung entzündungshemmender Botenstoffe und stoßen Regenerationsprozesse in den Zellen an. Zusätzlich trägt Bewegung dazu bei, die Muskulatur weitgehend zu erhalten und den Kreislauf in Schwung zu bringen.

Kaffee gegen Fasten-Kopfschmerzen

Ein weiteres Problem, das vielen Willigen den Einstieg in die Fastenzeit erschwert, sind massive Kopfschmerzen. Diese werden gerne als »Nebenwirkung des Entgiftungsprozesses« deklariert und man solle sie akzeptieren als Zeichen dafür, dass der Körper Toxine abbaut. Die eigentliche Erklärung ist allerdings viel banaler: In fast allen Fällen treten die Kopfschmerzen aus drei Gründen auf. Erstens: Der Körper ist durch das Abführen massiv ausgetrocknet. Wenn Sie nicht auf die »Darmreinigung« verzichten möchten, dann müssen Sie trinken, trinken, trinken. Zum Zweiten fehlen dem Körper auch als Folge des Abführens wichtige Mineralstoffe. Diese können Sie als Nahrungsergänzungsmittel zuführen – wobei das ohne vorheriges Glaubern meistens gar nicht notwendig ist. Die häufigste Ursache ist drittens aber ein Koffeinentzug. Wer vor der Fastenkur regelmäßig zwei, drei oder mehr Tassen Kaffee getrunken hat und plötzlich gar keinen Kaffee mehr trinkt, entwickelt teilweise sehr starke, dumpfe Kopfschmerzen. Hinzu kommt neben Müdigkeit und Abgeschlagenheit oft auch eine erhöhte Schmerzwahrnehmung. Eine einzige Tasse Kaffee oder Espresso würde die Beschwerden sofort beseitigen. Aus unerfindlichen Gründen wird Kaffee bei Fastenkuren jedoch abgelehnt. Warum? Möglicherweise, weil ein »Genussmittel« wie Kaffee nicht zur Askese des Fastens passt.

Dabei gilt Kaffee schon lange nicht mehr als ein schädliches, sondern als ein der Gesundheit sehr förderliches Getränk, das sogar die Effekte des Fastens auf den Organismus noch unterstützen und verstärken kann. Sie sollten sich beim Fasten nicht noch zusätzlich mit Kopfschmerzen herumschlagen, wenn Sie schon nichts essen dürfen. Zwei bis drei Tassen Kaffee, mit oder ohne Koffein, dürfen Sie sich auch beim Fasten gönnen. Um die Kopfschmerzen zu kurieren, sollte aber mindestens eine Tasse koffeinhaltig sein. Ausführlich habe ich das Thema Kaffee noch mal auf Seite 86 aufgegriffen.

Kaffee, vor allem der mit Koffein, hat noch einen zusätzlichen Vorteil. Studien haben gezeigt, dass Kaffee die Schilddrüse gesund erhält. Eine Forschergruppe um den Wissenschaftler Yu Zhou von der Fujian Medical University in Fuzhou, China, wies nach, dass Personen, die täglich zwei bis drei Tassen koffeinhaltigen Kaffee zu sich nahmen, die gesündesten Schilddrüsenwerte aufwiesen. Beim Fasten wird die Schilddrüse schlapp, sie produziert weniger stoffwechselaktive Hormone oder bildet Hormonvarianten (reverses T3), die die Wirksamkeit der Schilddrüsenhormone herabsetzen. Dadurch sinkt der Kalorienverbrauch. Kaffee trägt möglicherweise auch beim Fasten dazu bei, dass der Stoffwechsel nicht völlig einschläft und nach dem Ende der Fastenkur erst mühsam wieder in Gang gebracht werden muss.

mTOR – der Signalweg des Fastens

Fasten greift in die Kommandozentrale unserer Zellen ein. Es mag etwas unheimlich klingen, dass Nahrungsverzicht Zellfunktionen verändert, aber tatsächlich verbessert sich dadurch einiges. Diese wichtige Steuerstelle, auf die Fasten nachweislich Einfluss nehmen kann, ist ein Proteinkomplex, der von Wissenschaftlern »mTOR« genannt wird.

mTOR »weiß«, was in der Zelle los ist, denn hier laufen Informationen über Nährstoffversorgung, Sauerstoffkonzentration, Energievorräte und Wachstumsfaktoren zusammen. Unter günstigen Ernährungsbedingungen, wenn wir ausreichend Kalorien zu uns nehmen, löst mTOR eine Lawine an Signalen aus, durch die die Zelle besser mit Nähr- und Wachstumsstoffen versorgt und so die Zellteilung angekurbelt wird. Die Aktivierung von mTOR wirkt wachstumsfördernd, muskelaufbauend, leistungssteigernd und regt die Zellteilung stark an. Für Kinder und Jugendliche ist das gut und wichtig, denn nur so können sie wachsen und sich entwickeln. Sobald wir das Ende der Wachstumsphase erreicht haben, aktiviert mTOR aber auch Alterungsprozesse und Entzündungen und kann sogar die Krebsentstehung fördern. Dieser Zentralschalter für Wachstumsprozesse wird auch durch den reichlichen Verzehr nicht fermentierter Milch (Trinkmilch) aktiviert. Fermentierte, also zu Joghurt, Käse oder Quark verarbeitete Tiermilch scheint jedoch unproblematischer zu sein. Im Wesentlichen befinden sich Zellen in einem »Wachstumsmodus«, wenn mTOR aktiv ist, und in einem »ressourcenschonenden Modus«, wenn der mTOR-Signalweg inaktiv ist.

Wodurch lässt sich das »mTOR« »schließen«?

Maßnahmen, die mTOR ab und zu abschalten, sind deshalb segensreich für Erwachsene. Inzwischen kennt die Wissenschaft tatsächlich einige »Lawinenbrecher«, mit denen sich die Menge an Signalstoffen, die die Zelle bei aktiven mTOR-Proteinen überrollen, abbremsen lassen. Fasten gehört dazu, ebenso Bewegung. Beides fährt die mTOR-Aktivität runter. Wer sich körperlich betätigt und ab und zu mal das Essen weglässt, kann somit aktiv in den Alterungsprozess eingreifen. Tiermilch sollte von Erwachsenen, wenn überhaupt, nur in Maßen getrunken werden, um mTOR nicht zu stark zu aktivieren. Ausgebremst wird die mTOR-Lawine durch Resveratrol, ein sekundärer Pflanzenstoff, der in dunklen Trauben, hochkonzentriert in Rotwein oder in Nahrungsergänzungsmitteln enthalten ist. Rotwein und auch Trauben sind zwar während des Fastens nicht die richtigen Nahrungsmittel, dürfen nach der Fastenkur aber ab und zu den Speiseplan bereichern.

Wahrscheinlich nehmen auch zwei Medikamente Einfluss auf den mTOR-Signalweg: Das Diabetesmittel Metformin und das Transplantationsmedikament Rapamycin. Beide gelten schon länger als Mittel, die Alterungsprozesse verzögern können und zumindest im Tierversuch sehr erfolgreich waren. Von dem Immunsuppressivum Rapamycin leitet sich auch die Bezeichnung mTOR ab. Es ist die Abkürzung der englischen Bezeichnung »mammalian Target of Rapamycin«, was so viel bedeutet wie »Ziel von Rapamycin bei Säugetieren«. Da aber beide Arzneimittel verschreibungspflichtig und für die Indikation »Altersbremse« nicht zugelassen sind – und natürlich auch Nebenwirkungen haben –, bleiben uns im Moment vor allem das Fasten und der Sport, weniger Milchgenuss und eventuell ein Nahrungsergänzungsmittel mit Resveratrol, um uns unsere Jugendlichkeit so lange wie möglich zu erhalten.

Dick durch Diätprodukte

Zucker und Kohlenhydrate stören den Fastenstoffwechsel und sollten deshalb – je nach Fastenform – komplett oder teilweise gemieden werden. Doch beim Fasten fehlen oft die Genussmomente. Da wäre es doch schön, wenn man wenigstens ab und zu ein süßes, aber kalorien- und kohlenhydratfreies Diätgetränk genießen könnte. Besser nicht! Obwohl die meisten Süßstoffe keine Energie und keine Kohlenhydrate liefern, können sie dennoch den Zuckerstoffwechsel durcheinanderbringen und eine Gewichtszunahme begünstigen. Große epidemiologische Studien deuten darauf hin, dass der Austausch von Zucker durch künstliche Süßstoffe weder gesund ist noch beim Abnehmen hilft. Es mag paradox klingen, aber statt der gewünschten Gewichtsabnahme scheint der kalorien- und zuckerfreie Süßstoff Übergewicht und Zuckerkrankheit sogar noch zu fördern.

In den USA fällt die steigende Zahl übergewichtiger Menschen zeitlich zusammen mit der zunehmenden Verbreitung von Getränken und Lebensmitteln, die mit Süßstoffen wie Aspartam oder Sucralose gesüßt wurden. Diese Zusammenhänge sind schon seit den 1980er-Jahren bekannt. Damals untersuchte die San Antonio Heart Study 3682 Erwachsene über einen Zeitraum von sieben bis acht Jahren. Das Ergebnis: Teilnehmer, die mehrmals täglich mit Süßstoffen versetzte Diätgetränke zu sich nahmen, verdoppelten dadurch ihr Risiko für Übergewicht und Adipositas verglichen mit Personen, die auf Lightgetränke verzichteten. Gleichzeitig erhöht der tägliche Konsum von Diätgetränken das Risiko für ein Metabolisches Syndrom um ein Drittel und für Zuckerkrankheit sogar um zwei Drittel. Und Dutzende weitere Studien stellten – unabhängig von Alter und Geschlecht – das Gleiche fest: Nutzer von kalorienreduzierten und mit künstlichen Süßstoffen versetzten Diätprodukten bringen regelmäßig deutlich mehr Gewicht auf die Waage.

Ein verhängnisvoller Gewöhnungseffekt

Abnehmen mit Süßstoffen oder sich gesünder ernähren funktioniert aus mehreren Gründen nicht oder nur sehr eingeschränkt. Süßstoffverwender gleichen die eingesparten Zuckerkalorien meist durch Energie aus anderen Quellen aus. Das heißt, die mit einem Lightgetränk eingesparten Kalorien finden dann durch das zusätzliche Stück Kuchen den Weg in den Körper. Daneben verändern Süßstoffe unser Geschmacksempfinden. Die Süßkraft vieler Zuckerersatzstoffe übersteigt die von Zucker oft um ein Vielfaches. Verwenden wir sie häufig, dann kann es zu einer Überstimulation der Zuckerrezeptoren kommen. »Normale«, weniger süße Lebensmittel wie Obst und Gemüse werden dann als fad, sauer oder sogar ungenießbar wahrgenommen und die Toleranz für komplexe Geschmäcker geht verloren. Zusätzlich gewöhnen wir uns durch kalorienarme Süßstoffe daran, süßes Essen nicht mehr mit Kalorien in Verbindung zu bringen, und greifen dann schneller auch zu anderen kohlenhydrathaltigen Lebensmitteln. Diese Entkopplung von süßem Geschmack und Kalorien wiesen Wissenschaftler der britischen Universität in Leeds nach. Sie untersuchten die Auswirkungen von Haushaltszucker sowie den Süßstoffen Aspartam, Acesulfam und Saccharin auf Appetit und Kalorienaufnahme. Eine kleine Portion »echten« Zuckers vor den Testmahlzeiten führte dazu, dass die Teilnehmer weniger Kalorien aufnahmen. Die künstlichen Süßstoffe hatten im besten Fall keine Wirkung auf den Appetit, führten aber dennoch bei den meisten Testpersonen zu einer höheren Energiezufuhr. Dazu kommt: Künstliche Süßstoffe verändern das Mikrobiom so, dass die Darmbakterien mehr Kohlenhydrate aus dem Essen ziehen und der Blutzuckerspiegel nach und nach stärker ansteigt. Auf diese Weise begünstigen Süßstoffe sogar die Entwicklung einer Zuckerkrankheit. Besonders bedenklich ist Sucralose, die nicht nur nützliche Darmbakterien dezimiert, sondern deren Abbauprodukte langfristig im Fettgewebe eingelagert werden. Studien deuten zudem darauf hin, dass die Süßstoffe Erythrit und Xylit das Risiko für Herz-Kreislauf-Erkrankungen erhöhen.

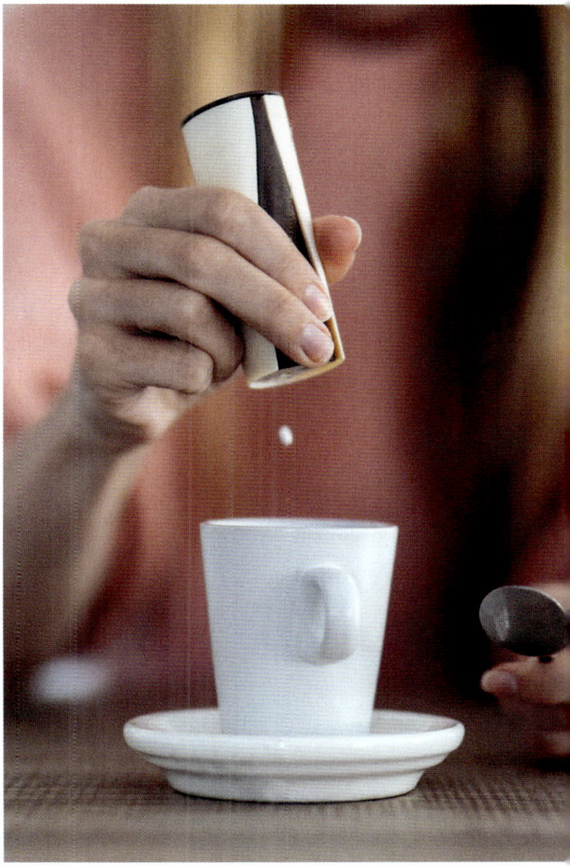

Zuckerersatzstoffe können das Risiko für Übergewicht und Zuckerkrankheit erhöhen.

Fasten und Sport – passt das zusammen?

Ja, auf jeden Fall! Bewegung und Nahrungsverzicht tun unserem Körper gut und setzen ein Programm in Gang, das ganz andere biochemische Reaktionen auslöst als Essen, Ausruhen und Schlafen. Fasten und Sport brauchen zunächst die Energievorräte auf. Blutzucker- und Insulinspiegel sinken, Ketonkörper werden verstärkt produziert. Wachstumsfaktoren für die Neubildung von Nervenzellen (BDNF) sowie Langlebigkeitsenzyme und Reparaturproteine (Sirtuine) werden aktiviert, Recyclingprozesse (Autophagie) angestoßen und Entzündungen gehen zurück. Das alles erhöht die Widerstandsfähigkeit der Zellen gegen Stress, Schädigung und Alterungsprozesse. Wenn wir hingegen essen oder uns ausruhen, startet der Körper ein Wachstums- und Entwicklungsprogramm. Die Zellteilung beschleunigt sich, Nervenzellen werden vernetzt und Muskeln können wachsen. Ideal ist deshalb ein regelmäßiger Wechsel zwischen Phasen des Verzichts und des Essens ebenso wie zwischen Bewegungs- und Ruhezeiten.

Auch das Hormonsystem verändert sich in Abhängigkeit von unserem Lebensstil und unserer Ernährung. Schon während der normalen nächtlichen Nüchternphasen, verstärkt aber während des längeren Intervallfastens steigt der Spiegel der Wachstumshormone. Sie sorgen für feste Muskeln, starke Knochen und straffe Haut. Und weil Wachstumshormone die Entwicklung der Muskeln so gut fördern und die sportliche Leistungsfähigkeit verbessern, wurden und werden sie auch unerlaubt als Doping eingesetzt. Aber auch Sport selbst regt die Produktion dieser Hormone an. Besonders Krafttraining erhöht die Ausschüttung von Wachstumshormonen.

Von den wunderbaren Effekten der Wachstumshormone können Sie aber auch durch Intervallfasten profitieren. Das zeigen die Ergebnisse der Intermountain-Healthcare-Studie, die die Auswirkungen von Fasten auf Herz-Kreislauf-Erkrankungen untersuchte. Die Wissenschaftler stellten fest, dass nach einer 24-stündigen Fastenzeit die Spiegel der Wachstumshormone auf mehr als das Zehnfache des Normalwertes anstiegen. Wir können uns quasi durch Fasten selbst dopen und – wenn wir kurzzeitiges Fasten mit Bewegung kombinieren – den Muskelaufbau sogar gezielt fördern.

Muskelaufbau braucht aber auch Proteine, weshalb beim Intervallfasten die letzte Mahlzeit vor dem Fasten eiweißreich sein sollte. Besonders wirkungsvoll können die Aminosäuren Arginin und Ornithin den Wachstumshormonen Beine machen. Besonders viel Arginin enthalten Kürbiskerne, Erdnüsse, Mandeln, Linsen und Fisch. Ornithin ist in Lebensmitteln wie Fisch, Fleisch oder Eiern enthalten. Alternativ können Sie die Aminosäure auch als Nahrungsergänzungsmittel einnehmen.

INTERVALLFASTEN

Das passiert im Körper während Zeiten körperlicher Herausforderungen (Fasten und/oder Bewegung), in denen der Stoffwechsel aktiviert ist:

↓

Energiegewinnung:
Umschalten von Glukose als Energiequelle auf Nutzung von Ketonkörpern

Erhöhung/Zunahme von
- ↑ Ketonkörperproduktion
- ↑ Sirtuinaktivierung
- ↑ Autophagieprozesse und Zellreparatur
- ↑ Nervenwachstumsfaktoren (BDNF)

Rückgang/Reduktion von
- ↓ Blutzuckerspiegel
- ↓ Insulinspiegel
- ↓ Entzündungsfaktoren
- ↓ Proteinsynthese
- ↓ mTor-Aktivität
- ↓ Eiweißsynthese

↓

Verbesserung der Widerstandsfähigkeit der Zellen und Aktivierung von Regenerations- und Reparaturprozessen

Das passiert im Körper während der Erholungsphasen (Essen, Ausruhen und Schlafen), in denen der Stoffwechsel runtergefahren ist:

↓

Energiegewinnung:
Umschaltung von Ketonkörpern als Energiequelle auf Glukosenutzung

Erhöhung/Zunahme von
- ↑ Blutzuckerspiegel
- ↑ Insulinspiegel
- ↑ Entzündungsfaktoren
- ↑ Proteinsynthese
- ↑ mTor-Aktivität
- ↑ Eiweißsynthese

Rückgang/Reduktion von
- ↓ Ketonkörper
- ↓ Sirtuine
- ↓ Autophagieprozesse und Zellreparatur
- ↓ Nervenwachstumsfaktoren (BDNF)

↓

Zellwachstum und Vermehrung, Synapsenbildung, Neubildung von Nervenzellen und »Zellkraftwerken« (Mitochondrien)

↓

Durch Intervallfasten mit einem regelmäßigen Wechsel zwischen Fastenzeiten und körperlicher Aktivität auf der einen und Ruhephasen und Kalorienzufuhr auf der anderen Seite lassen sich zahlreiche günstige Effekte erzielen:

- Rückgang von Entzündungen
- Neubildung von Nervenzellen und Synapsenbildung
- Verbesserung der körperlichen und geistigen Leistungsfähigkeit
- Verzögerung von Altersprozessen
- Günstige Effekte auf die Psyche und Stimmung

---

www.ncbi.nlm.nih.gov/pmc/articles/PMC5913738/

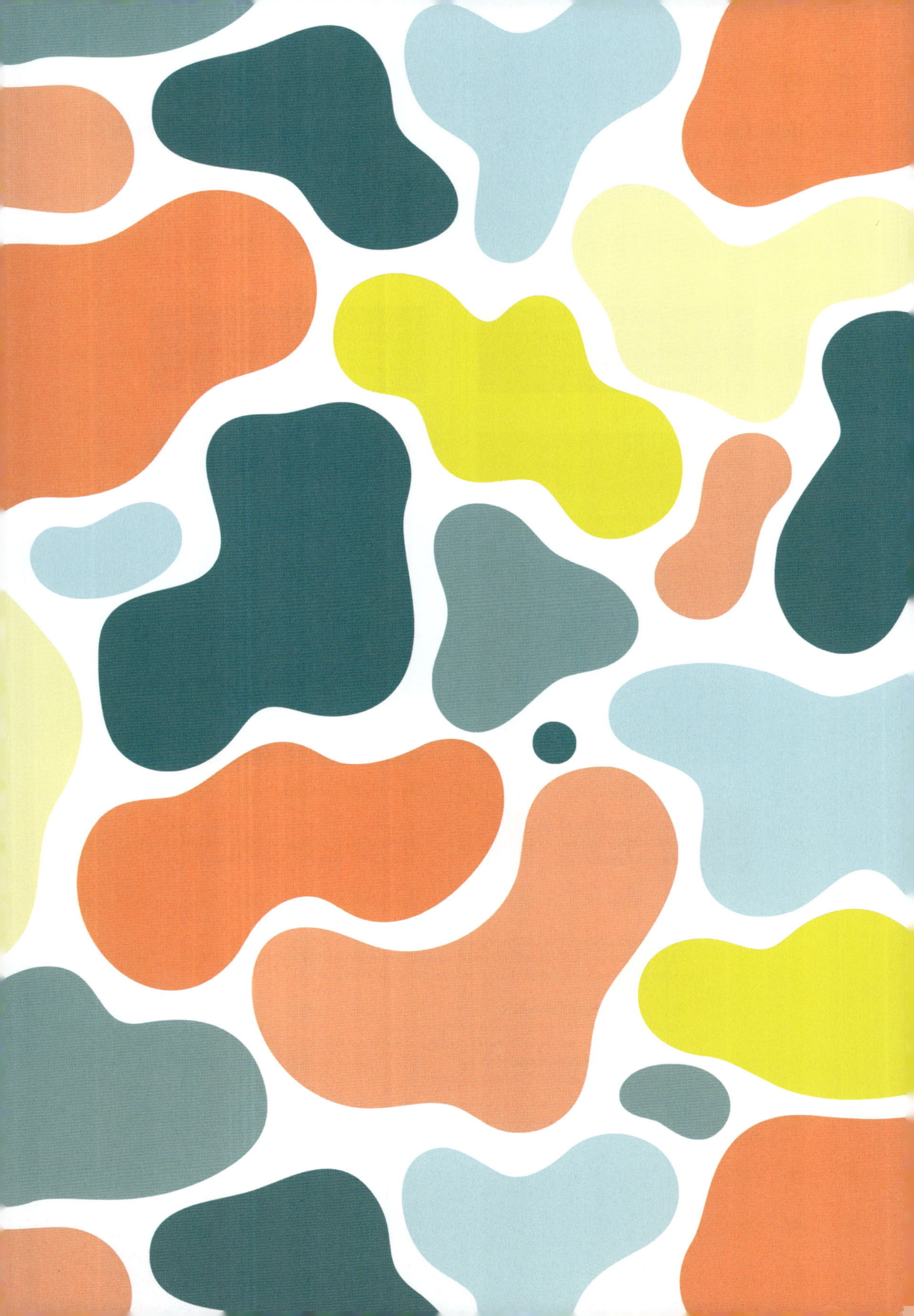

Kapitel

4

AUTOPHAGIE: DAS RECYCLING-SYSTEM DES KÖRPERS

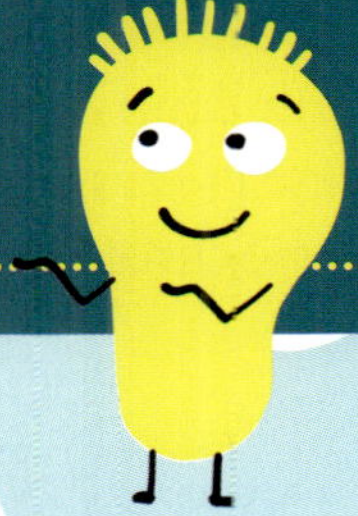

Selbstreinigungsprozesse anregen

Es gibt zahlreiche Gründe, immer mal wieder zu fasten. Der Verzicht auf Nahrung und die Reduktion von Kalorien setzen viele gesunde Prozesse in Gang, die man kennen sollte. Und besonders spannend ist: Die Wirksamkeit einer Fastenkur oder einer Kalorienreduktion lässt sich durch bestimmte Nahrungsmittel oder Nahrungsergänzungsmittel noch verstärken – dazu später mehr.

Für unseren Organismus ist Fasten zunächst alles andere als ein »Wohlfühlprogramm«, sondern löst einen Alarm aus, der bestimmte Vorgänge in Gang setzt. In der Menschheitsgeschichte waren Fastenzeiten keine Auszeiten im Wellnesshotel, sondern Folge von Missernten oder ausbleibenden Jagderfolgen. Unsere Zellen und Organe ließen dann ein Notprogramm anlaufen, das Energiereserven mobilisierte. Fasten stellt quasi einen heilsamen Schock für unseren Körper dar. Der Organismus wird motiviert, Regenerations- und Verjüngungsprozesse anzukurbeln und Entzündungen und oxidativen Stress zu reduzieren. Besonders bemerkenswert ist die Aktivierung des Autophagieprozesses. Seine Erforschung brachte dem japanischen Wissenschaftler Yoshinori Ohsumi 2016 den Nobelpreis für Medizin ein. Autophagie bedeutet übersetzt »sich selbst aufessen« – das hört sich gruselig an, ist aber ein wichtiger Selbstreinigungsprozess unseres Körpers. Zelleigene Strukturen werden dabei abgebaut und die gewonnenen Materialien anderweitig verwendet. Unser Organismus ist also ein Musterbeispiel für Nachhaltigkeit und Resteverwertung. Fasten setzt den Prozess der Autophagie in Gang, denn eine längere Phase ohne Nahrung gibt den Zellen das Signal, fehlerhafte oder nicht mehr benötigte Zellbestandteile abzubauen und die Zellregeneration zu unterstützen. Eine aktive Autophagie ist somit ein wichtiger Prozess, durch den sich Krankheiten vorbeugen, teilweise auch bekämpfen lassen.

In unserem heutigen Alltag sind unfreiwillige Fastenphasen extrem selten, wir müssen diese also bewusst und gezielt einbauen, um Regenerationsprozessen auch in unserer Überflussgesellschaft eine Chance zu geben. Denn wenn wir regelmäßig essen und Hunger erst gar nicht aufkommen lassen, finden pausenlos Stoffwechselprozesse statt. Und wo gehobelt wird, fallen Späne. In diesem Fall sind es Abbauprodukte, die nicht verwertet werden, denn den Zellen fehlt dann Zeit und Gelegenheit für den »Frühjahrsputz«. Im Alter verlieren diese Prozesse an Effizienz und es sammelt sich immer mehr »Zellmüll« an. Dieser »Schrott« kann aus gealterten Zellorganellen wie zum Beispiel nicht mehr funktionierenden Zellkraftwerken (Mitochondrien), beschädigten Zellmembranen oder veränderten Proteinen bestehen.

Es konnte mittlerweile nachgewiesen werden, dass diese Abfallprodukte das Risiko für Alterungsprozesse aller Art und speziell für Demenz, Diabetes, Tumoren und Arteriosklerose erhöhen, wenn sie nicht hin und wieder durch die körpereigene »Müllabfuhr« abgebaut und neu verwertet werden. Denn in Zeiten knapper Rohstoffe, wie das beim Fasten der Fall ist, wird es plötzlich auch für den Körper interessant, Abfallprodukte zu verwerten und diese als neue Baustoffe für Zellen und Gewebe zu nutzen. Fasten stellt quasi den Frühjahrsputz der Zellen dar und sorgt für neue Energie.

Schnellstart in den Selbstreinigungsprozess

Für die Autophagie reicht es schon aus, immer mal wieder ein Essen ausfallen zu lassen und zwischen den übrigen Mahlzeiten den Regenerationsprozess nicht durch Naschen zu stören. Wichtig: Überhaupt nicht naschen, auch nichts Gesundes, denn jeder Apfel, jedes Stückchen Schokolade führt zu einer Insulinausschüttung, die sowohl den Fettabbau als auch die Autophagie wieder ausbremst.

Die Selbstreinigungsprozesse lassen sich recht einfach anregen. Das geht sogar ohne eine lange Heilfastenkur; kurze Phasen reichen aus und bestimmte Nahrungsmittel unterstützen den Prozess zusätzlich. Hin und wieder einen Fastentag einzulegen oder ab und zu das Abendessen wegzulassen, ist deshalb ein guter Plan. Das Signal, das Recyclingprogramm zu starten, erhält die Zelle schon nach etwa 14 Stunden ohne Nahrung. Intervallfasten ist also durchaus geeignet, diesen Prozess in Gang zu setzen, denn für die Autophagie zählen weniger die Tageskalorien, sondern vielmehr die Zeitspanne, in der wir nichts essen.

Hemmend auf diesen Reinigungsprozess wirken unter anderem ein hoher Blutzucker- bzw. Insulinspiegel. Beide steigen an, wenn wir Kohlenhydrate essen. Aber auch einige Eiweißbausteine können in Zucker umgewandelt werden. Erst wenn Blutzucker- und Insulinspiegel niedrig sind, also wenn wir mehrere Stunden nichts gegessen haben, kommt die Müllentsorgung in Gang. Sind jedoch die Abstände zwischen den Mahlzeiten zu kurz, weil gerne noch mal zwischen dem Essen gesnackt wird, findet keine Autophagie statt.

So unterstützen Sie den Autophagieprozess

Eine vorübergehende Fastenphase ist der Startschuss für den Körper, den gesunden Autophagieprozess in Gang zu setzen. Wenn Sie mindestens 12, besser 14 bis 16 Stunden lang auf feste Nahrung verzichten und nur zucker-, süßstoff- und kalorienfreie Getränke zu sich nehmen, beginnt die Selbstreinigung. Wasser und Kräutertee können Sie so viel trinken, wie Sie möchten. Aber denken Sie auch mal über grünen Tee und Kaffee nach. Ja, Kaffee! Fast alle Diätkonzepte und Fastenkuren verbieten Kaffee. Zu Unrecht, wie die aktuelle Forschung zeigt. Kaffee ist, ebenso wie grüner Tee, ein hervorragender Autophagiehelfer, denn interessanterweise wird dieser nützliche Prozess nicht nur durch Essensverzicht ausgelöst, sondern es gibt auch Wirkstoffe, die quasi »Fastenimitatoren« sind, also die gleichen Vorgänge im Organismus in Gang setzen können. Ist der Spiegel dieser Wirkstoffe hoch genug, bekommen die Zellen ebenfalls – ähnlich wie beim Fasten – das Signal, fehlerhafte oder nicht mehr benötigte Zellbestandteile abzubauen.

Meist handelt es sich bei den Fastenimitatoren um Substanzen, die man in pflanzlichen Nahrungsmitteln findet und die sich gut mit einer Heilfastenkur oder dem Intervallfasten kombinieren lassen. Sie aktivieren unter anderem bestimmte Gene und erhöhen die Produktion von »Langlebigkeitsenzymen«, den sogenannten Sirtuinen, die wiederum den Startschuss für die Autophagieprozesse geben. Es gilt inzwischen als gesichert, dass aktive Sirtuine, ähnlich wie Fasten und Kalorienreduktion, uns gesünder altern lassen. Sirtuine wirken als »Reparaturproteine«, die Schäden in unserer Erbsubstanz, der DNA, beheben können, dadurch die Alterung verzögern und möglicherweise die Lebenszeit verlängern. In Studien konnte nachgewiesen werden, dass nach 24-stündigem Fasten die Spiegel verschiedener Sirtuine (vor allem Sir1 und Sir6) deutlich anstiegen. Ähnliche Effekte lassen sich aber auch mit Nahrungsmitteln und Pflanzenstoffen erzielen, die diese Sirtuine aktivieren. Sie unterstützen deshalb den Prozess des Fastens und der Regeneration zusätzlich.

Sind die Sirtuine »faul«, dann drohen Übergewicht, Fettlebererkrankungen und Diabetes. Bei diesen und anderen Erkrankungen ist die Aktivität der Sirtuine deutlich verringert, wodurch Entzündungen zunehmen und der Fettabbau blockiert wird. Je niedriger die Sirtuinspiegel bei Studienteilnehmern waren, desto höher waren der Körperfettanteil, das Gewicht und der Taillenumfang. Fallen die Kilos, werden Gene und Enzyme aber wieder aktiv.

Was sind eigentlich Sirtuine?

Sirtuine sind Enzyme, also Moleküle, die Stoffwechselvorgänge beeinflussen. Vor rund 40 Jahren entdeckte man die ersten Sirtuine in Hefepilzen. Diese Enzyme sind auch für uns Menschen wichtig, denn sie regulieren Stoffwechselprozesse der Zellen und kommen in allen Geweben des Körpers vor. Insgesamt kennt man sieben Sirtuine (Sir1 bis Sir7), deren Wirkungen teilweise ähnlich, manchmal aber auch gegensätzlich sind. Ihre Aufgaben sind vielfältig: Sie helfen bei der Virusabwehr, regulieren Immunfunktionen und haben entzündungshemmende Wirkungen. Aktive Sirtuine senken offensichtlich auch das Risiko für neurodegenerative Erkrankungen wie Parkinson und Alzheimer sowie für Herz-Kreislauf- und Atemwegserkrankungen. Sie beeinflussen den Zucker- und Fettstoffwechsel und verlängern möglicherweise die gesunde Lebensspanne.

Um Sirtuine zu aktivieren, gibt es drei Möglichkeiten, die sich im Idealfall ergänzen. Eine davon ist Kalorienreduktion durch Intervallfasten oder längere Fastenkuren. Eine andere ist regelmäßige Bewegung, auch dadurch bringt man die Reparaturproteine in Schwung. Daneben gibt es aber auch bestimmte Pflanzenstoffe, die ähnliche Effekte auf die Sirtuine haben. Wenn man zwei oder drei dieser Maßnahmen kombiniert, also vorübergehend auf Nahrung verzichtet und gleichzeitig entsprechende Pflanzenstoffe zuführt oder sich regelmäßig bewegt, können sich die Effekte gegenseitig verstärken. Sirtuinaktivierende Nahrungsmittel (»Sirtfood«) und Pflanzenstoffe sind deshalb für alle interessant, die die gesundheitsfördernde Wirkung des Fastens zusätzlich unterstützen und die Autophagieprozesse intensivieren wollen.

Kaffee, Kapern, Kurkuma und Co. zur Selbstreinigung

Ihr Fastenprogramm, egal ob Intervallfasten oder Heilfasten, können Sie also sehr gut unterstützen, indem Sie über den Tag und auch während der Fastenphase sogenanntes Sirtfood essen. Darunter versteht man Lebensmittel oder Nahrungsergänzungsmittel, die sekundäre Pflanzenstoffe aus der Gruppe der Polyphenole wie Quercetin oder Resveratrol enthalten oder Polyamine wie Spermidin und Spermin. Gute Lieferanten der Fastenimitatoren sind Kaffee, Matcha-Tee, Kürbiskerne, Erdnüsse, Weizenkeime, Kurkuma, Kapern und andere Lebensmittel. Sie können dem Körper vorgaukeln, dass er gerade fastet, und die Effekte einer Fastenkur auf Zellen und Gewebe zusätzlich wirksam unterstützen.

Was hat Kaffee in einer Fastenkur zu suchen?

Beim Fasten ist Kaffee verboten? Eine wirkliche wissenschaftliche Erklärung dafür gibt es nicht. Kaffeetrinken beim Fasten ist vielen wahrscheinlich schon deshalb suspekt, weil Kaffee als Genussmittel gilt und daher nicht zu Entbehrung und Askese passt. Kaffee schmeckt und macht wach und gehört für viele zum täglichen Ritual. Beim Fasten kann es durchaus nützlich sein, sich von alten (schlechten) Gewohnheiten zu lösen. Doch Kaffee zählt nicht zu den schlechten Angewohnheiten, sondern ist nach neuen wissenschaftlichen Erkenntnissen sogar gesund (siehe Seite 71). Deshalb sollten Sie sich diesen kleinen Genussmoment während des Fastens nicht verbieten lassen.

Manche Fastenleiter sehen das Koffein als unerwünscht an, raten hingegen nicht von schwarzem oder grünem Tee ab, die ebenfalls ähnlich viel Koffein enthalten. Zudem zeigt die aktuelle Forschung, dass weder Koffein noch die anderen im Kaffee enthaltenen Substanzen schädlich sind. Ganz im Gegenteil: In den letzten Jahren haben seriöse Studien nachgewiesen, dass Kaffee ein Getränk ist, das die Gesundheit fördert und das Risiko für zahlreiche Zivilisationskrankheiten senken kann. Kaffee enthält mehr als 1000 Substanzen, von denen die meisten günstige Effekte auf die Gesundheit haben; Koffein ist wahrscheinlich noch nicht mal der wichtigste Inhaltsstoff, denn andere koffeinhaltige Getränke wie Energydrinks bieten keinen Schutz vor Lebererkrankungen oder Herz-Kreislauf-Problemen. Bedeutender scheinen die vielen Antioxidantien zu sein, die Kaffee zu einem überaus gesunden Getränk machen.

Und Kaffee aktiviert nachweislich den Autophagieprozess. Das hat ein französisches Wissenschaftlerteam festgestellt. Spätestens vier Stunden nach dem Kaffeegenuss, egal ob mit oder ohne Koffein, begann die körpereigene Müllabfuhr zu arbeiten. Die Experten vermuten, dass Polyphenole, also bestimmte Pflanzenstoffe im Kaffee, diesen Startschuss geben. Während des Fastens können Sie also gerne morgens und mittags zwei, drei Tassen Kaffee trinken. Nachmittags und abends sollten Sie aber darauf achten, dass Sie die koffeinfreie Variante nehmen, um den Schlaf nicht zu stören. Vor allem beim Intervallfasten kann es eine gute Unterstützung sein, vor der langen nächtlichen Fastenphase noch einen koffeinfreien Kaffee oder Espresso zu trinken. Wichtig: Trinken Sie den Kaffee ohne Zucker und ohne Milch – weder mit Kuh- noch mit Pflanzenmilch.

Warum wirkt schwarzer Kaffee besser?

Die Gretchenfrage für Kaffeetrinker lautet: Wie halten Sie es mit der Milch? Einen kleinen Schuss in den Kaffee, Latte-macchiato-Style oder schwarz wie die Nacht? Verschiedene Studien haben gezeigt, dass Milch die Bioverfügbarkeit der Kaffee-Polyphenole einschränkt. Wahrscheinlich sind es aber gerade diese Polyphenole, die günstige Effekte auf die Gesundheit haben und das Fasten unterstützen. Eine brasilianische Studie stellte fest, dass Milch im Kaffee oder der gleichzeitige Genuss von Milchprodukten die Aufnahme der Kaffee-Antioxidantien zwar nicht komplett verhindert, aber deutlich reduziert. Rund ein Drittel weniger kommt dann im Körper an.

Pflanzliche Milchalternativen wie Mandelmilch, Hafermilch und Co. enthalten weniger Eiweiß und blockieren deshalb die Aufnahme gesunder Kaffeewirkstoffe weniger stark, mit einem gewissen Verlust müssen Sie aber auch bei Mandelmilch, Hafermilch und Co. rechnen. Im Rahmen des Fastenprogramms sollten Sie deshalb auf Milch und Milchalternativen im Kaffee verzichten.

Kaffee unterstützt die Gewichtsreduktion

Es gibt noch mehr wissenschaftliche Erkenntnisse, die belegen, dass es sinnvoll ist, Kaffee in eine Fastenkur zu integrieren. Epidemiologische und klinische Studien weisen darauf hin, dass regelmäßiges Kaffeetrinken viele Stoffwechselerkrankungen günstig beeinflusst und sogar lebensverlängernd wirken kann. Forscher der Universität Nottingham konnten kürzlich nachweisen, dass Kaffee übergewichtige Personen beim Abnehmen unterstützt. Dafür verantwortlich ist das Koffein im Kaffee. Dieses aktiviert sogenanntes braunes Fettgewebe, das in der Lage ist, Wärme zu erzeugen und dadurch Kalorien zu verbrennen. In der Studie stieg die Temperatur der Probanden, die Kaffee getrunken hatten, im Hals- und Schlüsselbeinbereich an. Hier befinden sich bei Erwachsenen noch größere Mengen dieses braunen Fettgewebes. Tranken die Studienteilnehmer Wasser, änderte das nichts an der Thermogenese, der Wärmebildung.

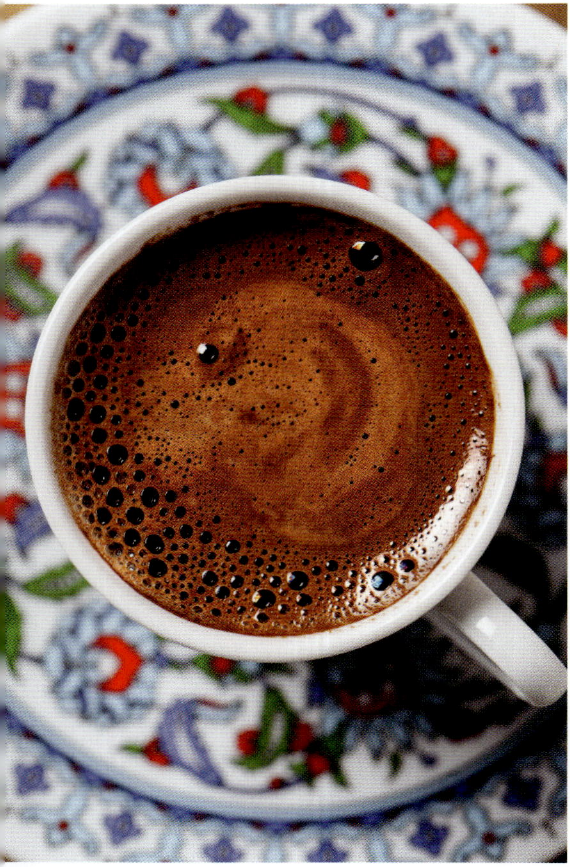

Regelmäßiger Kaffeekonsum in Maßen kann auch beim Fasten unterstützen.

Und Kaffee tut auch unserem wichtigsten Stoffwechselorgan, der Schilddrüse, gut. In einer chinesischen Untersuchung hatten die Personen mit einem moderaten Kaffeekonsum den besten Stoffwechsel, die schlechtesten Schilddrüsenwerte fand man bei Personen, die nur sehr selten oder nie Kaffee tranken. Ideal waren die Werte bei den Teilnehmern, die täglich zwei bis drei Tassen Kaffee genossen. Fasten wirkt sich insgesamt ungünstig auf den Schilddrüsenstoffwechsel aus, die Aktivität der Hormondrüse wird in der Fastenphase zurückgefahren, um Energie zu sparen. Zwei, drei Tassen des Muntermachers machen der Schilddrüse Beine und verhindern, dass unser Stoffwechsel zu faul wird.

Übrigens: Wer gern grünen Tee trinkt, muss nicht auf Kaffee verzichten. Optimal scheint es sogar zu sein, beides zu kombinieren. Eine aktuelle japanische Studie wies kürzlich nach, dass Personen, die sowohl Kaffee als auch grünen Tee tranken, ein geringeres Risiko für Typ-2-Diabetes hatten.

Nichts spricht also dagegen, dass Sie sowohl beim Heilfasten als auch beim Intervallfasten morgens mit einer Tasse Kaffee in den Tag starten, mit einer Tasse das Mittagstief überwinden oder sich beim Intervallfasten abends noch einen Espresso oder eine Tasse Kaffee (schwarz und zuckerfrei, mit oder ohne Koffein) als kleinen Genussmoment gönnen, auch wenn Sie Ihre letzte Mahlzeit um 16 oder 17 Uhr zu sich genommen haben.

Kaffee gegen die Fastenkrise

Und wer weiterhin Kaffee trinkt, dem geht es beim Fasten meistens besser. Typische Beschwerden der ersten Fastentage sind Müdigkeit, Abgeschlagenheit und Kopfschmerzen. Oft entstehen diese Beschwerden durch die abrupte Änderung des Kaffeekonsums. Wer im Alltag regelmäßig Kaffee trinkt und mit dieser Gewohnheit dann plötzlich aufhört, riskiert einige Tage dumpfe Kopfschmerzen. Koffein im Kaffee beschleunigt den Blutfluss im Gehirn und verbessert die Sauerstoffversorgung. Bleibt nun die übliche Kaffeedosis von einem auf den anderen Tag aus, dann ändert sich die Blutversorgung der grauen Zellen und es können teilweise starke Kopfschmerzen auftreten. Die Kopfschmerzen können aber auch durch den niedrigen Blutzucker ausgelöst werden oder durch zu wenig Flüssigkeitszufuhr. Deshalb ist es wichtig, darauf zu achten, mehr zu trinken als im normalen Alltag.

So gesund ist Kaffee

Kaffee ist gut fürs Gehirn: Aktuelle Studien zeigen, dass Kaffeekonsum gut fürs Gehirn ist. Wer regelmäßig Kaffee trinkt, kann sein Risiko für Alzheimer und Parkinson senken. Australische Wissenschaftler fanden heraus, dass das braune Heißgetränk tatsächlich den Abbau der geistigen Leistungsfähigkeit im Alter verzögert. Verantwortlich für diesen Effekt ist nicht das Koffein, sondern es sind Phenylindane. Dieser Wirkstoff entsteht beim Rösten der Bohnen. Je dunkler die Bohnen sind, desto mehr dieses Hirnschutzes ist im Getränk enthalten. Gut zu wissen: Auch koffeinfreier Kaffee hat diese Effekte.

Kaffee hilft gegen Arterienverkalkung: Vor allem ein moderater Kaffeekonsum von drei bis fünf Tassen pro Tag scheint optimal zu sein. Wahrscheinlich profitieren die Gefäße gleich von mehreren Kaffeeeffekten: Kaffee enthält nicht unerhebliche Mengen an Antioxidantien, die Zellen vor Schäden schützen können. Das betrifft auch Zellen im Herz und in den Gefäßen. Die Tatsache, dass Kaffee das Risiko für Zuckerkrankheit senkt, kann ebenfalls zur Gefäßgesundheit beitragen. Wer unter hohem Blutdruck leidet, sollte sich allerdings langsam an koffeinhaltigen Kaffee gewöhnen, da Kaffee vorübergehend zu einem Blutdruckanstieg führen kann. Meistens normalisieren sich die Werte aber nach etwa einem Monat. Alternativ kann man viele gesundheitsfördernde Effekte auch mit koffeinfreiem Kaffee erzielen.

Kaffee ist gut für die Darmbakterien: Die im Kaffee enthaltenen Pflanzenstoffe (Polyphenole) fördern ein gesundes Mikrobiom. Wissenschaftler der Universität Groningen, Niederlande, stellten fest, dass Kaffee die Vielfalt der Darmbakterien erhöht und somit das Mikrobiom gesünder machen kann. In einer Studie stimulierte vor allem Kaffeesäure

(Chlorogensäure) die Darmflora besonders gut und führte zu einem starken Wachstum gesunder Bakterien. Kaffee der Art »Robusta« enthält rund zehn Prozent Chlorogensäure. Arabica-Bohnen, die als magenverträglicher gelten, haben drei bis sechs Prozent Chlorogensäure. **Kaffee schützt die Leber:** Unsere Leber ist ein wichtiges Verdauungs- und Entgiftungsorgan, das Medikamente, Nahrungsmittelbestandteile, Vitamine und Umweltstoffe abbauen, umbauen oder speichern kann und auch eng mit dem Fett- und Zuckerstoffwechsel verbunden ist. Fasten oder Kalorienreduktion entlasten die Leber. Regelmäßiger Kaffeegenuss wirkt sich günstig auf die Leberwerte aus und reduziert sogar das Risiko für Leberverfettung. Studien zeigen, dass zum Leberschutz täglich mindestens zwei Tassen getrunken werden sollten, drei oder vier Tassen wirken noch besser. Kaffee enthält Substanzen, die sogar vor Leberkrebs und Leberzirrhose schützen können. »Der Konsum von mehr als zwei Tassen Kaffee pro Tag schützt vor dem Fortschreiten fast aller Formen von Lebererkrankungen«, fassen die indischen Wissenschaftler Manav Wadhawan und Anil C. Anand die Ergebnisse ihrer Studien in der Fachzeitschrift *Journal of Clinical and Experimental Hepatology* zusammen.

Resveratrol – Fastenhelfer im Rotwein

Resveratrol ist eine weitere spannende Substanz, die in der Lage ist, dem Körper vorzugaukeln, dass er gerade fastet. Sie zählt zu den sogenannten sekundären Pflanzenstoffen, die in dunklen Weintrauben (vor allem in der Schale), Traubensaft, Rotwein, Himbeeren, Maulbeeren, Pflaumen und Erdnüssen vorkommen. Resveratrol scheint durch die Aktivierung der Sirtuine die Ausreifung von Fettzellen zu verhindern und das Absterben (Apoptose) von Fettgewebe zu fördern. In Studien hatten Nahrungsergänzungsmittel mit Resveratrol (z. B. 150 Milligramm pro Tag) tatsächlich nach 30 Tagen nachweisbare Effekte auf Bauchfett und Blutwerte sowie auf den Blutdruck. Rotwein liefert davon übrigens besonders viel. Während eines Fasten- oder Gewichtsreduktionsprogramms ist aber Alkohol eher kontraproduktiv, deshalb sollten Sie Rotwein besser meiden und lieber auf andere Resveratrollieferanten zurückgreifen. Rotwein liefert mit dem Alkohol nämlich viele Kalorien, die direkt in die Fettzellen durchgewunken werden, und selbst kleine Mengen Alkohol verhindern die Freisetzung von Fetten aus den Fettzellen. Auch auf die oben erwähnten resveratrolhaltigen Beeren und Früchte sollte man während des Fastens besser verzichten, denn sie sind relativ zuckerhaltig und unterbrechen dadurch den Fastenprozess. Wenn Sie Resveratrol über Nahrungsmittel zuführen wollen, dann sollten Sie Erdnüsse mit Schale kaufen, denn das rote Häutchen um die Nuss liefert besonders viel von diesem Fastenimitator. Da Erdnüsse aber recht kalorienreich sind, sollte es bei einem kleinen Erdnusssnack bleiben, dessen Energie im Idealfall durch Bewegung wieder verbrannt wird. Wer völlig auf Nahrung verzichten möchte, kann auf entsprechende Nahrungsergänzungsmittel zurückgreifen.

Spermidin verlängert die gesunde Lebenszeit

Spermidin ist ebenfalls ein Fastenimitator, ein wichtiger Förderer der Autophagieprozesse und hat zahlreiche günstige Effekte auf die Zellgesundheit, die Lebenserwartung und die geistige Leistungsfähigkeit. Spermidin wurde, wie der Name vermuten lässt, zunächst in menschlichen Spermien nachgewiesen, ist aber auch in zahlreichen Nahrungsmitteln enthalten. Wer viel davon im Blut und in den Zellen hat, verlängert damit nachweislich seine gesunde Lebensspanne. Das konnte kürzlich ein großes internationales Forscherteam, geleitet von Medizinern der Uni Innsbruck, erstmals auch für den Menschen nachweisen. Über 800 Probanden wurden 20 Jahre lang regelmäßig zu ihren Ernährungsgewohnheiten befragt. Diejenigen, die täglich rund 12 Milligramm Spermidin zu sich nahmen, konnten dadurch ihre gesunde Lebensspanne erheblich steigern und das Risiko für Herz-Kreislauf-Erkrankungen senken. Sie lebten, verglichen mit den Studienteilnehmern, die sich spermidinarm ernährten, sogar rund fünf Jahre länger. Die Effekte, die Spermidin auf den Organismus und die Zellen hat, sind vergleichbar mit dem Selbstreinigungsprozess der Zellen, der sich auch bei längerem Fasten einstellt.

Im Laufe des Lebens sinkt jedoch die körpereigene Spermidinproduktion. Dann wird es umso wichtiger, sich auf anderem Wege mit dem Anti-Aging-Wirkstoff zu versorgen. Wie gut, dass wir diesen tollen Stoff auch mit der Nahrung aufnehmen können. Besonders spermidinreiche Lebensmittel sind Weizenkeime, die 24 Milligramm Spermidin pro 100 Gramm liefern. Die gleiche Menge gereiften Cheddarkäses oder getrockneter Sojabohnen enthält rund 20 Milligramm. Beachtliche Spermidinmengen liefern auch Kürbiskerne (10 Milligramm), Pilze (9 Milligramm), Nüsse (2 bis 7 Milligramm), Erbsen, Reiskleie (jeweils 5 Milligramm), Rinderhackfleisch (4 Milligramm), Brokkoli, Blumenkohl, Mango, Mais, Kichererbsen (jeweils etwa 3 Milligramm), Äpfel und Vollkornbrot (jeweils 2 Milligramm).

Wer regelmäßig Hülsenfrüchte, Nüsse und Pilze isst und sich morgens Weizenkeime übers Müsli streut, erreicht ohne Probleme eine ausreichende Dosis dieses Fastenimitators.

Das Darmbiom hilft mit

Einige darmeigene Bakterienstämme und auch Bakterien aus probiotischen Nahrungsergänzungsmitteln sind ebenfalls in der Lage, nennenswerte Mengen Spermidin und anderer Polyamine – die allesamt den wichtigen Autophagieprozess anstoßen können – zu produzieren. So ließ sich die Spermidinproduktion im Darm durch das Probiotikum Bifidobacterium animalis subsp. lactis messbar erhöhen. Und das war nicht nur verbunden mit einer Verbesserung der Darmgesundheit, sondern verlängerte bei Tier und Mensch auch die Lebensdauer und verbesserte die Lebensqualität messbar. Ebenso können Milchsäurebakterien (Laktobazillen), Bacteroides thetaiotaomicron und Fusobakterien große Mengen dieser gesunden Substanzen produzieren. Besonders gut ist die Ausbeute, wenn wir die Darmbakterien mit Präbiotika wie Pektin, Inulin oder Guarkernmehl versorgen.

Grüner Tee bekämpft Krebszellen gezielt

Auch grüner Tee ist ein ideales Fastengetränk, denn er ist kalorienfrei, man kann ihn mit und ohne Koffein trinken und er regt ebenfalls Autophagieprozesse an. Der Hauptwirkstoff des grünen Tees ist das Polyphenol Epigallocatechingallat, kurz EGCG. Das Spannende beim grünen Tee ist die unterschiedliche Wirkung von EGCG auf gesunde Zellen und auf Krebszellen bzw. Krebsvorstufen. Ein amerikanisches Forscherteam fand heraus, dass EGCG die Schutzmechanismen gesunder Zellen und Gewebe stärkt, sie vor den Angriffen freier Radikale schützt und dadurch resistenter gegen oxidativen Stress macht. Gleichzeitig werden auch Langlebigkeitsenzyme wie das Sirtuin Sir3 in den Zellen aktiver.

Bei Krebszellen wirkt grüner Tee hingegen völlig anders und verstärkt sogar noch die Wirkung der freien Radikale: In veränderten Geweben erzeugt grüner Tee starken oxidativen Stress, der die Kraftwerke (Mitochondrien) der entarteten Zellen zerstört, Autophagieprozesse ankurbelt und die Zellen dadurch tötet. Oxidativer Stress wird durch aggressive Moleküle, die freien Radikale, ausgelöst und beschädigt die Zellen. Auch auf Sir3-Enzyme der Krebszellen wirkt grüner Tee, aber wiederum gegensätzlich zu den Effekten in gesunden Zellen, wie Wissenschaftler der Abteilung für Ernährungswissenschaften der Pennsylvania State University herausgefunden haben. Sie stellten fest, dass der Grünteewirkstoff EGCG in den Zellkraftwerken der Krebszellen die Aktivität des Reparatur-Enzyms Sirtuin 3 verringert, wodurch den entarteten Zellen die

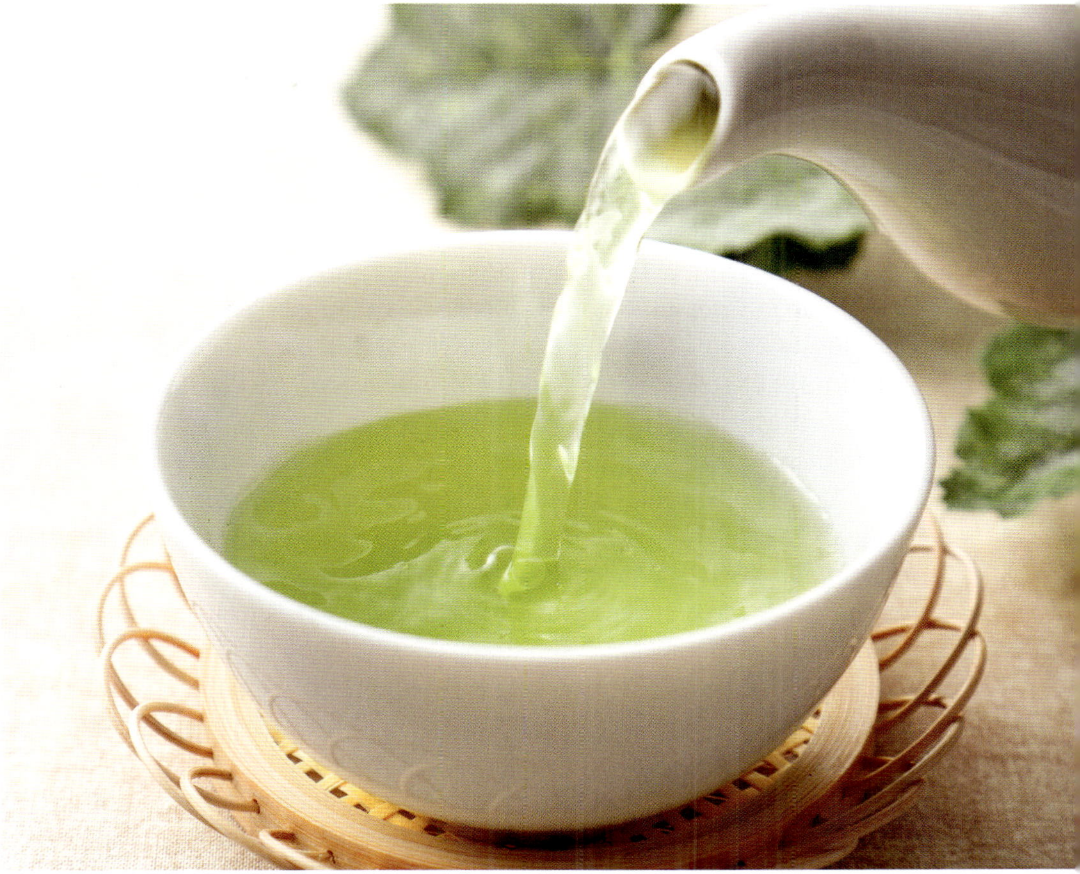

Der Genuss von grünem Tee kann viele gesundheitsförderliche Effekte haben.

Energie ausgeht, sie geschwächt werden und letztendlich absterben. In Bezug auf die Bekämpfung von Krebszellen verstärken sich grüner Tee und Fastenzeiten gegenseitig, denn auch Fasten ist in der Lage, das Überleben und das Wachstum von Krebszellen einzuschränken. Es ist deshalb ideal, das Fasten durch einige Tassen grünen Tee zu unterstützen.

Grüner Tee – das sollten Sie beachten

- Grüner Tee enthält ähnlich viel Koffein wie Kaffee. Wem Koffein schlaflose Nächte bereitet, der sollte grünen Tee deshalb vor allem morgens trinken. Es gibt aber auch entkoffeinierten grünen Tee, der abends genossen werden kann. Dieser enthält allerdings nur halb so viel des Grünteewirkstoffs EGCG, dafür kann man aber bedenkenlos auch etwas mehr davon trinken.
- Achten Sie auf Bioqualität. Die Pestizidbelastung bei grünem Tee kann relativ hoch sein, wenn er nicht biologisch angebaut wurde.
- Lassen Sie grünen Tee länger ziehen als auf der Packung angegeben. Je länger der Tee mit dem heißen Wasser Kontakt hat, desto mehr des Grünteewirkstoffs EGCG landet in der Tasse. Nach zehn Minuten ist der größte Teil dieser Polyphenole extrahiert.
- Mischen Sie grünen Tee, wenn Sie den Geschmack nicht mögen. Kombinieren Sie ihn mit anderen Teesorten, die Ihnen gut schmecken, wie (aromatisierte) Rooibos-, Früchte- oder Kräutertees. Sie können auch ein paar Pfefferminzblätter oder Ingwerscheiben zugeben, um den Tee geschmacklich zu optimieren.
- Sollte man grünen Tee zum Essen, nach dem Essen oder nüchtern trinken oder ist das völlig egal? Egal ist es offensichtlich nicht, aber es hängt davon ab, was Sie erreichen möchten. Wenn Sie möglichst viele Grünteepolyphenole in den Körper schleusen möchten, dann sollten Sie grünen Tee nüchtern und nicht zu den Mahlzeiten trinken. Omega-3-Fettsäuren und Vitamin C verbessern zusätzlich die Aufnahme der Grünteewirkstoffe in den Körper. Allerdings bekommen empfindliche Personen manchmal Bauchbeschwerden, wenn der Grüntee auf den leeren Magen trifft (siehe auch den nächsten Punkt). Aus Fastensicht gibt es aber auch Argumente, den Tee zum Essen zu trinken. Beim Fasten ist es wichtig, dass der Blutzuckerspiegel möglichst niedrig ist. Japanische Wissenschaftler konnten feststellen, dass grüner Tee, der zum oder nach dem Abendessen genossen wird, den Blutzucker stärker senkt, als wenn die Versuchsteilnehmer ihn nach dem Frühstück tranken.

- Bevor man größere Mengen grünen Tee während des Fastens trinkt, sollte man die Verträglichkeit prüfen. Zu oder nach einer Mahlzeit getrunken, wird grüner Tee in der Regel gut vertragen. Wenn Sie aber eher empfindlich reagieren, kann es sein, dass grüner Tee, nüchtern getrunken, den Magen reizt und vorübergehend Bauchschmerzen oder auch etwas Übelkeit verursacht.

Fastenimitatoren aus der Vorratskammer

Folgende Nahrungsmittel gelten als »Fastenimitatoren«, sie aktivieren Selbstreinigungsprozesse und Langlebigkeitsenzyme (Sirtuine).

Nahrungsmittel:
Walnüsse, dunkle Schokolade (mindestens 80 Prozent oder mehr Kakaoanteil), Kurkuma, grüner Tee, Weizenkeime, Buchweizen, Erdnüsse mit der dünnen, rotbraunen Schale, Zwiebeln (die äußeren Schichten), Heidelbeeren, natives Olivenöl, Rotwein, Chili, Kaffee, Espresso, Kapern, Liebstöckel, Brokkoli, Soja, Petersilie

Nahrungsergänzungsmittel:
Grünteeextrakt, Spermidin, Quercetin, Kaempferol, Apigenin, Luteolin, Resveratrol, Kurkuma, Genistein

Lebensstil, der die Zellerneuerung fördert:
Fasten, Kalorienreduktion, Kälte, Bewegung

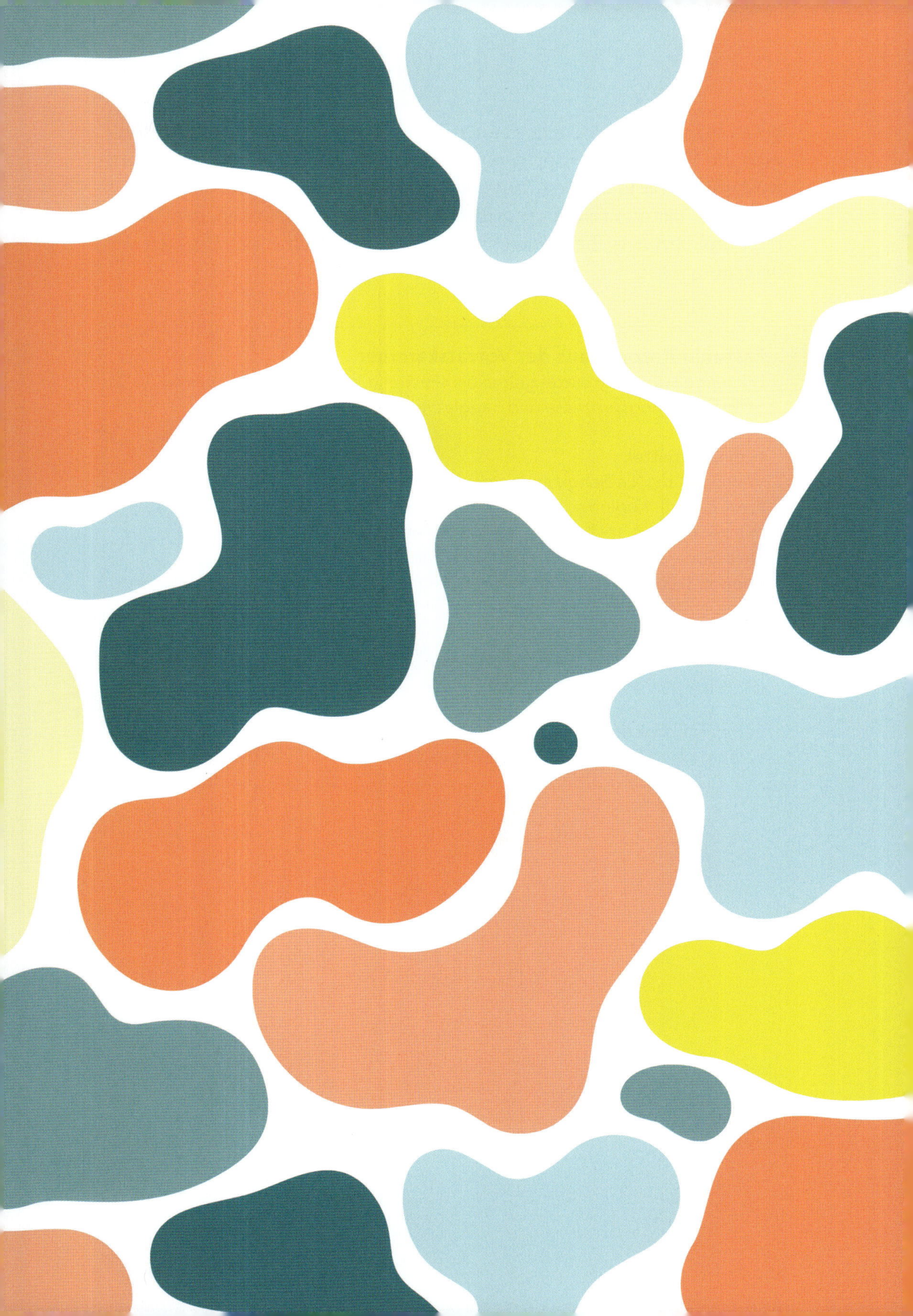

Kapitel

5

SO UNTERSTÜTZT DAS MIKROBIOM IHRE FASTENKUR

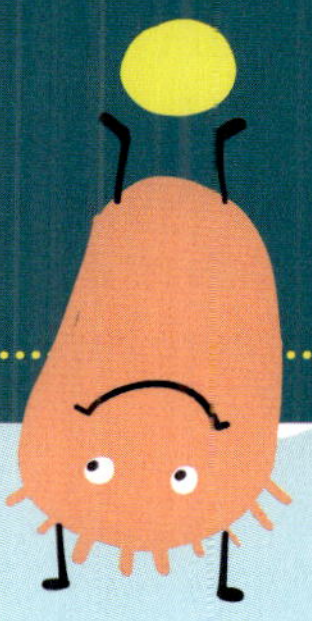

Schlank mit Darm – Mikrobiom und Körpergewicht

Ihr Mikrobiom ist einer Ihrer engsten Verbündeten, wenn es um Fasten, Abnehmen und Halten des neuen Gewichts geht. Aus diesem Grund wird ihm beim »Mikrobiomfasten nach Axt-Gadermann« auch besonders viel Aufmerksamkeit zuteil. Unter dem Mikrobiom versteht man die Gesamtheit der Bakterien, Viren und Pilze im Darm, wobei Bakterien die größte Gruppe der Mikroorganismen darstellen. Vor allem die 100 Billionen Bakterien regulieren Stoffwechselprozesse, beeinflussen die Kalorienausnutzung, den Blutzuckerspiegel und können auch Entzündungen, die ebenfalls Einfluss auf Gewicht und Gesundheit haben, anfachen oder bekämpfen. Kurz gesagt: Ein gesundes Mikrobiom sorgt für einen gesunden Stoffwechsel. Deshalb ist es wichtig, dass Sie sich beim und nach dem Fasten sehr gut um die Mikroorganismen im Darm kümmern. Leider wird das Mikrobiom bei vielen klassischen Fastenkuren aber nicht nur außer Acht gelassen, sondern durch verschiedene Maßnahmen sogar stark beschädigt. Dazu gleich mehr.

Warum hat sich das Mikrobiom in den vergangenen Jahren zu einem so bedeutenden Thema entwickelt, sowohl für die Wissenschaft als auch für Laien, die ihre Gesundheit verbessern möchten? Als 2014 mein Buch *Schlank mit Darm* erschien, begann man sich in der Öffentlichkeit gerade erst für das Mikrobiom zu interessieren. Das wissenschaftliche Interesse am Mikrobiom wurde ein paar Jahre zuvor geweckt. Ab Anfang der 2000er-Jahre waren neue Analysemethoden verfügbar, mit denen sich erstmals die Gesamtheit aller Mikroorganismen im Darm oder auch auf der Haut oder den Schleimhäuten analysieren ließ. Mit den bis dahin verwendeten Verfahren, bei denen Mikroben mühsam auf Nährböden angezüchtet werden mussten, konnte man nicht mal zehn Prozent der Bakterien nachweisen. Die wichtigsten Informationen zur Zusammensetzung des Mikrobioms und der gesundheitsfördernden oder krank machenden Auswirkungen für unseren Körper lagen im Dunkeln.

Nach inzwischen mehr als zwei Jahrzehnten Forschung und weit über 100 000 Studien und wissenschaftlichen Publikationen können Experten die immense Bedeutung des Mikrobioms besser einschätzen und wissen, dass die Mikroorganismen in unserem Darm eine wichtige Schaltstelle für unsere Gesamtgesundheit darstellen. Bakterien beeinflussen das Risiko für Herzerkrankungen, Depressionen, Allergien, Autoimmunprozesse, Demenz und Parkinson und zahlreiche weitere Krankheiten. Sie haben Auswirkungen auf unsere körperliche und geistige Leistungsfähigkeit, ebenso auf Alterungsprozesse. Ist das Mikrobiom in seiner Zusammensetzung verändert und geschädigt – man spricht dann von einer »Dysbiose« –, dann steigt das Risiko für Übergewicht, Arterienverkalkung, Zuckerkrankheit und Bluthochdruck deutlich an.

Das Mikrobiom lässt sich auf ganz unterschiedliche Art und Weise verbessern, stärken und in eine gesundheitsfördernde Richtung bringen. Fasten stellt eine solche Maßnahme dar. Wie Sie mikrobiomfreundlich fasten, was Sie dabei beachten sollten – aber auch, was Sie falsch machen können –, das erkläre ich Ihnen gleich. Zunächst einmal werfen wir aber einen Blick auf die aktuelle Mikrobiomforschung und wie Sie diese Erkenntnisse für Ihr persönliches Gewichts- und Fastenmanagement nutzen können.

Gute Futterverwerter durch bestimmte Keime

Mitte der 2000er-Jahre kam erstmals der Verdacht auf, dass es – neben weniger essen und mehr bewegen – noch weitere Einflussfaktoren geben muss, die an unserer Gewichtsschraube drehen. Amerikanische Forscher stellten damals fest, dass Mäuse ohne Darmbakterien magerer waren und weniger Körperfett aufwiesen als Mäuse, die ein herkömmliches Mikrobiom besaßen. Wurden die keimfreien Nager nun mit normalen Darmbakterien besiedelt, nahmen sie innerhalb kürzester Zeit deutlich an Gewicht zu, der Körperfettwert stieg ebenso wie der Blutzuckerspiegel. Das Erstaunliche: Die Mäuse fraßen nicht mehr – tatsächlich fraßen sie sogar weniger. Offensichtlich nutzen Mäuse mit Darmbakterien ihre Körnerkalorien besser aus als die ohne Bakterien im Darm.

Kommt Ihnen das eventuell auch bekannt vor? Nicht nur bei Mäusen, auch bei Menschen gibt es offensichtlich solche, die bessere »Futterverwerter« sind. Denen es schwerfällt, ihr Gewicht zu halten, obwohl sie immer wieder behaupten, sie würden doch gar nicht mehr essen als andere. Dass das keine faule Ausrede für mangelnde Selbstbeherrschung sein muss, sondern dass Übergewicht tatsächlich in einer veränderten Darmflora begründet sein kann, belegt die aktuelle Mikrobiomforschung.

US-amerikanische Wissenschaftler um den Biologen Jeffrey Gordon wiesen nach, dass es tatsächlich deutliche Unterschiede in der Zusammensetzung der Darmflora zwischen guten und schlechten »Futterverwertern« gibt. Vergleiche der Darmflora von fettleibigen Mäusen und ihren mageren Geschwistern sowie von adipösen und schlanken menschlichen Probanden belegen, dass bei Adipositas unter anderem das Verhältnis der beiden dominierenden Bakterienstämme Bacteroidetes und Firmicutes in Schieflage geraten ist. Außerdem weisen Menschen mit Gewichtsproblemen meistens eine zu geringe Artenvielfalt (Diversität) der Darmflora auf, das heißt, die Zusammensetzung der Bakteriengemeinschaft ist eintönig und es fehlen zahlreiche gewichtsregulierende Bakterien oder diese sind unterrepräsentiert. Bei vielen Übergewichtigen besteht ein Mangel an Bifidobakterien im Darm und auch Keime mit so schönen Namen wie »Faecalibacterium prausnitzii« oder »Akkermansia muciniphila« fehlen. Wer hingegen viele dieser beiden letztgenannten Bakterienstämme im Darm hat, kann sich glücklich schätzen. Aktuelle Studien konnten Verbindungen herstellen zwischen einer hohen Zahl dieser Bakterien und einem geringen Körpergewicht, einem niedrigeren Körperfettanteil, einem geringeren Risiko für Zuckerkrankheit und für das Metabolische Syndrom.

Die »dick machende« Darmflora lässt sich sogar übertragen. Erhielten schlanke Mäuse mittels Kotpellets das Mikrobiom übergewichtiger Mäuse, legten die vormals dünnen Tiere innerhalb kürzester Zeit – trotz gleichen Futters – deutlich an Gewicht zu. Der Mikrobiom- und Gewichtstransfer funktioniert sogar zwischen unterschiedlichen Spezies. Übertrug man Darmkeime menschlicher Zwillingspaare, von denen einer schlank war und der andere zu Übergewicht neigte, auf zwei Gruppen schlanker Mäuse, dann wurden die Tiere mit dem »dick machenden« Mikrobiom rasch adipös, die anderen futterten die gleiche Menge Körner und blieben dennoch rank und schlank.

Darmflora als Schaltstelle für Fettdepots und Entzündungen

Offensichtlich ist der Mikrobenmix im Darm zumindest teilweise dafür verantwortlich, wie gut oder schlecht wir unser Essen ausnutzen. Die Darmflora gilt mittlerweile als wichtige Schaltstelle für Energiegewinnung, Stoffwechsel und Bildung von Fettdepots, aber auch für Entzündungen. Vor allem die Gruppe der Firmicutes-Bakterien kann selbst aus unverdaulichen Nahrungsbestandteilen noch beträchtliche Mengen an Energie rausholen. Man könnte sie deshalb auch als »Moppelbakterien« bezeichnen. Inzwischen weiß man, dass die Darmflora bei Übergewichtigen viele Enzyme produzieren kann, die für den Menschen eigentlich unverdauliche Polysaccharide abbauen und uns auf diese Weise »helfen«, aus wenig Nahrung viel Energie zu gewinnen. In Zeiten von Hungersnöten und Missernten ein klarer Überlebensvorteil – heute aber eher unerwünscht und ein möglicher Grund für die Entstehung von Übergewicht. Steigt die Zahl der Firmicutes an, dann werden mehr Kohlenhydrate und somit mehr Kalorien von der Darmschleimhaut resorbiert. Überschüssige Energie wird dann an die Leber abgegeben und schließlich in Fett umgewandelt und an Bauch, Po und Hüften abgelagert. Nimmt die Zahl dieser »Moppelbakterien« nur um 20 Prozent zu, dann werden Tag für Tag etwa 150 Kalorien zusätzlich in den Körper aufgenommen. Das hört sich zunächst nicht nach viel an, summiert sich aber im Laufe eines Jahres auf rund acht zusätzliche Kilos!

Doch diese Firmicutes fördern nicht nur im Darm die Kalorienausnutzung. Studien konnten zeigen, dass man sie auch im Fettgewebe adipöser Personen finden kann. Während Adipositas-Operationen entnahmen Chirurgen bei 75 übergewichtigen Patienten Proben und fanden tatsächlich beträchtliche Mengen »Moppelbakterien« im Fettgewebe. Diese gelangen durch eine durchlässige Darmbarriere in den Blutkreislauf, besiedeln Hüftspeck und Bauchröllchen und fachen dort Entzündungen an. Diese Entzündungsprozesse verschlechtern den Gesundheitszustand und fördern eine weitere Gewichtszunahme, denn sie begünstigen die Bildung von Fettdepots. Das zeigt einmal mehr, wie wichtig es ist, den Zustand des Mikrobioms zu verbessern.

Wie man das Mikrobiom in einem guten Zustand erhält, darüber habe ich ausführlich in meinen Büchern berichtet. Eine kurze Zusammenfassung finden Sie ab Seite 93. Doch in diesem Buch steht das Fasten im Fokus und deshalb ist es besonders interessant, den Einfluss unterschiedlicher Fastenformen auf den Zustand des Mikrobioms mal besser zu beleuchten.

Mikrobiom und Fasten – ziemlich gute Freunde

Welche Auswirkungen Nahrungsverzicht auf Mikrobiom und Darmgesundheit hat, beginnen wir gerade erst zu verstehen. Man weiß schon länger, dass das, was wir essen, unser Mikrobiom beeinflusst. Noch nicht so gut untersucht ist, wie Nichtessen, also das Fasten, sich auf die Darmbakterien auswirkt. Inzwischen gibt es immerhin einige Tierstudien, in denen unterschiedliche Fastenregime getestet wurden, und auch Untersuchungen mit menschlichen Probanden belegen, dass Fasten das Mikrobiom sehr deutlich verändert. Die Ergebnisse der meisten Studien zeigen, dass sich Phasen ohne Nahrung sehr positiv auf die Vielfalt und Zusammensetzung des Darmmikrobioms auswirken. In welche Richtung das Mikrobiom tendiert, scheint vor allem von der Art des Fastens – also Heilfasten mit und ohne Abführen oder Intervallfasten – abhängig zu sein und auch davon, was beim Intervallfasten im »Essfenster« gegessen wird.

Gut untersucht ist, dass jede Art der Ernährungsumstellung auch die Zusammensetzung der Darmflora verändert – je nach Essgewohnheiten eher zum Guten oder zum Schlechten. Intervallfasten stellt eine solche Veränderung der Essgewohnheiten dar. Viele Studien zeigen, dass durch das intermittierende Fasten das Wachstum nützlicher Bakterien gefördert, der Artenreichtum im Ökosystem Darm erhöht und die Menge unerwünschter Bakterien

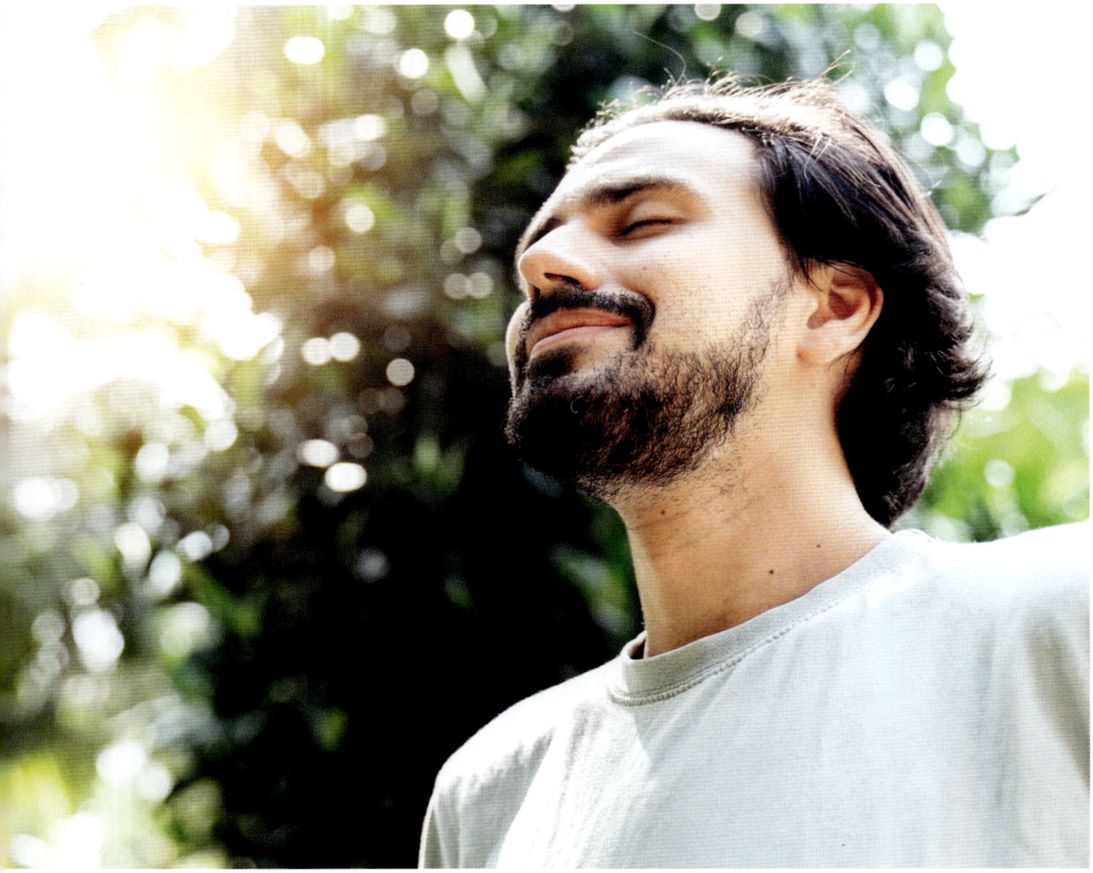

Fasten kann das Wohlbefinden merklich steigern, wenn man auf bestimmte Dinge achtet.

reduziert werden kann. Unter anderem scheint die Zahl nützlicher Bakterien wie Bifidobakterien und Laktobazillen anzusteigen, und oft sorgt Intervallfasten auch für höhere Spiegel wichtiger kurzkettiger Fettsäuren wie Butyrat. Butyrat (Buttersäure) ist ein wichtiger Metabolit – also ein für den Stoffwechsel notwendiges Zwischenprodukt – des Darmmikrobioms mit vielen positiven Auswirkungen auf die Stoffwechselgesundheit. Butyrat wirkt entzündungshemmend, ist notwendig für eine funktionierende Darmbarriere und besitzt eine nachgewiesene »Anti-Adipositas-Wirkung«. Der wichtigste Butyratproduzent im Darm ist Faecalibacterium prausnitzii. Bei übergewichtigen Personen ist die Zahl dieses Bakteriums im Darm jedoch oft zu niedrig. Fasten kann eine Möglichkeit darstellen, die Butyratspiegel wieder anzuheben und den Zustand des Mikrobioms zu optimieren.

Auch zahlreiche Stoffwechselparameter wie Blutzucker- und Entzündungswerte, Blutfette und Sättigungshormone verbessern sich während des Fastens, zudem werden Selbstreinigungsprozesse angekurbelt. Allerdings gibt es auch widersprüchliche Entdeckungen, die möglicherweise mit dem zusammenhängen, was beim Intervallfasten während der täglichen Essperioden verzehrt wird.

Die Ernährung beim Intervallfasten

Beim Intervallfasten beeinflusst nämlich nicht nur die Zeit ohne Essen die Zusammensetzung der Darmflora, sondern auch das, was in dem mehr oder weniger schmalen »Essfenster« gegessen wird. Das legt zumindest eine türkische Studie nahe. Wissenschaftler der Universität Istanbul untersuchten die Auswirkungen des Ramadan-Fastens auf die Darmbakterien. Während des Ramadans verzichten gläubige Muslime von Sonnenaufgang bis Sonnenuntergang auf Nahrung und Getränke. Die Forscher konnten nachweisen, dass durch diese Art des Intervallfastens die Zahl der »Moppelbakterien« Firmicutes deutlich zurückging. Allerdings stiegen gleichzeitig die Werte für einige Entzündungsbakterien an. Möglicherweise liegt das daran, dass sich die bevorzugten Nahrungsmittel im Ramadan von den Ernährungsgewohnheiten außerhalb der Fastenzeit unterscheiden. Das Forscherteam konnte nachweisen, dass nach Sonnenuntergang, wenn im Ramadan wieder gegessen werden darf, mehr ungesunde und kohlenhydrathaltige Lebensmittel wie arabische Süßigkeiten, Kuchen, Trockenfrüchte, Gebäck und gesüßte Getränke verzehrt werden als im Rest des Jahres.

Das Ramadan-Intervallfasten wurde auch von einem koreanischen Forscherteam untersucht. Dabei wurde nicht nur die Zusammensetzung der Mikroorganismen im Darm, sondern auch die Menge der gebildeten kurzkettigen Fettsäuren bestimmt. Zu den kurzkettigen Fettsäuren zählen Buttersäure (Butyrat), Essigsäure (Acetat) und Propionsäure (Propionat). Diese entstehen im Darm durch den bakteriellen Abbau sogenannter Präbiotika. Präbiotika sind pflanzliche Ballaststoffe, die wir Menschen nicht verdauen können. Sie gelangen deshalb unverändert in den Dickdarm und stehen als »Bakterienfutter« zur Verfügung. Die Mikroorganismen wandeln sie dann in diese wertvollen Fettsäuren um. Besonders wichtig für den Darm ist das bereits erwähnte Butyrat, denn Buttersäure ist eine wichtige Energiequelle für unsere Darmzellen. Mehr als 70 Prozent der Energie, die die Darmschleimhaut benötigt, gewinnt sie aus Fettsäuren, vor allem aus besagtem Butyrat. Ohne Butyrat würden die Darmzellen verkümmern, deshalb sind die Buttersäure produzierenden Bakterien enorm wichtig für eine stabile Darmbarriere. Doch die Butyratproduzenten tun noch viel mehr für unsere Gesundheit. Sie kontrollieren wichtige Prozesse des Immunsystems und verhindern dadurch chronische Entzündungen sowohl im Darm als auch im übrigen Körper. Ein Mikrobiom, das ausreichend Butyrat bildet und auch genügend Bakterien beherbergt, die das können, ist eine Grundvoraussetzung für unsere Gesundheit. Ballaststoffe sind die notwendigen Ausgangsstoffe für die Butyratbildung – und die fehlen natürlich beim Fasten.

Die koreanischen Wissenschaftler stellten nun fest, dass durch das Ramadan-Fasten zwar die wichtige mikrobielle Vielfalt im Darm zunahm, gleichzeitig aber auch die Menge nützlicher Bakterien und vor allem die Spiegel der kurzkettigen Fettsäuren abnahmen. Das Forscherteam schließt daraus, dass die Ernährung während des Ramadans möglicherweise nicht genügend Nährstoffe und vor allem zu wenig Ballaststoffe liefert, um die Produktion wichtiger Fettsäuren anzukurbeln. Ohne ausreichend Ballaststoffe sind die Butyrat produzierenden Mikroorganismen nämlich aufgeschmissen. Ihnen fehlt der Grundstoff, um diese wichtige Fettsäure zu produzieren.

Aus den beiden Studien zum Ramadan-Fasten kann man Folgendes schließen: Eine längere Zeit ohne Nahrung unterstützt das Mikrobiom bei seiner Regeneration. Aber es kommt auch darauf an, dass in der Phase, in der Mahlzeiten verzehrt werden, das Richtige auf den Tisch kommt, um Mensch und Mikroben bei Laune zu halten. Aus Süßigkeiten, Kuchen und Gebäck können die Mikroorganismen keine kurzkettigen Fettsäuren bilden. Die Mahlzeiten sollten deshalb ballaststoffreich und ausgewogen sein. Eine zusätzliche Möglichkeit könnte auch die Zufuhr von Pulver oder Kapseln mit den benötigten präbiotischen Ballaststoffen während des Fastenintervalls sein. Wer Ramadan- oder intervallfastet, könnte diese dann zumindest während des Essens zuführen, alle anderen sollten während längerer Fastenperioden verstärkt auf dieses weitgehend kalorienfreie Bakterienfutter zurückgreifen. Präbiotische Ballaststoffe sind unverdaulich und stören deshalb nicht den Hungerstoffwechsel.

Darmreinigung? Auf gar keinen Fall!

Fasten, wenn man es richtig macht, unterstützt die Gesundheit des Mikrobioms ganz hervorragend. Gut untersucht ist vor allem der Einfluss des Intervallfastens auf die Bakterien im Darm und die Stoffwechselgesundheit. Doch wie steht es mit den begleitenden Maßnahmen bei etablierten Heilfastenkuren? An dieser Stelle möchte ich eine Warnung aussprechen, denn viele bekannte Fastenkuren beginnen mit einer sogenannten Darmreinigung, also beispielsweise dem Abführen mit Glaubersalz, Einläufen oder einer Colon-Hydro-Therapie. Entgegen oft gehörter Behauptungen reduziert Abführen das Hungergefühl nicht und beschleunigt auch nicht die Entgiftung! Es gibt keine wissenschaftliche Studie, die zeigt, dass sich durch Fasten mit Darmreinigung bessere Effekte für Gesundheit und Mikrobiom erzielen lassen als durch Fasten OHNE Abführen. Die Darmentleerung hat lediglich psychologische Effekte. Wer regelmäßig Heilfastenkuren bucht, kennt es nicht anders und hinterfragt diese Maßnahme nicht. Nach der Abführprozedur zeigt sich auf der Waage bereits einen Tag später ein Gewichtsverlust, der allerdings lediglich auf einer Austrocknung des Körpers durch Flüssigkeitsverlust beruht. Aus gesundheitlicher Sicht ist jede Form der Darmreinigung schlecht für unser Mikrobiom und begünstigt Dysbiosen, also Störungen und Chaos in der Zusammensetzung der Darmflora.

Die Empfehlung zur Darmreinigung zeugt von einem mangelnden Verständnis der Vorgänge im Darm. Studien belegen, dass fastenbegleitende Darmreinigungen den langfristigen Erfolg von Heilfastenkuren sogar zunichtemachen können. Eine Darmreinigung sorgt NICHT für »Entgiftung«, stärkt NICHT das Immunsystem und verbessert auch NICHT den Fastenerfolg. Es ist auch nicht richtig, dass Stuhlreste im Darm zu faulen oder zu gären beginnen, wenn sie vor dem Nahrungsverzicht nicht entfernt werden. Fasten funktioniert auch ohne Darmreinigung. Unsere Vorfahren haben nicht abgeführt, wenn sie eine Hungerphase durchstehen mussten. Die Empfehlung, vor dem Fasten abzuführen, stammt aus dem letzten Jahrhundert. Nicht alle traditionellen Behandlungsverfahren sind von vornherein schlecht, aber wir setzen heute auch keinen Aderlass mehr in der Therapie ein, behandeln die Syphilis nicht mehr mit Blei, und auch Tabak wird seit mehr als 100 Jahren nicht mehr als adäquates Medikament betrachtet. Diese Beispiele zeigen, dass man sich mit neuen Erkenntnissen von Althergebrachtem verabschieden muss. Das gilt auch für die Darmreinigung. Heute weiß man es besser: Jede Form der Darmreinigung schädigt die Darmflora messbar und sollte deshalb – wann immer möglich – vermieden werden. Der einzige Grund für eine Darmreinigung ist die Vorbereitung auf eine Darmspiegelung (Koloskopie). Aber auch in diesem Fall sollte anschließend das Mikrobiom durch die Einnahme probiotischer Bakterien und präbiotischer Ballaststoffe wieder aufgebaut werden.

Abführen – die Zerstörung des »Darm-Ökosystems«

Unser Darm stellt das artenreichste und das am dichtesten besiedelte Biotop der Erde dar. Das Vorkommen zahlreicher unterschiedlicher Mikroorganismen ist ein wichtiger Marker für einen gesunden Darm, denn nützliche Darmbakterien »kümmern« sich um unsere Gesundheit und Figur und verwerten gleichzeitig unverdauliche Ballaststoffe. »Schlacken« und »Abfallstoffe« fallen deshalb im Darm nicht an. Dennoch hält sich hartnäckig die Vorstellung, der Darm sei eine Art »Abflussrohr«, das regelmäßig durchgespült werden müsse, um zu funktionieren oder gesund zu bleiben. Doch aktuelle Studien zeigen, dass dadurch das Mikrobiom nachhaltig beschädigt wird. Man kann das mit einer Brandrodung im Regenwald vergleichen. Anschließend ist der Zustand des Biotops definitiv nicht besser geworden; selbst wenn man dann mit einer Aufforstung beginnen würde, sind viele Pflanzen für immer verloren. Ähnlich sieht es auch im Darm aus, der mithilfe von Abführmitteln und Spülungen »gereinigt« wurde. Darmreinigungen haben so negative Auswirkungen auf die Darmflora wie eine langfristige Antibiotikatherapie. Denn – ähnlich wie Antibiotika – unterscheiden auch Abführmittel und Darmspülungen nicht zwischen Freund und Feind und dezimieren die guten wie die schlechten Keime gleichermaßen.

Bei der Darmreinigung werden mit der Flüssigkeit nicht nur Stuhlreste, sondern vor allem immense Mengen an gesunden Bakterien ausgespült. Veränderungen findet man danach bei ganz unterschiedlichen Bakterienstämmen im Darm. In einer Studie ließ sich nachweisen, dass kurz nach dem Abführen mit Glaubersalz bzw. Polyethylenglykol (PEG) die Keimzahl um das 31-Fache (!) gesunken war. Bei jedem Fünften waren die Veränderungen der Darmflora so ausgeprägt, dass die für jeden Menschen charakteristische individuelle Zusammensetzung der Darmflora zumindest vorübergehend komplett zerstört war. Bei vielen Fastenkuren wird nicht nur einmal abgeführt, sondern teilweise an jedem zweiten Tag. Der Schaden, der dadurch angerichtet wird, ist immens. Kurz nach einer Darmreinigung findet man deutlich weniger der hilfreichen und vor allem schlank machenden Bacteroidetes, Bifidobakterien, Milchsäurestämme sowie der anderen darmfreundlichen Vertreter. Dafür nehmen Proteobakterien und Enterobakterien zu. Diese Konstellation schaltet im Darm alle Hebel auf Entzündung. Diese Veränderungen begünstigen – wenn sich die Darmflora nicht wieder rasch erholt – Übergewicht, Reizdarm, chronisch entzündliche Darmerkrankungen und möglicherweise auch Allergien, Autoimmunerkrankungen und andere Entzündungen im Körper.

Das Darmreinigungs-Axiom

Prinzipiell gilt: Das »Durchspülen« macht die Situation im Darm nicht besser, sondern schlechter. Keime, die Übergewicht und Entzündungen fördern, nehmen anschließend überhand. Außer zu diagnostischen Zwecken im Rahmen einer Darmuntersuchung sollte man um alle Formen der Darmreinigung einen großen Bogen machen – zum Wohle einer vielfältigen, gesunden und stabilen Darmflora. Wenn Sie zum Beispiel zur Vorbereitung einer Darmspiegelung abführen müssen, sollten Sie durch die Einnahme von Pro- und/oder Präbiotika anschließend die Regeneration der Darmflora unterstützen.

Ich werde oft gefragt, was man statt des Abführens für den Darm und das Mikrobiom tun muss. Die Antwort ist eigentlich ganz einfach: Man muss nichts tun! Fasten tut dem Mikrobiom gut. Man kann es beim Intervallfasten unterstützen, wenn man sich im »Essfenster« mit reichlich Ballaststoffen und Präbiotika versorgt. Beim Heilfasten gibt es oft auch kleine, kalorienarme Mahlzeiten. Hier kann es sinnvoll sein, darmfreundliche Nahrungsmittel wie Mandeln oder Erdnüsse als kleine Zwischenmahlzeit zu nutzen oder Nahrungsergänzungsmittel mit präbiotischen Ballaststoffen und probiotischen

Bakterien morgens oder mittags einzunehmen. Mehr braucht das Mikrobiom nicht, um sich wohlzufühlen, und auf gar keinen Fall wünschen sich unsere Darmbakterien, durch eine Darmreinigung ausgespült zu werden.

Fasten und der Biorhythmus der Bakterien

Unser Körper liebt Rhythmen und sich in regelmäßigen Abständen wiederholende Vorgänge. In immer wiederkehrenden Zyklen schwanken Hormonspiegel, Körpertemperatur, körperliche und geistige Leistungsfähigkeit, Fruchtbarkeit und alles, was sonst noch für unser Leben wichtig ist. Gesteuert werden diese Vorgänge durch unsere »innere Uhr«. Sie befindet sich im Gehirn und tickt in den »suprachiasmatischen Kernen« in einer Hirnregion, die sich Hypothalamus nennt. Unser innerer Taktgeber liegt demnach direkt über der Kreuzung unserer Sehnerven. Das ist durchaus sinnvoll, denn die innere Uhr wird durch den Tag-Nacht-Rhythmus gesteuert. Licht und Dunkelheit beeinflussen die Ausschüttung von Hormonen und Nervenbotenstoffen, die Zeiten der Regeneration und des Wachstums in unserem Körper. Helligkeit und Dunkelheit stellen die Uhr exakt ein, aber auch wenn wir von äußeren Zeitgebern wie dem Tageslicht abgeschnitten sind, bleiben die rhythmischen Wechsel zwischen Schlafen und Wachsein und die hormonellen Zyklen erhalten. Die innere Uhr geht bei den meisten Menschen sehr genau und steuert Tag für Tag den Lebensrhythmus. Erst wenn sie zum Beispiel durch Langstreckenflüge oder Schichtarbeit nicht mehr exakt funktioniert, wird uns ihre Bedeutung bewusst.

Wie wir Menschen lebt auch unser Mikrobiom nach diesem sogenannten zirkadianen Rhythmus, das heißt, es gibt Phasen der Aktivität und Phasen der Ruhe. Dieser Wechsel zwischen aktiven und entspannten Phasen ist enorm wichtig, damit Stoffwechselprozesse reibungslos vonstattengehen können. Da bekannt ist, dass das Darmmikrobiom unsere Stoffwechselgesundheit steuert, kann man davon ausgehen, dass ein Lebensstil, der die biologische Uhr des Mikrobioms missachtet, schädlich sein dürfte.

Israelische Forscher haben deshalb die biologische Uhr der Darmbakterien mal genauer untersucht. Zunächst schaute das Team um Christoph Thaiss vom Weizmann Institute of Science in Rehovot, was sich im Darm von Nagetieren im Laufe des Tages so tut, und stellte fest: Auch die Darmkeime machen tatsächlich nicht rund um die Uhr das Gleiche. In der aktiven, wachen Phase, die bei den Mäusen nachts stattfindet, steht vor allem die Stoffwechselaktivität im

Vordergrund. In der Ruhe- und Schlafphase schaltet das Mikrobiom auf Entgiftungsvorgänge um. Nicht nur der Hell-dunkel-Wechsel, sondern vor allem der Zeitpunkt der Nahrungsaufnahme stellt also die innere Uhr des Mikrobioms ein. Problematisch ist es deshalb, wenn die Nahrungsaufnahme nicht im Einklang mit den Prozessen im Darm steht. Auch bei uns Menschen ist das so: Der tägliche Rhythmus des menschlichen Mikrobioms wird vor allem durch Nahrungssignale gesteuert.

Nächtliche Kühlschrankbesuche vermeiden

In Tierversuchen trägt das konsequente Einhalten der täglichen Fress- und Fastenrhythmen zur Vielfalt und Gesundheit der Darmflora bei. Das Mikrobiom leidet hingegen, wenn die Tiere während der Ruhezeiten gefüttert werden. Bei uns Menschen wäre das der nächtliche Gang zum Kühlschrank, der die Bakterien mit der Verdauung auf Trab hält, obwohl sie sich eigentlich gerade regenerieren müssten. So ist das meist etwa bei Menschen, die in Nachtschicht arbeiten: Sie nehmen oft die Hauptmahlzeiten nachts zu sich, wenn die Darmbakterien eigentlich gerade dabei sind, Abfallstoffe zu beseitigen. Vor allem fetthaltiges Essen um diese Zeit macht die Keime im Gedärm völlig konfus. Das ließ sich bei den Mäusen sehr gut beobachten: Sie nahmen durch nicht richtig getaktete Mahlzeiten deutlich an Gewicht zu und bekamen Probleme mit dem Zuckerstoffwechsel. Wurden diese »verwirrten« Darmkeime nun auf Nager übertragen, deren Tag-Nacht-Rhythmus nicht gestört war, wurden auch sie dick und zuckerkrank. Beim Menschen ließen sich analoge Beobachtungen machen: Bei Menschen mit Übergewicht sind die wichtigen und natürlichen zyklischen Schwankungen in der Aktivität der Darmbakterien abgeschwächt. Und war die innere Uhr aus dem Takt, wuchsen die Rettungsringe an der Taille.

Wird dieses empfindliche Gleichgewicht der biologischen Rhythmen gestört, indem wir unseren Mikroorganismen nicht die wohlverdienten Entlastungsphasen zugestehen, dann beeinträchtigt das die Funktion des Mikrobioms, und die Zusammensetzung der Bakterien verschiebt sich in eine ungünstige und dadurch auch ungesunde Richtung, die zur Entwicklung von Übergewicht und anderen Stoffwechselstörungen beitragen kann. Ein langes nächtliches Fastenfenster, wie wir es vom Intervallfasten kennen, fördert demnach die Darmgesundheit. Aber auch außerhalb von Fastenkuren sollte man dem Mikrobiom mindestens zwölf Stunden Nachtruhe gönnen, in denen nichts gegessen wird und nur kalorienfreie Getränke getrunken werden. Achtung: Dazu zählen keine Light- oder Zero-Getränke. Auf die sollten Sie auf jeden Fall verzichten. Viele Süßstoffe schädigen die Darmflora nämlich deutlich und messbar.

Auswirkungen von Fasten auf das Darm-Mikrobiom

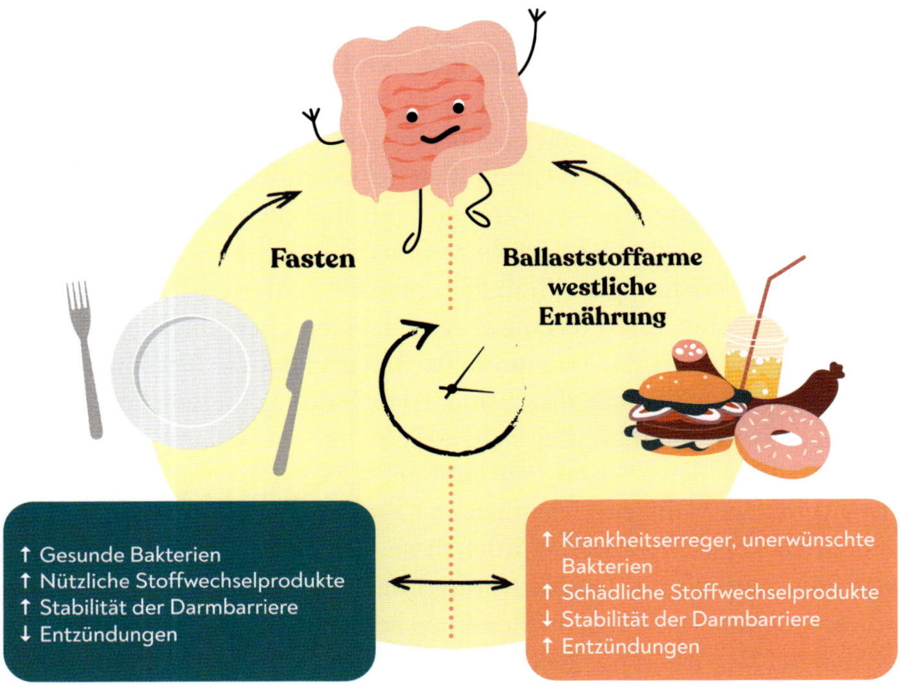

Modifiziert nach Mohr 2021
https://journals.physiology.org/doi/full/10.1152/ajpgi.00475.2020

So unterstützen Sie Ihr Mikrobiom beim Fasten

Wenn Sie fasten und aufs Abführen und Darmreinigen verzichten, dann kann bereits die Tatsache, dass das Mikrobiom durch den Nahrungsverzicht längere Ruhephasen bekommt, zu einer Verbesserung der Bakterienbalance im Darm führen. Wenn Sie mikrobiomfreundlich fasten, dann lassen sich die Fastenerfolge steigern, wenn die Bakterien zwischendurch gut mit präbiotischen Ballaststoffen versorgt werden. Ballaststoffe sind unverdauliche Kohlenhydrate. Präbiotische Ballaststoffe sind eine »Untergruppe« derjenigen Ballaststoffe, die in den oberen Darmabschnitten nicht verdaut werden können und die bis in den Dickdarm gelangen, wo der größte Teil der Bakterien lebt, der Ballaststoffe verarbeiten kann. Präbiotika stellen quasi das »Futter« für unsere Darmbakterien dar. Dieser »Darmbakteriendünger« fördert gezielt die Entwicklung gesunder, nützlicher Bakterien und bremst oft das Wachstum unerwünschter Darmbesiedler. Zudem sind präbiotische Ballaststoffe wie resistente Stärke und Inulin wichtige Baustoffe für die Produktion kurzkettiger Fettsäuren, allen voran die »Schlankmacher« Butyrat und Propionat.

Die Wirkungen der unverdaulichen Ballaststoffe sind inzwischen sehr gut untersucht. Im Rahmen von Studien hat man die Präbiotikazufuhr variiert, wodurch sich die Zusammensetzung der Darmflora nach einigen Tagen schon messbar veränderte. Präbiotika nehmen wir in der Regel mit Pflanzenkost zu uns. In welchen Nahrungsmitteln dieses Bakterienfutter enthalten ist, lesen Sie auf Seite 95. Zu den Lebensmitteln mit präbiotischer Wirkung gehören manche, die bei der mitteleuropäischen Durchschnittsfamilie nicht allzu häufig auf dem Tisch landen, etwa Pastinaken, Topinambur, Maniokwurzeln oder Schwarzwurzeln. Aber auch viele gängige Lebensmittel wie Haferflocken, Beeren, Äpfel, Tee, Kaffee, Bohnen, Linsen, Zwiebeln und Endiviensalat liefern Präbiotika. Nicht zu vergessen: Leinsamen. Nach dem Verzehr von täglich 10 Gramm Leinsamen hatten sich 33 nützliche Bakterienspezies im Darm deutlich vermehrt – und das nach nur sechs Wochen. Und wer es gerne süß mag, wird ebenfalls fündig. Zum Süßen kann man zum Beispiel Honig oder Agavendicksaft verwenden; bei beiden konnte eine präbiotische Wirkung nachgewiesen werden. Künstliche Süßstoffe wie Saccharin oder Sucralose sollten Sie hingegen meiden, da sie sich ungünstig auf das bakterielle Gleichgewicht auswirken. Auch Mandeln sind wunderbare Bakterienleckerlis. Warum also nicht mal süßes Mandelmus statt Nuss-Nougat-Creme aufs Frühstücksbrötchen?

Brechen präbiotische Ballaststoffe das Fasten?

Beim Fasten sind vor allem solche Ballaststoffe interessant, die wenige Kalorien haben und den Fastenstoffwechsel nicht stören. Gleichzeitig ist es wichtig, auch die Ballaststoffe während des Fastens nicht rund um die Uhr zuzuführen, sondern am besten nur tagsüber, wenn das Mikrobiom sowieso aktiv ist. Beim Intervallfasten ist die ausreichende Präbiotikazufuhr kein Problem, denn die können Sie über die normale Ernährung während des Tages aufnehmen.

Anders sieht es beim Heilfasten aus bzw. wenn Sie mehrere Tage weitgehend auf Nahrung verzichten und der Körper in den ketogenen Fastenstoffwechsel kommen soll. Dann sind Nahrungsmittel nur in sehr begrenztem Maße erlaubt. Präbiotische Ballaststoffe können dann in Form einer kleinen Fastenmahlzeit aufgenommen werden. Ein paar Mandeln wären ein geeigneter Snack. Mandeln enthalten rund 12 Gramm Ballaststoffe pro 100 Gramm, reichlich Proteine und nur eine sehr geringe Menge an Kohlenhydraten. Und sie haben nachweislich günstige Effekte auf die Darmflora. US-amerikanische Forscher der Universität von Kalifornien wiesen nach, dass Mandeln das Darmmikrobiom verbessern können, indem sie die Vielfalt der Mikrobenbesiedlung erhöhen und gleichzeitig die Menge potenziell schädlicher Bakterien verringern. Kaffee und grüner Tee (ohne Zusätze) sind ebenfalls günstig fürs Mikrobiom und kalorienfrei, können also in jeder Fastenphase getrunken werden.

Alternativ können Nahrungsergänzungsmittel mit natürlichen, pflanzlichen Ballaststoffen eingenommen werden, denn diese stören den Fastenstoffwechsel nicht durch einen Anstieg des Blutzucker- und Insulinspiegels. Gleichzeitig werden mehr Sättigungshormone produziert, wodurch das Durchhalten des Nahrungsverzichts erleichtert wird. Und unser Mikrobiom bekommt noch einen weiteren Optimierungsschub, wird also während des Fastens gestärkt und die Vielfalt der Bakterien wird gefördert. Wenn Sie eine strenge Fastenkur durchführen, sind in dieser Zeit nämlich viele gesunde und ballaststoffreiche Lebensmittel nicht geeignet (im Anschluss an das Fasten sind diese aber auf jeden Fall sinnvoll), da sie die Ketose unterbrechen könnten.

Die meisten präbiotischen Nahrungsergänzungsmittel enthalten jedoch keine Kalorien und können während des Fastens eingenommen werden, ohne den Fastenstoffwechsel zu stören. Präbiotisch wirksame Nahrungsergänzungsmittel, die Sie in Ihr Fastenprogramm einbauen können, sind zum

Beispiel Glucomannan aus der Konjakwurzel, Inulinpulver, Akazienfasern, resistente Stärke, Leinsamen oder Flohsamen. Ein Esslöffel Flohsamenschalen (10 Gramm) hat lediglich 18 Kalorien, liefert aber fast 9 Gramm Ballaststoffe und eigentlich keine Kohlenhydrate (0,1 Gramm). Wichtig ist, dass zu diesen Ballaststoffen ausreichend getrunken wird, und sie sollten auch nur während des Tages, am besten morgens, aufgenommen werden.

Bakterienfutter? Wo finde ich das?

Präbiotische Ballaststoffe sind in verschiedenen Nahrungsmitteln enthalten. Beim Heilfasten sollten Sie eher zu den kalorienärmeren Varianten greifen. Beim Intervallfasten können Sie aber im »Essfenster« prinzipiell alle im Folgenden aufgeführten Lebensmittel konsumieren.

Inulin: Besonders viel Inulin enthalten Chicorée, Artischocken, Knoblauch, Zwiebeln, Lauch (Porree), Bärlauch, Agavendicksaft, Schnittlauch, Schwarzwurzeln (Winterspargel), Spargel, Topinambur, Pastinaken, Zichorienwurzel (Wurzel der Wegwarte, enthalten in Zichorienkaffee, z. B. Caro-Kaffee), Endiviensalat, Yacon-Sirup (Süßungsmittel aus der südamerikanischen Yacon-Pflanze), Inulinpulver aus der Zichorien- oder Chicoréewurzel.

Geringere Mengen Inulin findet man auch in Bananen, Weizenkleie und Roggenmehl.

Fructooligosaccharide/Oligofruktose: Besonders viele Fructooligosaccharide/Oligofruktose sind/ist enthalten in Roggen, Hafer, Zwiebeln, Knoblauch, Bananen, Tomaten, Spargel, Bier.

Resistente Stärke: Besonders viel resistente Stärke enthalten etwas unreife, grüne Bananen, kernige Haferflocken, weiße, rote und grüne Bohnen, Erbsen, Linsen, Gerste, erkaltete Kartoffeln, erkalteter Reis, Vollkorn-Haferbrot, Haferbrei (aufgekocht und wieder abgekühlt), Hirse, Maniokwurzeln, Weißbrot.

Pektin: Besonders viel Pektin steckt in Obst (mit Schale), Gemüse.

Lactulose: Besonders viel Lactulose finden Sie in erhitzter Milch und Milchprodukten.

D-Mannose: Besonders viel davon ist enthalten in Preiselbeeren, Cranberrys, Blaubeeren, Stachelbeeren, roten und schwarzen Johannisbeeren, Orangen, Mangos, Äpfeln, Pfirsichen, Tomaten, Bohnen, Kohlgemüse, Auberginen, Kohl, Brokkoli, Chili.

Sonstige Nahrungsmittel mit präbiotischen Eigenschaften: Mandeln, Flohsamen, Chiasamen, Leinsamen, Honig, grüner Tee, Granatapfelkerne, Granatapfelsaft, Cranberrys und Cranberrysaft, dunkle Schokolade, Kaffee, Äpfel mit Schale, Rotwein, Bier, Gerste.

Prä-, Pro-, Synbiotika

Prä-, Pro- und Synbiotika haben vielfältige Möglichkeiten, die Flora von Haut und Darm zu regenerieren, zu erhalten und zu optimieren.

Präbiotika (*prä* = vor, *bios* = das Leben) sind unverdauliche Nahrungsbestandteile, die von den Darmbakterien gern »gegessen« werden. Durch dieses Bakterienfutter blühen die Darmkeime auf, wachsen und vermehren sich. Inulin, Oligofruktose oder resistente Stärke zählen zu den bakterienfreundlichen Nahrungsbestandteilen. Experten gehen davon aus, dass sich positive Effekte ab 5 Gramm Präbiotika täglich einstellen – mehr ist aber besser. Wichtig: Nicht alle Ballaststoffe zählen zu den Präbiotika. So dürfen sich nur die nennen, die dem Magensaft und anderen Verdauungssäften weiter oben im Darm standhalten und anschließend von den Darmbakterien fermentiert, also weiterverarbeitet, werden.

Probiotika bedeutet »für das Leben« (*pro* = für, *bios* = das Leben). Darunter versteht man bestimmte Bakterien, die in aktiver Form in den Darm gelangen und sich dort günstig auf die Gesundheit auswirken. Wichtig ist, dass die Keime den Angriffen der Magen- und Gallensäure widerstehen können und lebend im Dickdarm ankommen. Vor allem Milchsäurebakterien und Bifidobakterien gehören zu den Probiotika.

Als **Synbiotika** (*syn* = zusammen, *bios* = das Leben) bezeichnet man Nahrungsmittel oder Nahrungsergänzungsmittel, die sowohl Prä- als auch Probiotika enthalten. Sie haben den Vorteil, dass die probiotischen Bakterien bei ihrer Ankunft im Darm auch gleich was zu futtern haben. Dadurch werden die Startbedingungen für die Probiotika deutlich besser.

Fasten durch probiotische Bakterien unterstützen

Unter probiotischen Bakterien oder »Probiotika« versteht man Mikroorganismen, die sich positiv auf unsere Gesundheit auswirken können. Probiotika finden wir in Joghurt, Kefir, Quark und nicht erhitztem oder wärmebehandeltem Sauerkraut. Milchsäurebakterien, Bifidobakterien, bestimmte Streptokokken und Escherichia-coli-Bakterien zählen zu den klassischen Probiotika. Probiotika können, das ist inzwischen durch Studien gut belegt, den Blutzuckerspiegel messbar senken und damit förderlich für den Fastenerfolg sein. Auch Effekte von Probiotika auf das Körpergewicht, auf den Körperfettanteil und den Bauchumfang ließen sich nachweisen, wobei nicht alle Probiotika gleichermaßen wirksam waren. Messbare Erfolge auf Bauchumfang, Körperfettanteil, Gewicht oder metabolische Parameter ließen sich unter anderem durch Gabe der Milchsäurebakterien L. (Lactobacillus) gasseri, L. curvatus und L. plantarum oder L. casei erzielen. Von Lactobacillus rhamnosus profitierten in einer Studie Frauen stärker als Männer. Da auch Bifidobakterien in Studien die Gewichtsreduktion unterstützen konnten und im Darm von Menschen mit Gewichtsproblemen oft fehlen, könnte es sinnvoll sein, auch diese probiotischen Bakterien in ein Fastenprogramm zu integrieren. Studien wiesen Effekte für verschiedene Bifidostämme nach wie Bifidobacterium longum oder Bifidobacterium adolescentis.

Doch es gibt Hinweise, dass sich nicht alle Milchsäurebakterien gleichermaßen günstig auf unser Gewicht auswirken. Bei Produkten, die solche Mikroorganismen enthalten, kann ein Blick auf die enthaltenen Bakterienstämme hilfreich sein, denn diese entscheiden darüber, in welche Richtung sich das Gewicht möglicherweise bewegt. Das zeigt unter anderem eine US-amerikanische Studie. Wissenschaftler der Abteilung für Präventivmedizin an der University of Southern California, Los Angeles, hatten die Hoffnung, mithilfe eines hochdosierten Probiotikapräparats (VSL#3) die Gewichtsprobleme übergewichtiger Jugendlicher zu verbessern. Doch die Ergebnisse waren enttäuschend: Nach vier Monaten regelmäßiger Einnahme hatten die Jugendlichen deutlich an Gewicht zugenommen. Das mag daran liegen, dass das Präparat auch »dick machende« probiotische Bakterien enthielt. Unter anderem war in diesem Präparat Lactobacillus acidophilus enthalten. Für diesen Bakterienstamm wurde bereits in anderen Studien nachgewiesen, dass er zu einer deutlichen Gewichtszunahme bei Menschen und Tieren führt. Wenn Sie auf Nummer sicher gehen wollen, dann sollten Sie ein Präparat OHNE Lactobacillus acidophilus, Lactobacillus reuteri oder Lactobacillus ingluviei wählen.

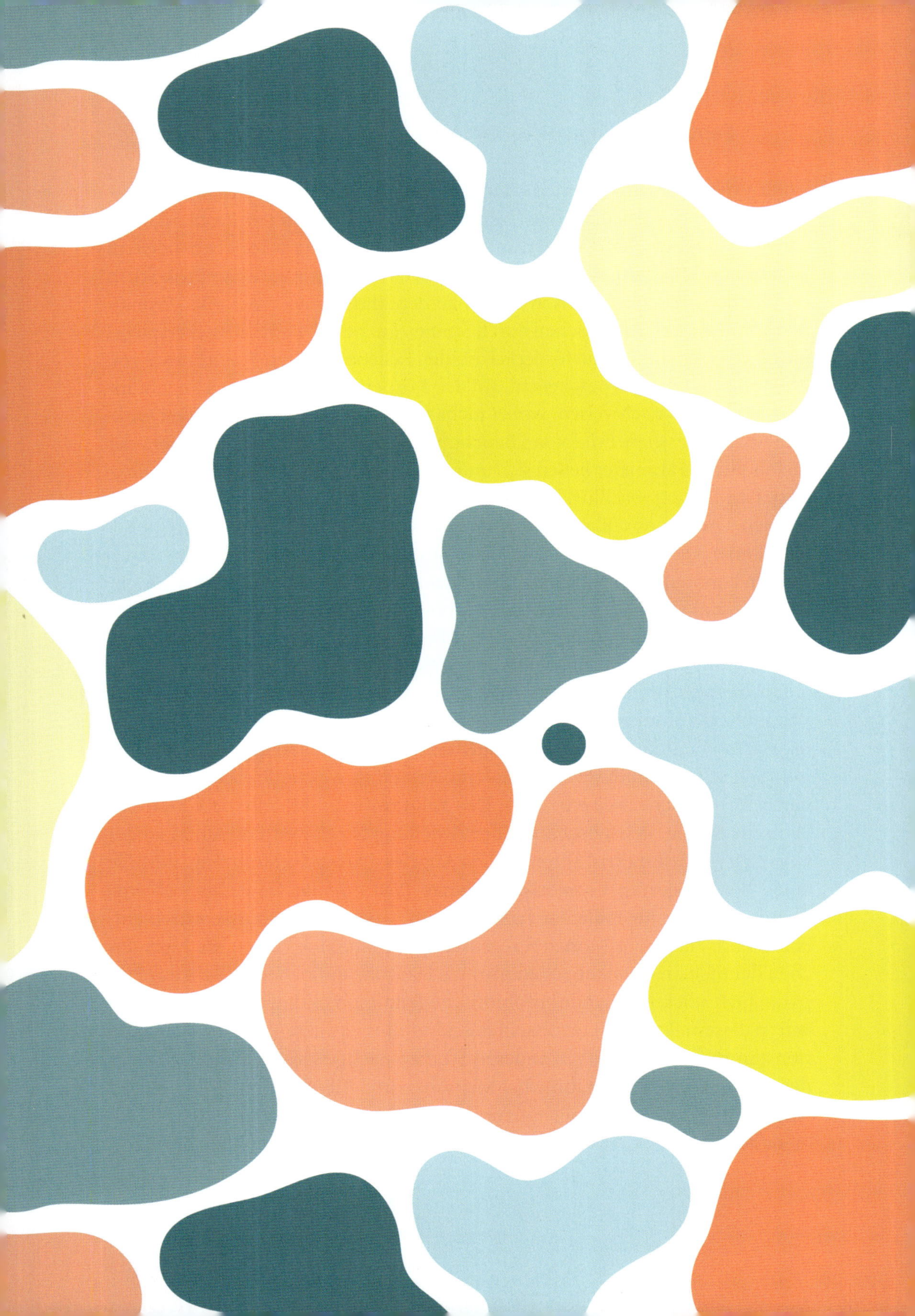

Kapitel

6

DETOX – DAS GESCHÄFT MIT DEN ÄNGSTEN

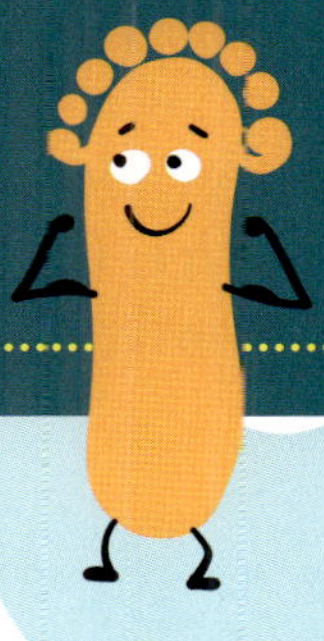

Detox und Entgiftung – Irreführung inklusive

»Fasten« und »entgiften« werden oft in einem Atemzug genannt. Alternativ sprechen selbst ernannte Experten auch von »detoxen« oder »reinigen«. Gesundheits-Blogger, Food-Gurus und Ernährungsapostel empfehlen uns regelmäßig Maßnahmen, die den Körper entsäuern und entschlacken und Fasten- und Gewichtsreduktionskuren wirkungsvoll unterstützen sollen. »Detox« ist jedoch eine reine Marketingbezeichnung, die eine Befreiung von »Giften« verspricht. Das Detoxthema ist seit Jahren ein Trend, mit dem sich Geld verdienen lässt, denn wer möchte schon in einem vergifteten Körper leben? »Vergiftung« macht Angst, und diese angeblichen oder tatsächlichen Intoxikationen auf einfache Weise mit Smoothies, Säften, exotischen Kräuterextrakten, Algen, Abführmaßnahmen oder einem Löffel nativem Kokosöl behandeln zu können, klingt verlockend. Viele Verbraucher sind deshalb gern bereit, den Geldbeutel zu zücken und teilweise horrende Preise für Detoxprodukte zu zahlen. Inzwischen gibt es eine Flut von Präparaten, die unserem Körper neue Kraft und Frische schenken, die Ablagerungen und Gifte entfernen, Alterungsvorgänge verzögern, Organe entlasten und vor allem zu einem raschen Gewichtsverlust führen sollen.

Doch der Gedanke, mithilfe von Detoxbädern, Selleriesaft, grünem Kaffee, Zeolith oder Heilerde etwas gegen eine insgesamt schlechte Ernährung, gegen die Folgen der Luftverschmutzung oder Mikroplastik auszurichten, ist – leider – sehr naiv. Mit diesen oder anderen beworbenen Substanzen lassen sich weder Umweltgifte unschädlich machen noch Stoffwechselprodukte oder Arzneimittelspuren aus dem Körper entfernen. Begriffe wie »Detox«, »Cleaning«, »Entschlackung« oder »Entgiftung« sind leere Formeln; schöne Begriffe – nichts dahinter. Es gibt keine guten wissenschaftlichen Studien, mit denen sich diese Behauptungen belegen lassen. Und Therapeuten, die mit Detox und Entgiftung werben, fehlen möglicherweise grundlegende Kenntnisse über die Physiologie, also die Funktion und den Stoffwechsel, unseres Körpers. Oder sie wollen einfach nur preiswerte Nahrungsergänzung teuer verkaufen.

Gern wird auch Fasten als eine Maßnahme zum Entgiften beworben. Eine Darmreinigung beim Heilfasten soll »Schlacken« aus dem Körper schwemmen, Kräutertees Gifte ausspülen. Pakete für eine, zwei oder drei Wochen Saft- und Suppenfasten oder Kräuter zum »Leberdetox« werden im Internet zu horrenden Preisen mit Begriffen wie »Clean« oder »Cleaning«, also »sauber« oder »Reinigung«, angeboten, nachdem Begriffe wie »Detox« und »Entgiftung« inzwischen wegen Irreführung der Verbraucher gerichtlich verboten wurden.

Körpereigene Entgiftungsmechanismen

Tatsächlich kann kein Pflanzenextrakt, keine Heilerde oder Darmspülung auch nur annähernd das leisten, was unser körpereigenes Entgiftungssystem schafft. Unser Körper ist nämlich ziemlich gut darin, Toxine zu entsorgen. Leber und Niere sind die bekanntesten Entgiftungsorgane, doch auch das Darmmikrobiom kann Gifte und Schadstoffe umwandeln, abbauen und metabolisieren. Inzwischen vermutet man, dass die Stoffwechselleistung des Mikrobioms dem der Leber in nichts nachsteht. Ein gesundes, vielfältiges Mikrobiom trägt also durchaus dazu bei, Toxine zu beseitigen. Nicht ganz so leistungsfähig, aber dennoch auch Entgiftungsorgane sind Haut und Lunge. Auch sie scheiden in gewissem Maße Substanzen aus, die wir nicht unbedingt im Körper haben wollen, an die Kapazitäten von Leber, Niere und Mikrobiom reichen sie aber nicht heran.

Die Ausscheidungswege sind vielfältig. Wasserlösliche Toxine können oft mit dem Urin über die Niere abgegeben werden. Manche Gifte werden in der Leber abgebaut oder müssen durch Leberenzyme erst »nierengängig« gemacht werden, und nach dem Umbau in der Leber gelangen auch sie mit dem Harn in die Toilette. Das funktioniert aber nicht mit allen Schadstoffen. Einige unerwünschte Stoffe werden von der Leber in die Galle geleitet und von dort in den Darm abgegeben.

Manche Giftstoffe bleiben aber auch im Körper und reichern sich an. Fettlösliche Substanzen wie Dioxine, Weichmacher, manche Pflanzenschutzmittel und andere Umweltschadstoffe werden im Fettgewebe gespeichert. Erst wenn wir abnehmen und dabei Fettgewebe abbauen, werden sie freigesetzt. Schwermetalle wie Blei, Quecksilber oder Kadmium bevorzugen es, sich in Zähnen, Knochen und im Gehirn abzulagern.

Das hört sich jetzt vielleicht erst mal erschreckend an, dramatisch ist es in der Regel aber nicht. Denn unser Körper kann ziemlich viel »wegstecken« und viele Substanzen unschädlich machen. Werden bestimmte Grenzwerte nicht überschritten, dann wird das ausgeklügelte Niere-Leber-Haut-Lunge-Darm-Entgiftungssystem mit fast allem gut fertig, wenn wir es nicht selbst zusätzlich stören und behindern.

Die Tatsache, dass uns ein so leistungsstarker Entgiftungsapparat zur Verfügung steht, zeigt eigentlich ganz gut, dass wir auf Detoxkuren getrost verzichten können. Es wäre naiv, anzunehmen, dass im Internet oder von Therapeuten empfohlene Saftkuren und Detoxtees auch nur annähernd in der Lage wären, die Leistungsfähigkeit unseres sehr komplexen Ausscheidungssystems entscheidend zu verbessern.

Giftstoffe in unserem Körper

Unser Organismus muss sich tatsächlich mit Giften, Schadstoffen und ungesunden Metaboliten auseinandersetzen. Wir alle sind Umweltstoffen ausgesetzt, die wir über Wasser, Nahrung, Medikamente oder über die Luft zu uns nehmen. Exemplarisch seien Weichmacher aus Plastikverpackungen, Schwermetalle oder Pestizidrückstände genannt. Auch mit Zigaretten und Alkohol führen wir Toxine zu, deren Aufnahme vermeidbar wäre. Einige Süßstoffe könnte man ebenfalls auf die Liste der ungesunden Substanzen setzen. Erstaunlich ist, dass sogar manche Nahrungsergänzungsmittel, die eigentlich zum »Entgiften« empfohlen und gerne auch mit Fastenkuren kombiniert werden, dem Körper noch zusätzliche Toxine zuführen. Dazu gleich mehr.

Doch nicht alle Toxine nehmen wir von außen auf. Unser Organismus ist selbst ein Produzent von »Giften«. In unserem Stoffwechsel entstehen täglich Toxine wie zum Beispiel Ammoniak oder »freie Radikale«. Unter freien Radikalen versteht man aggressive Moleküle, die in den Zellen selbst entstehen und unserem Organismus schaden können, wenn deren Zahl zu hoch ist. Sauerstoffradikale schädigen Zellmembranen und unsere Erbsubstanz. Vorsichtigen Schätzungen zufolge können so bis zu 10 000 DNA-Schäden pro Tag und Zelle entstehen. Doch freie Radikale kennt unser Organismus seit Jahrtausenden und er besitzt wirkungsvolle Strategien dagegen. Viele Enzyme, bestimmte Proteine und Antioxidantien fangen den Großteil der Radikale ab, bevor sie Schaden anrichten können. Bei Stress, durch Rauchen, aber auch bei sehr viel Sport steigt die Bildung dieser aggressiven Moleküle in den Zellen an. Hier können wir selbst gegensteuern, indem wir die Entstehung der freien Radikale durch unseren Lebensstil reduzieren und mit einer gesunden Ernährung Schutzstoffe, sogenannte Antioxidantien, aus Pflanzenkost zuführen.

Auch eine gestörte Darmflora kann unerwünschte Stoffwechselprodukte wie Entzündungsstoffe oder Ammoniak produzieren. Ammoniak entsteht beim Abbau von Eiweißen durch bestimmte Darmbakterien. In der Regel wird die Leber mit einer üblichen Ammoniakbelastung gut fertig. Ist aber das Mikrobiom nicht intakt und die Ernährung sehr proteinreich, etwa weil wir uns an eine Low-Carb-Diät halten und reichlich (tierische) Proteine verzehren, kann die Leber überlastet werden und Schaden nehmen, zum Beispiel, indem sie viel Fett einlagert. Man spricht dann von einer Fettleber.

Toxine im Fettgewebe

Fettlösliche Schadstoffe aus der Umwelt wie Weichmacher, PCB (polychlorierte Biphenyle), Pflanzenschutzmittel und Dioxine werden bevorzugt im Fettgewebe abgelagert. Wenn die Pfunde im Rahmen einer Fastenkur schmelzen, werden diese wieder freigesetzt und für einige Wochen, oft sogar Monate sind dann tatsächlich erhöhte Werte dieser Gifte im Blut nachweisbar. Das konnten koreanische Wissenschaftler feststellen. Sie analysierten Blutproben von 1099 Studienteilnehmern, die Fastenkuren oder Diäten durchführten, und brachten die Schadstoffkonzentrationen in deren Serum in Zusammenhang mit dem Gewichtsverlust. Tatsächlich stiegen die Werte für fettlösliche Giftstoffe während des Fastens und auch in den folgenden Monaten an. Gifte wie Weichmacher und Dioxine werden nach und nach über Leber und Darm ausgeschieden, und auch durch Abführen, Einläufe und ähnliche Maßnahmen lassen sich diese Gifte nicht schneller aus dem Körper befördern. Wissenschaftliche Studien zeigen, dass diese Maßnahmen die Ausscheidung von Giften keineswegs verbessern konnten – obwohl das von Fastenleitern gerne behauptet wird. Da sich im Fett gespeicherte Giftstoffe zudem erst mit einem größeren Gewichtsverlust zu lösen beginnen und dann nach und nach im Blut und erst sehr viel später auch im Darm nachgewiesen werden können, ist Abführen vor bzw. während des Fastens sowieso völlig unsinnig, denn zu diesem Zeitpunkt befinden sich die Toxine noch im Fettgewebe und später in der Blutbahn. Studien weisen jedoch nach, dass Abführen auch später keinerlei Vorteile bringt, sondern den Abbau der Giftstoffe wahrscheinlich sogar stark behindert. Das Potenzial des gesunden Darmmikrobioms, schädliche Chemikalien zu verstoffwechseln, ist enorm. Wird das Mikrobiom jedoch durch Darmreinigungen während des Fastens geschädigt, ist es anschließend oft nicht mehr in der Lage, die Entgiftungsaufgaben in vollem Maße auszuführen. Teilweise vermehren sich dann sogar Bakterien, die schädliche Metabolite produzieren.

Vergiftung durch Detox

In der Regel machen die Hersteller von »Detoxprodukten«, »Entgiftungstees« oder »Entschlackungskuren«, die als fastenbegleitende Maßnahmen beworben werden, keine Angaben, gegen welches »Gift« das jeweilige Produkt wirken soll oder wie es die Toxine aus dem Körper beseitigen könnte. Verringert es die Aufnahme von Weichmachern aus Plastikflaschen? Schützt es unsere Lunge vor Stickoxiden und Ozon? Bewahrt es uns vor Pestiziden und Antibiotikaspuren im Essen? Werden Schwermetalle gezielt ausgeschieden? Dazu gibt es keine Aussagen. Toxikologen, also Experten, die sich beruflich und wissenschaftlich mit Giftstoffen befassen, wissen, dass man mit gezielten Maßnahmen immer nur einzelne Gifte unschädlich machen kann. Und nicht für jede ungesunde Substanz, die wir aufnehmen, gibt es auch ein wirksames »Gegengift«. Ein Mittel, das einfach mal alles, was schädlich ist, gezielt aus dem Körper hinausbefördert, gleichzeitig aber alle lebenswichtigen Nährstoffe unangetastet lässt, existiert definitiv nicht.

Bedenklich ist, dass gerade die zur Entgiftung empfohlenen Präparate oft selbst schädlich sind, vor allem, wenn sie langfristig und in hohen Dosen zugeführt werden. Exemplarisch möchte ich hier auf das im Rahmen von »Detoxkuren« sehr beliebte Zeolith eingehen. In Internetforen und von Therapeuten wird es gerne zur »Darmreinigung« und zur »Entgiftung« empfohlen. Oft wird es auch in Fastenkuren integriert.

Zeolith – ein fragwürdiger »Entgiftungshelfer«

Zeolithe sind aluminiumsilikathaltige Minerale, die eine gewisse »Schwammfunktion« besitzen und, ähnlich wie Aktivkohle, Substanzen binden können. Aufgrund dieser hohen Saugfähigkeit werden Zeolith, Bentonit und Klinoptilolith vielfältig eingesetzt; Katzenstreu für die Katzentoilette etwa besteht überwiegend aus Zeolith, da es den Katzenurin gut aufsaugt. Es wird Waschmitteln zugesetzt und absorbiert Feuchtigkeit in der Trockenanlage von Geschirrspülern. Bentonit findet sich ebenfalls im Katzenklo, wird aber auch als Bohrschlamm genutzt, um beim Bohren, z. B. von Steinen, die Ausrüstung zu schützen.

Daneben werden die gleichen Wirkstoffe im Internet auch als Heilmittel gegen »Vergiftungen« angeboten – mit einer riesigen Gewinnspanne: Laut Verbraucherzentrale kostet Zeolith in Form von Katzenstreu oder zur Verwendung im Straßenbau rund 80 Cent pro Kilogramm. Zum Detoxen und Abnehmen wird das gleiche Produkt – verpackt in Kapseln – zu einem Preis von 200 und mehr Euro pro Kilogramm angeboten. Zeolith gelangt nicht ins Blut und kann deshalb nichts ausrichten gegen Schadstoffe, die sich im Fettgewebe oder in den Organen befinden, es gelangt nur in den Darm und wird dann ausgeschieden. Aber auch im Darm können Zeolith, Bentonit und Co. viel Schaden anrichten. Zeolith unterscheidet nicht zwischen toxischen, ungefährlichen und gesunden Stoffen und absorbiert alles gleichermaßen und völlig unspezifisch. Bei einer Dauereinnahme werden dem Körper auf diese Weise lebensnotwendige Spurenelemente, Vitamine, Mineralstoffe und sekundäre Pflan-

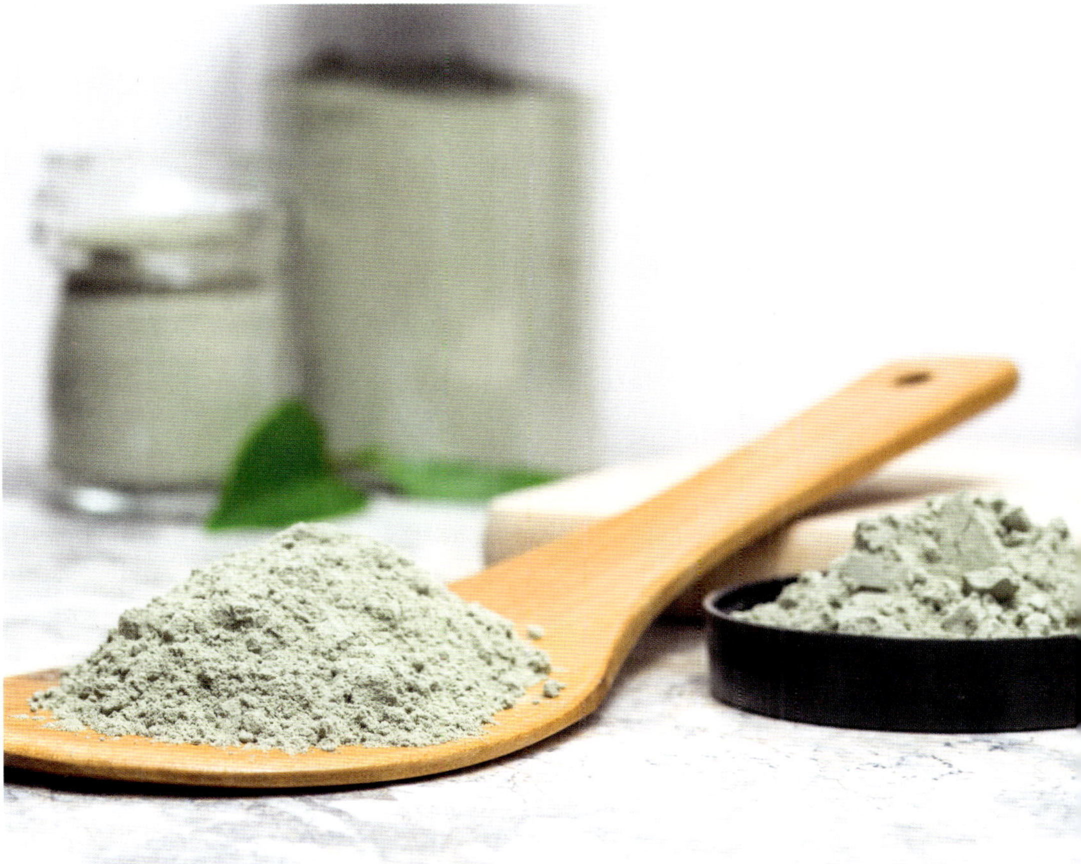

Sogenannte Detoxprodukte können im schlimmsten Fall die gegenteilige Wirkung haben.

zenstoffe entzogen. Im schlimmsten Fall beeinträchtigen diese Mittel auch die Resorption wichtiger Arzneistoffe – dadurch kann die Antibabypille unwirksam werden, Schilddrüsenhormone werden nicht resorbiert oder andere lebenswichtige Medikamente werden nicht mehr in ausreichender Menge in den Körper aufgenommen.

Und – Ironie des Schicksals – wer Zeolith oder Bentonit beispielsweise als sogenannte Lehmkur zum Abnehmen oder zur Darmreinigung einnimmt, dem droht eine Schwermetallvergiftung. In der medizinischen Fachpresse wird explizit darauf hingewiesen, dass zeolith- und bentonithaltige Nahrungsergänzungsmittel teilweise problematisch hohe Mengen an Aluminium, Quecksilber und Blei enthalten. Diese Schwermetalle können unter anderem das Nervensystem und die Nieren schädigen. Das Urteil der Verbraucherzentrale Nordrhein-Westfalen ist eindeutig: Die verschiedenen aluminiumsilikathaltigen Nahrungsergänzungsmittel eignen sich in keiner Weise zur Entgiftung, sie stärken NICHT das Immunsystem, reinigen NICHT den Darm und entgiften auch NICHT die Leber. Sie haben KEINE positiven Effekte in der Krebstherapie. Ganz im Gegenteil: Es kann sein, dass bei gleichzeitiger Einnahme dieser aluminiumsilikathaltigen Mineralien zusammen mit Krebsmedikamenten die Arzneimittel nicht ausreichend aufgenommen und im schlimmsten Fall deshalb wirkungslos werden.

Belastete »Alternativmedikamente«

Ähnlich dramatisch sieht die Situation auch bei zahlreichen ayurvedischen Arzneimitteln oder Mitteln der traditionellen chinesischen Medizin aus. Diese Medikamente werden zum Beispiel bei ayurvedischen Fastenkuren, ayurvedischen Heilbehandlungen und zur allgemeinen Entgiftung angewendet. Häufig werden in der Herstellung Kräuter mit Metallen, Mineralien oder geriebenen Edelsteinen vermengt. Immer wieder wurden in der Vergangenheit schädliche oder auch giftige Substanzen in ayurvedischen und chinesischen Medikamenten gefunden. US-Wissenschaftler der Boston University stellten fest, dass von 193 handelsüblichen ayurvedischen Produkten, die sie im Internet bestellt hatten, jedes fünfte mit Schwermetallen und Giftstoffen, vor allem Blei, Quecksilber oder Arsen, belastet war. In Toronto, Kanada, stellte sich eine 39-jährige Patientin dreimal innerhalb von sechs Wochen in der Notaufnahme vor und klagte über Bauchschmerzen, Erbrechen, starke Übelkeit und Abgeschlagenheit. Zunächst konnten die Ärzte außer einer Blutarmut nichts feststellen. Bis sie sich die Bleiwerte im Blut der Patientin anschauten. Die lagen fast 30-mal höher als der zulässige Grenzwert. Als Ursache stellte sich schließlich ein ayurvedisches Medikament heraus, das die Patientin seit einem Jahr zur Entgiftung und Behandlung eines unerfüllten Kinderwunschs eingenommen hatte und das hohe Werte des Schwermetalls Blei enthielt.

Auch viele Mittel, die in der traditionellen chinesischen Medizin zur Anwendung kommen, werden im Herkunftsland nicht auf Giftstoffe oder Schwermetalle überprüft. Teilweise sind auch sie mit Pestiziden oder mit Medikamenten wie Kortison oder Antibiotika verunreinigt.

Hier ist also Vorsicht geboten. Sparen Sie sich lieber das Geld für solche obskuren »Detoxkuren« und investieren Sie es in ein gesundes und ausgewogenes Essen oder auch in Bioprodukte.

Entgiftung – so gehen Sie es an

Die Entgiftungsindustrie boomt, wissenschaftlich bewiesen ist aber nichts. Es ist deshalb kein Wunder, dass Gerichte Detoxwerbung immer wieder als unerlaubte Gesundheitswerbung verbieten, denn das Entgiftungsversprechen können die Firmen in keiner Weise belegen. Eine australische Untersuchung hat sich die aktuelle Studienlage mal angeschaut. Die Autoren der Studie, Klein und Kiat, fanden bei einer gründlichen Suche in der wissenschaftlichen Literatur keine randomisierten, kontrollierten Studien, also nach wissenschaftlichem Standard durchgeführte Untersuchungen, die die Wirksamkeit kommerzieller Entgiftungsdiäten beim Menschen überprüft haben.

Nur in Tierstudien, deren Aussagekraft zudem noch durch fehlerhafte Methoden und geringe Fallzahlen eingeschränkt wird, gab es gewisse Effekte auf die Leberentgiftung. Das traf aber nur auf Koriander, Nori und – sehr erstaunlich – auf Olestra zu. Olestra ist ein synthetisch hergestelltes Kunstfett, das im Darm nicht abgebaut werden kann. Es scheint vor allem fettlösliche Giftstoffe zu binden, hat selbst aber auch entsprechende Nebenwirkungen. Unter anderem werden wichtige fettlösliche Vitamine wie die Vitamine A, D, E und K dann ebenfalls nicht mehr resorbiert, wodurch es zu bedenklichen Mangelzuständen kommen kann. Zu Detoxzwecken würde man so etwas wohl eher nicht einsetzen. Für alle anderen getesteten Substanzen, die angeblich einen »Detoxeffekt« haben sollten, gab es keinerlei Belege.

Wer die Toxinbelastung senken und während oder nach dem Fasten seine Entgiftungsorgane gezielt unterstützen möchte, kann das ganz einfach mithilfe des eigenen Lebensstils tun.

So unterstützen Sie die Leber bei der Entgiftung

Unsere Leber ist das wichtigste Entgiftungsorgan, denn sie ist Chemiefabrik, Recyclingstation und Müllabfuhr in einem. Die wichtigsten Detoxhelfer sind die Enzyme der Cytochrom-P450-Familie. Diese Enzymgruppe hat etwa 60 »Mitarbeiter« und sie sind zuständig für den Abbau, den Umbau und die Entsorgung von Medikamenten, körpereigenen Stoffwechselprodukten und Umweltschadstoffen. Jedes Enzym hat sein Spezialgebiet und mindestens zwölf davon sind allein für die Verarbeitung von Arzneistoffen zuständig. Die Leber macht also einen hervorragenden Entgiftungsjob, wenn wir sie dabei unterstützen.

Was Sie meiden sollten

Alkohol im Übermaß schwächt die Entgiftungsfunktion. Wenn Sie auf Alkohol verzichten oder nur gelegentlich ein Gläschen trinken, kann die Leber ihre »Detoxfunktion« besser wahrnehmen. Auch Rauchen bekommt dem Schadstofffilter der Leber nicht gut. Besteht bereits ein Leberschaden, dann erhöht Rauchen das Risiko für eine Leberzirrhose noch weiter und auch eine Fettleber verschlechtert sich, wenn zusätzlich noch geraucht wird.

Viele **Medikamente** müssen ebenfalls über das große Entgiftungsorgan abgebaut werden. Nimmt man diese in zu hohen Dosen oder über einen langen Zeitraum ein, dann kann das die Leber überfordern und sie nimmt Schaden. Die Deutsche Leberhilfe zählt vor allem Paracetamol und andere entzündungshemmende Schmerz- und Rheumamittel sowie bestimmte Antibiotika zu den lebergefährlichen Medikamenten.

Und dann gibt es noch ein eher unverdächtiges Lebensmittel, das der Leber zusetzen kann: **Fruchtzucker** (Fruktose). Inzwischen weiß man, dass zu viel Fruktose im Essen eine Leberverfettung begünstigt und die Entgiftungsfunktion der Leber stark beeinträchtigen kann. Auch ohne Fruktoseintoleranz vertragen die meisten Menschen nicht mehr als 20 bis 25 Gramm Fruchtzucker. Bei mehr kommt es zu Verdauungsbeschwerden. Fruktose erhöht die Glukosefreisetzung aus der Leber, erhöht den Blutzuckerspiegel und macht Zellen unempfindlicher gegen das blutzuckersenkende Insulin. Langfristig kann sich durch eine zu hohe Fruchtzuckeraufnahme sogar eine Fettleber entwickeln. Viel Fruchtzucker ist in den teuren Saftfastenkuren enthalten, die im Internet häufig zur Entgiftung angeboten werden. In der Regel werden dann 1,5 Liter Saft für 25 bis 30 Euro angeboten. Zwar reduziert man bei dieser Art des Fastens die Kalorienzufuhr, nimmt aber teilweise sehr große Mengen Fruchtzucker zu sich. 1,5 Liter Orangensaft liefern etwa 35 Gramm Fruchtzucker, 1,5 Liter Apfelsaft rund 80 Gramm und Traubensaft enthält sogar 120 Gramm reine Fruktose. Etwas besser sieht es bei Gemüsesäften aus – literweise getrunken, sind aber auch die nicht gesund für die Leber. Der beliebte Karottensaft liefert 15 Gramm Fruktose in 1,5 Litern, die gleiche Menge Tomatensaft schlägt mit 20 Gramm zu Buche. Unter dem Einfluss von viel Fruktose sammelt sich mehr und mehr Fett in der Leber an. Vor allem zusammen mit einer fettreichen Fast-Food-Ernährung stört Fruchtzucker die Fähigkeit der Leber, Fette zu verstoffwechseln. Wer also die Leber bei Laune halten möchte, sollte Fruktose reduzieren.

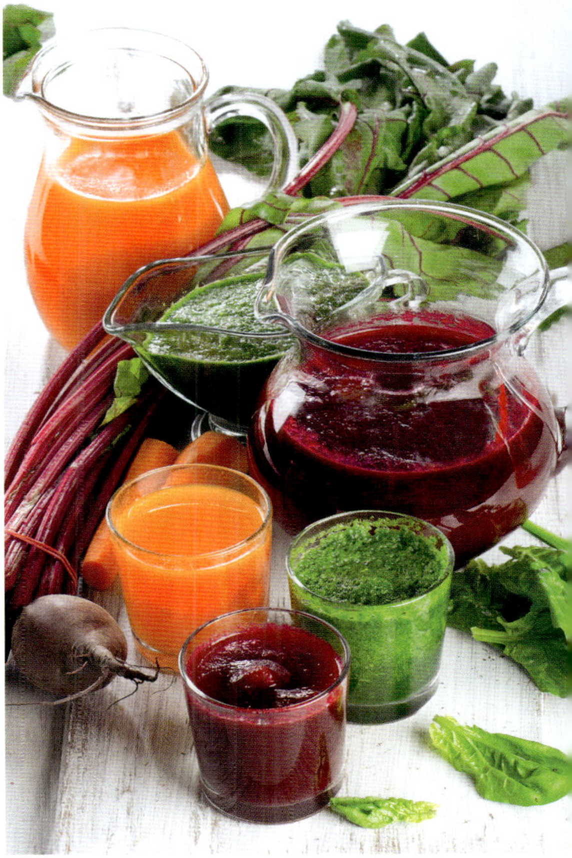

Auch Gemüsesäfte enthalten viel Fruktose und sollten nur in geringen Mengen konsumiert werden.

Was beim Entgiften hilft

Es gibt tatsächlich ein paar Maßnahmen, die die Leber bei ihrer Arbeit unterstützen können. Eine davon klingt für die meisten von uns nicht nach Entbehrung. Sie lautet schlicht und einfach: »Trink ein paar Tassen **Kaffee** pro Tag.« Studien haben gezeigt, dass selbst bei schweren Erkrankungen wie Hepatitis

(Leberentzündung), alkoholbedingten Leberschäden oder auch einer nichtalkoholbedingten Fettleber der regelmäßige Konsum von Kaffee die Funktion des Stoffwechselorgans verbessert. Effekte setzen ein, wenn täglich mindestens zwei Tassen davon getrunken werden.

Unser Körper besitzt auch Enzyme, die die Entgiftung unterstützen. Diese benötigen in der Regel ausreichende Mengen an Nährstoffen. Vor allem die Spurenelemente **Selen** und **Zink** sind wichtige Co-Faktoren der Enzyme. Diese sollte man aber nicht wahllos und hochdosiert einnehmen, sondern am besten nach einer vorherigen Blutanalyse. Sind die Werte zu niedrig, dann wirkt eine Substitution förderlich. Aber Vorsicht: Auch Spurenelemente können überdosiert werden, wenn sie längerfristig hochdosiert eingenommen werden.

Zwei Pflanzenstoffe wirken sich nachweislich günstig auf die Leberfunktion aus: **Mariendistel** (Silybum marianum) und **Artischocke**. Mariendistelextrakte tun der Leber gut und können die Leberfunktion bei Erkrankungen unterschiedlicher Ursache verbessern, unter anderem bei Fettlebererkrankungen und Hepatitis. Und auch Artischocken unterstützen das Entgiftungsorgan. Artischockenextrakte schützen die Leberzellen vor Schäden und verbessern deren Funktion, auch die Entgiftungsfunktion. In einer Studie erhielten 100 Probanden mit einer Fettlebererkrankung zwei Monate lang entweder täglich 600 Milligramm Artischockenblattextrakt oder ein unwirksames Placebo. In der Artischockengruppe verbesserten sich die Leberwerte; die Leber war in der Ultraschalluntersuchung kleiner und auch die Durchblutung der Leber stieg an.

Und die Leber mag es feurig. **Capsaicin**, der Stoff, der für die Schärfe von Chilis verantwortlich ist, kann unser Stoffwechselorgan vor Schäden schützen. In einer koreanischen Studie setzte man übergewichtige Mäuse entweder auf eine stark fetthaltige Kost, einmal mit und einmal ohne Chilizusatz, oder gab ihnen gesundes, fettarmes Futter. Die fettreiche Diät verursachte bei den Mäusen nach einiger Zeit eine Fettleber. Interessanterweise unterschied sich das Leberfett bei Nagern, die zwar auch ungesund und fettreich ernährt wurden, aber zusätzlich Chilipulver erhielten, nicht von dem der fettarm ernährten Mäuse. Das soll natürlich nicht bedeuten, dass Sie ab sofort ungehemmt schlemmen können, Hauptsache, das Essen ist richtig scharf. Aber wer gern scharfe Gerichte isst, darf das auch weiterhin tun, sowohl während als auch nach dem Fasten. Eine Prise Chili kann auch Tee oder Kaffee eine zusätzliche Würze geben.

So unterstützen Sie die Niere bei der Entgiftung

Unsere Niere besteht aus einem dichten Netz sehr feiner Gefäße. Alles, was diesen Gefäßen schadet, schränkt auf Dauer auch die Nierenfunktion ein. Zuckerkrankheit und Bluthochdruck müssen deshalb ärztlich behandelt werden, um die Nierengesundheit nicht zu gefährden. Bei Übergewicht kommen oft mehrere Risikofaktoren für Nierenschäden zusammen.

Schwer gefährlich für dieses Entgiftungsorgan sind **Schwermetalle** wie Blei, Kadmium, Quecksilber oder Arsen. Nimmt man zu viel davon auf, schädigt das die Nieren. Durch Rauchen, alte, belastete Wasserrohre oder den häufigen Genuss von Muscheln oder Tintenfischen erhöht sich die Schwermetallaufnahme. Wer nicht raucht, reduziert die Zufuhr von Schwermetallen schon mal deutlich. Doch auch wer Nahrungsergänzungsmittel und Detoxprodukte nimmt, um gesünder zu werden, kann dadurch unwissentlich die Zufuhr von Schwermetallen erhöhen. Die Verbraucherzentrale warnt vor Nahrungsergänzungsmitteln aus Muscheln oder Meeresalgen, die immer wieder durch einen viel zu hohen Kadmium- und Bleigehalt auffallen. 2021 fand man in Algenprodukten große Mengen Arsen. Und auch mit Detoxprodukten kann man sich regelrecht vergiften. Laut Verbraucherzentrale wurde in Kieselerdeprodukten das giftige Schwermetall Blei nachgewiesen. Detoxprodukte wie die Mineralerden Bentonit, Zeolith oder grüne Tonerde enthalten sehr oft gesundheitlich bedenkliche Mengen an Blei, Quecksilber und Aluminium. Wer denkt, er tue sich hiermit etwas Gutes, kann auf Dauer seine Niere schwer schädigen und Bluthochdruck und Entzündungen fördern.

Vorsichtig sein sollte man mit einer zu häufigen Einnahme von **Schmerzmitteln** wie Diclofenac oder Ibuprofen. Sie schädigen ebenfalls die Filterfunktion der Nieren. Und auch bei **Kochsalz** ist zum Wohle der Niere Sparsamkeit angeraten. Gewöhnen Sie sich an eine etwas salzärmere Kost und verwenden Sie mehr Kräuter und Gewürze für den Geschmack.

Ebenso kann eine **zu eiweißreiche Ernährung** (Low Carb – High Protein) auf Dauer die Nierenfunktion beeinträchtigen. Wer zur Gewichtsreduktion auf eine proteinreiche Ernährung setzt, muss deshalb seine Nieren im Blick behalten. Bei bereits bestehenden Funktionsstörungen des Entgiftungsorgans kann zu viel Eiweiß die Niere überlasten. Wenn es nicht in Muskeln eingebaut oder sonst wo im Körper verwendet werden kann, wird es zu Harnstoff umgewandelt, und der muss dann über die Nieren ausgeschieden werden. Eiweiß ist ein wichtiger Baustoff des Organismus, aber auch hier gilt, es nicht mit Low-Carb-

Diäten zu übertreiben. Im Übermaß können Proteine nämlich auch schädlich sein. Bei strengen Fastenkuren hingegen ist es oft ratsam, gezielt ein bisschen Eiweiß zuzuführen, um den Muskelabbau etwas zu bremsen. Das zeigt, wie wichtig eine gesunde Balance beim Essen ist und jede einseitige Ernährung dem Körper schaden kann. Wenn beim Fasten Gewebe abgebaut wird, steigt der Harnsäurespiegel im Blut an. Die Harnsäure muss dann über die Niere ausgeschieden werden. Problematisch wird es, wenn sich bei dauerhaft erhöhten Harnsäurespiegeln die Harnsäurekristalle in der Niere ablagern. Folgen können Nierenschädigungen sein.

Die Niere scheidet vor allem wasserlösliche Giftstoffe und Stoffwechselprodukte aus, zu denen auch die Harnsäure gehört, weshalb Sie, gerade beim

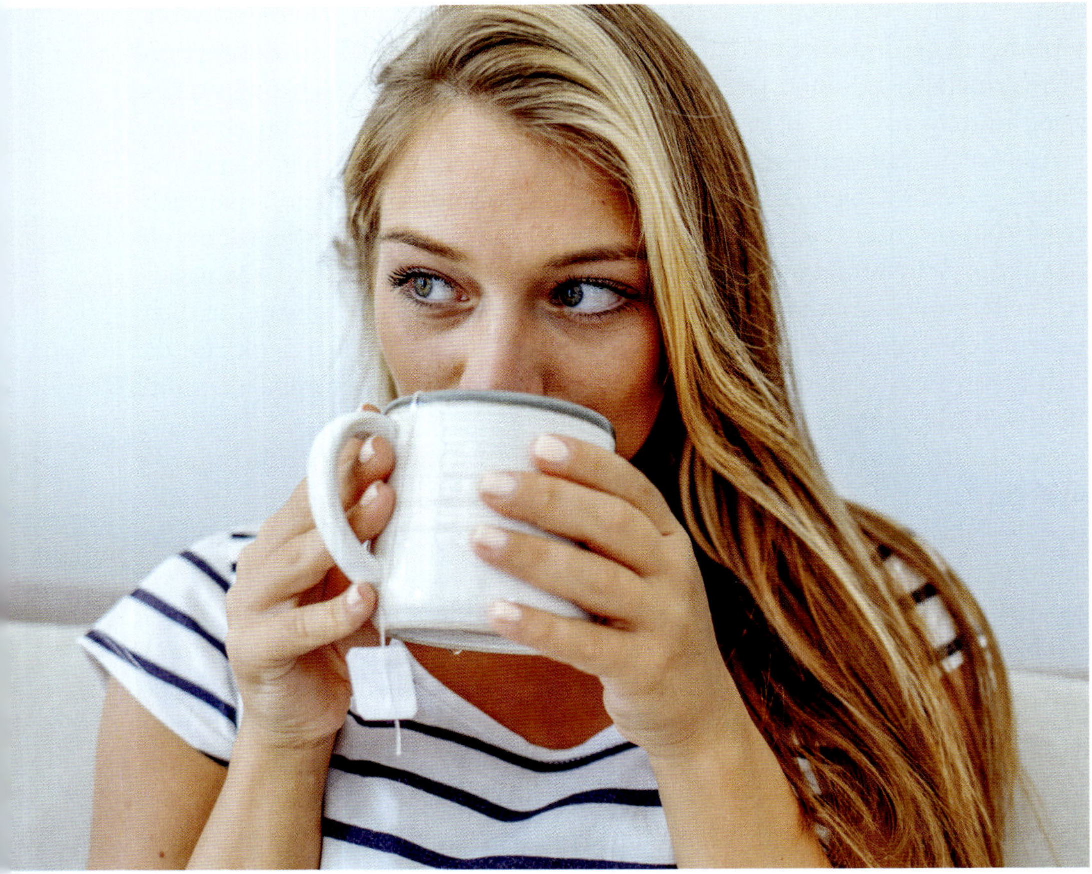

Ausreichendes Trinken ist auch beim Fasten Voraussetzung für das Wohlbefinden.

Fasten, ausreichend trinken sollten. 2 bis maximal 2,5 Liter sind perfekt. Mehr hilft aber auch nicht mehr. Die idealen Getränke sind Wasser, Tee oder Kaffee.

Zusammenfassend lässt sich sagen: Unser Organismus kann eine Menge wegstecken. Mit einer abwechslungsreichen Ernährung mit wenig Fast Food und Fertiggerichten besteht keine Gefahr, dass wir uns »vergiften«. Natürlich nehmen wir aus unserer Umwelt oder auch durch unseren Lebensstil verschiedene Stoffe zu uns, die nicht immer gesund sind. Viele davon können durch Leber, Niere, Darm, Lunge und Haut aber abgebaut und ausgeschieden werden. Und wenn Sie möglichst oft mit frischen Lebensmitteln selbst kochen und nicht täglich Fleisch und Wurst verzehren, tun Sie Ihrem Körper schon viel Gutes. Ideal ist es, öfter mal zu Bioprodukten, regionalen und saisonalen Lebensmitteln zu greifen. Auch eine pflanzenbetonte Mittelmeerdiät entlastet bzw. unterstützt unsere Entgiftungsorgane.

Was von Detoxversprechen zu halten ist

Seien Sie skeptisch, denn …

- es existieren fast keine wissenschaftlichen Untersuchungen oder Studien am Menschen, die irgendwelche Detoxeffekte von Nahrungsergänzungsmitteln belegen.
- manche Empfehlungen sind nicht nur teuer und wirkungslos, sondern bergen sogar relevante Gesundheitsrisiken.
- unser Organismus ist Toxinen, die wir nicht nur von außen aufnehmen, sondern die tatsächlich auch im Stoffwechsel anfallen, nicht schutzlos ausgeliefert. Die Wirkung einer »dreitägigen Saftkur« oder einer täglichen Tasse Detoxtee mutet im Vergleich zu der Entgiftungspower, die Leber, Niere, Haut, Lunge und Darm für uns bereitstellen, an wie ein Tropfen Wasser im Bodensee.

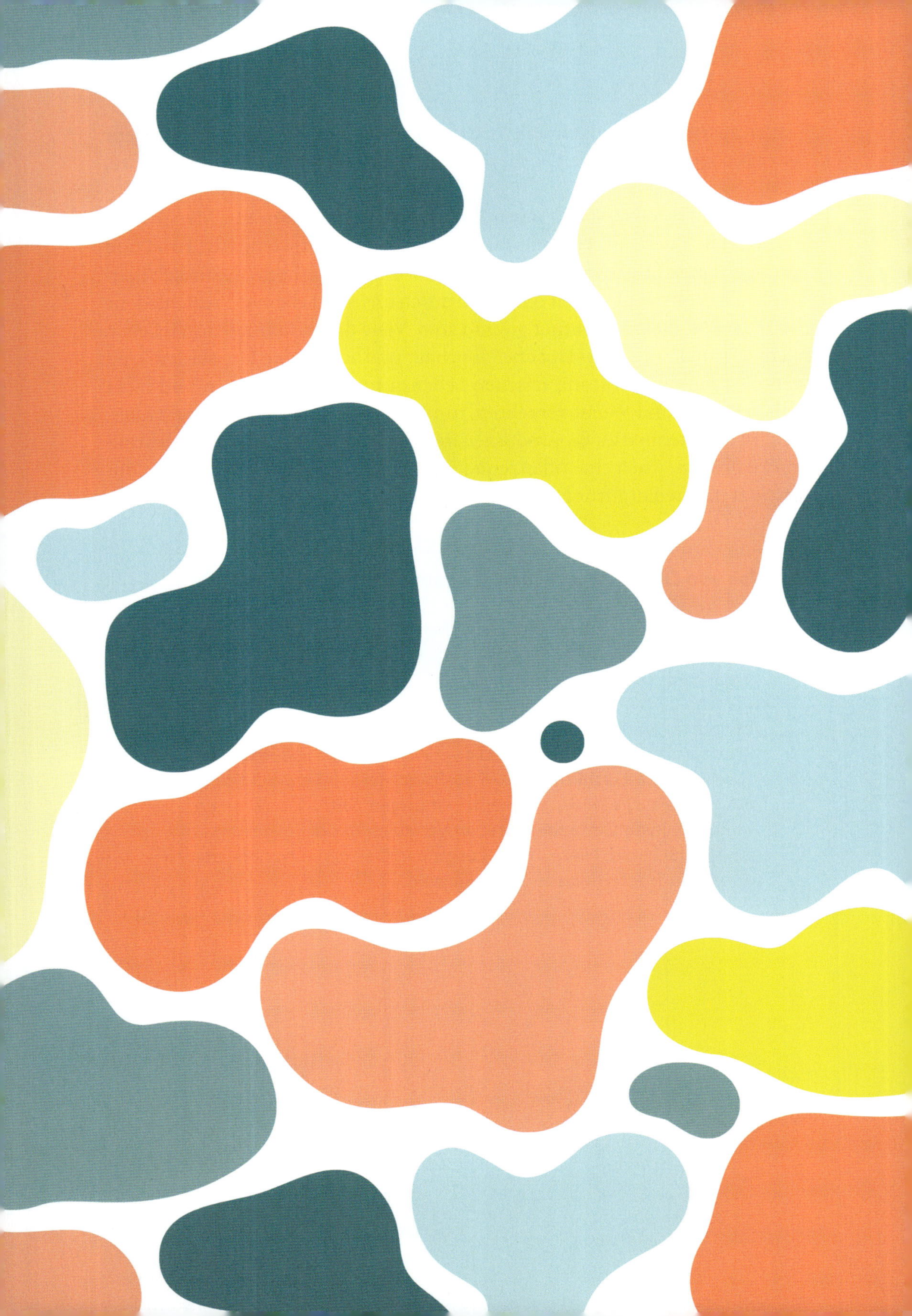

Kapitel

7

FASTEN UND ORGANE – WANN SCHADET FASTEN, WANN NUTZT ES?

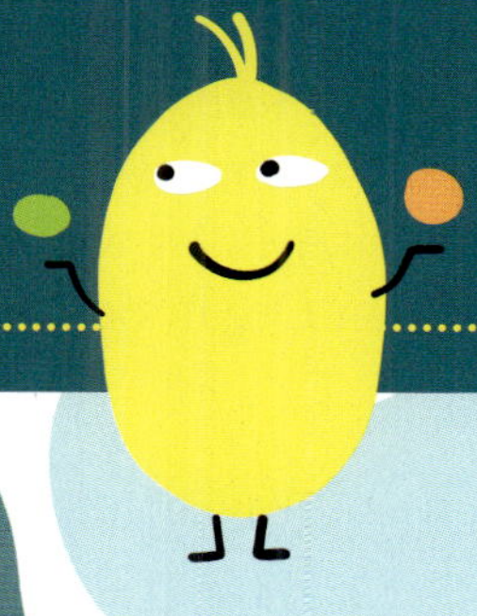

Kann Fasten auch schädlich sein?

Fasten hat – ohne Frage – ziemlich viele positive Effekte auf unseren Körper. Der vorübergehende Verzicht auf Nahrung kann bei vielen Erkrankungen, vor allem bei Stoffwechselkrankheiten und Entzündungen, gesundheitliche Verbesserungen bewirken. Fasten ist aber dennoch kein Allheilmittel, das allen gleichermaßen guttut. Das gilt vor allem für längere und strengere Fastenkuren. Deshalb kann es ratsam sein, Vorsorgemaßnahmen zu treffen oder das Fastenkonzept anzupassen, um gesundheitliche Probleme zu vermeiden.

Fasten und Immunsystem

Inzwischen gibt es zahlreiche Belege dafür, dass Fasten deutliche Auswirkungen auf das Immunsystem und die Funktion einzelner Immunzellen hat. Wie sich die Abwehrkräfte aber im Einzelfall verändern, hängt offensichtlich von der Art und Dauer des Fastens ab. Fastenkuren werden gern pauschal damit beworben, dass sie die Abwehrkräfte stärken. Das trifft auf einige Bereiche des Immunsystems tatsächlich zu. So stellten die amerikanischen Langlebigkeitsforscher Roberta Buon und Valter D. Longo fest, dass wiederholte Fastenzyklen die Lymphozyten für die Krebsbekämpfung stärken. Auch Autoimmunerkrankungen, also Krankheiten, bei denen Abwehrzellen gesunde Körperzellen angreifen und beschädigen, lassen sich durch gelegentlichen Nahrungsverzicht möglicherweise günstig beeinflussen.

Aktuelle Studien deuten aber auch darauf hin, dass zumindest durch längeres Fasten oder durch reines Wasserfasten das Immunsystem messbar geschwächt werden kann, denn den Abwehrkräften fehlen dann Proteine und weitere wichtige Nährstoffe. Dadurch steigt, zumindest vorübergehend, die Anfälligkeit für Infekte und andere Erkrankungen und auch Impfungen wirken in der Zeit um eine Fastenkur herum schlechter. Die Zusammenhänge zwischen Fasten und Abwehrkräften müssen deshalb differenzierter betrachtet werden, denn auf verschiedene Immunzellen kann Fasten ganz unterschiedliche Auswirkungen haben. Wer behauptet, Fasten stärke DAS Immunsystem, sollte nicht unerwähnt lassen, auf welchen Teil der Abwehrkräfte die Maßnahme abzielt. Es wird oft vergessen, dass unser Abwehrsystem nicht nur aus einem Organ oder einem Zelltyp besteht, sondern ein hochkomplexes

Netzwerk mit vielen Akteuren ist. Das Immunsystem umfasst eine Vielzahl an Immunorganen wie Lymphknoten, Milz und Thymus oder die Peyer'schen Plaques im Darm. Es bildet zahlreiche Botenstoffe, die sich positiv oder negativ auf Abwehrvorgänge auswirken können. Und es gibt auch nicht nur eine Art von Immunzellen, sondern ganz viele mit unterschiedlichen Aufgaben. Ist das Immunsystem gesund, dann arbeiten all diese Akteure Hand in Hand und Abwehrreaktionen laufen ungestört ab. Fasten kann aber eine Störung dieses komplexen Systems bedeuten, denn für unseren Körper ist Fasten zunächst mal stressreich, und da muss das eine oder andere Notprogramm eingeschaltet werden, wodurch Einschränkungen mancher Funktionen unerlässlich werden können.

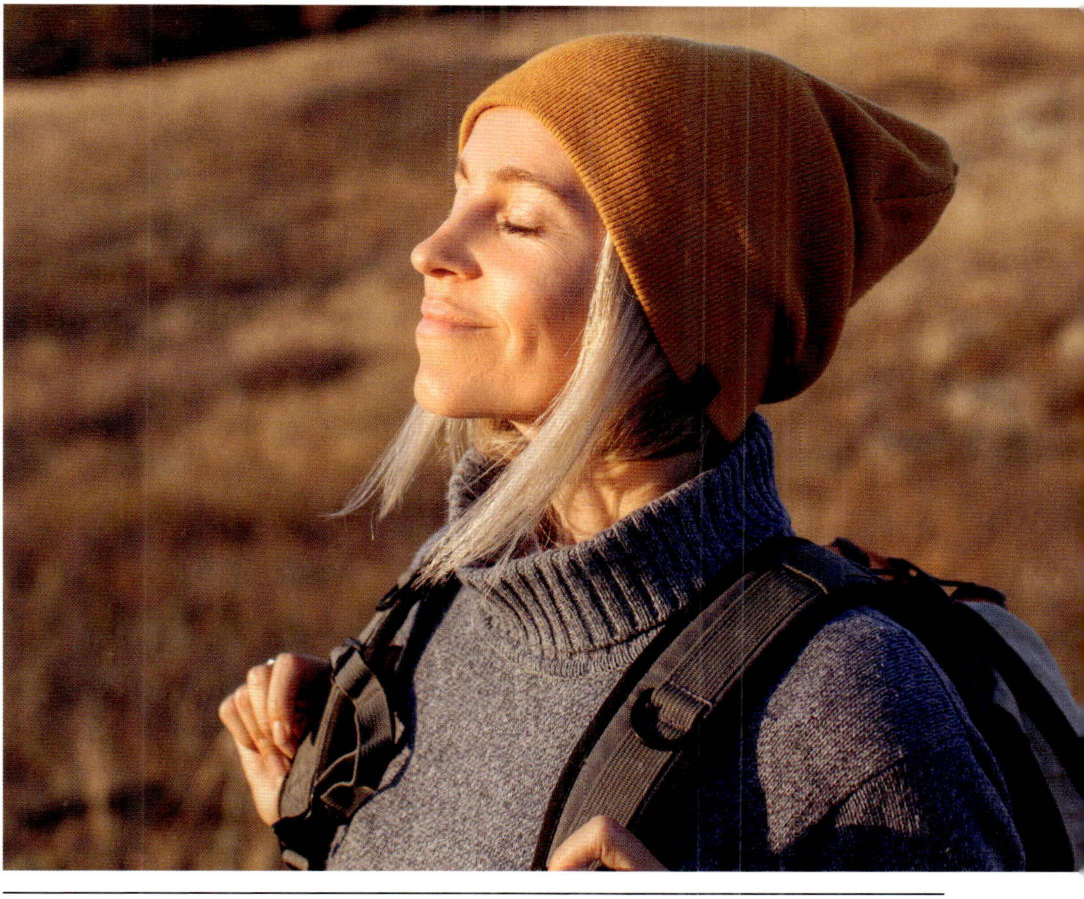

Unser Immunsystem und unser Wohlbefinden werden von vielen Faktoren beeinflusst.

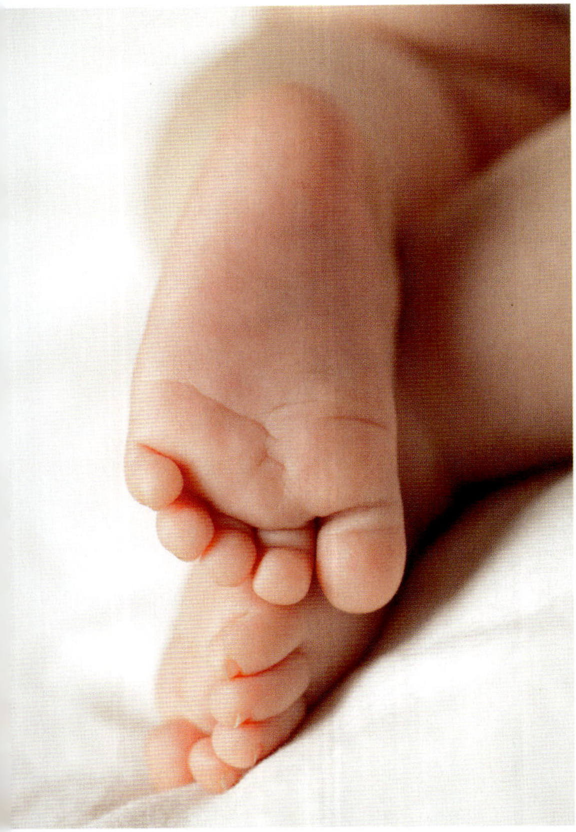

Es gibt ein angeborenes Immunsystem und eines, das wir durch unsere Lebensweise beeinflussen können.

Aktuelle wissenschaftliche Studien untersuchen nun gezielter die Wirkung länger dauernder Fastenphasen (mindestens 24 Stunden oder länger) auf Funktion und Anzahl der Immunzellen. Vor allem mit den Immunzellen »Monozyten« und »Lymphozyten« befassten sich 2022/2023 gleich mehrere Forschergruppen. Die beiden Zellarten haben unterschiedliche Aufgaben. Monozyten gehören zum angeborenen Immunsystem. Dieser Teil der Abwehrkräfte ist bereits beim Neugeborenen vorhanden. Monozyten werden im Knochenmark gebildet und ins Blut abgegeben. Später wandeln sie sich zu großen Fresszellen (Makrophagen) um, die alles Mögliche verschlingen können. Eine besondere Rolle spielen sie bei der Abwehr von Bakterieninfektionen. Erhöhte Monozytenzahlen im Blut können ein Zeichen für Entzündungen sein. Niedrige Monozytenzahlen deuten hingegen auf eine schlechte Abwehrfunktion hin und machen uns anfälliger für schwere Infekte.

Lymphozyten gehören zum erworbenen Anteil des Immunsystems, das sich im Laufe der ersten Lebensmonate entwickelt. Die Gruppe der Lymphozyten hat mehrere Mitglieder, die vor allem für gezielte Aktionen des Abwehrsystems zuständig sind. Der Hauptjob der Lymphozyten ist die Abwehr von Viren und die Beseitigung veränderter Zellen (Krebszellen).

Fasten – ein zweischneidiges Schwert

Jeden Tag werden im Knochenmark mehrere Milliarden Immunzellen gebildet und im Körper verbraucht. Deshalb benötigen wir jede Minute einen Nachschub von etwa zwei Millionen neuer Zellen. Man kann sich unschwer vorstellen, dass diese Vorgänge viel Energie in Form von Kalorien kosten und auch reichlich Vitamine, Mineralstoffe und Spurenelemente verbraucht werden. Doch dieser Treibstoff des Immunsystems steht beim Fasten nur noch in geringem Maße zur Verfügung. In Zeiten des Mangels müssen alle Organe Energie sparen, das gilt auch für die Abwehrkräfte. Verzicht auf Nahrung löst im Körper zunächst starke Stressreaktionen aus, die sich unter anderem am Anstieg des Stresshormons Cortisol während des Fastens nachweisen lassen. Wird mehr Cortisol in den Organismus gepumpt, dann ist das ein Signal für unser Immunsystem, in den Energiesparmechanismus zu schalten. Dabei werden bereits gebildete Monozyten aus dem Blut zurück in den »sicheren Hafen« des Knochenmarks geholt. Dort fallen sie in einen kräftesparenden »Winterschlaf« und es werden insgesamt weniger neue Immunzellen gebildet. Die Zahl der Monozyten im Blut und im Gewebe sinkt. Der erhöhte Cortisolspiegel und der Mangel an Abwehrzellen ist auch eine Begründung dafür, warum während des Fastens Entzündungen meistens zurückgehen, denn Monozyten sind eng ins Entzündungsgeschehen eingebunden und Cortisol wirkt stark entzündungshemmend. Gleichzeitig fehlen aber Abwehrzellen, um bakterielle Eindringlinge zu bekämpfen. Wird dann irgendwann die Zeit des Hungerns beendet, sinken die Stresshormonspiegel und das Knochenmark kann viele Immunzellen wieder in den Blutstrom entlassen. Doch die US-amerikanische Forschungsgruppe um Filip Swirski stellte fest, dass die Monozyten, die nun in großer Zahl ausgeschwemmt werden, sich verändert haben. Sie sind durch die Ruhephase älter geworden und reagieren nun anders als normale Immunzellen. Anstatt vor bakteriellen Infekten zu schützen, fachen die Monozyten nun Entzündungen umso stärker an. Das kann also zur Folge haben, dass Entzündungen wie Rheuma während des Fastens deutlich besser werden, anschließend aber sehr schnell wieder aufflammen.

Auch das darmeigene Immunsystem wird beim Fasten zunächst nicht besser. Der Verdauungstrakt ist für die Abwehrkräfte so etwas wie deren Hauptquartier. Hier befinden sich rund 70 Prozent der Immunzellen zum größten Teil in kleinen Lymphansammlungen, den »Peyer'schen Plaques« des Dünndarms. Japanische Wissenschaftler konnten während des Fastens Veränderungen im darmeigenen Immunsystem nachweisen, die nicht nur gut für uns sind. Unter anderem stellten sie fest, dass es bei einer zweitägigen Nulldiät zu einem drastischen Verlust von Immunzellen kommt. Die Zahl der Lymphozyten im Darm ging um rund 50 Prozent zurück. Infizierte man Versuchstiere in dieser Zeit mit Krankheitserregern, dann konnten während des Fastens nicht ausreichend Abwehrzellen mobilisiert werden, um diese zu bekämpfen. Und da auch die Bildung von Abwehrstoffen (Antikörpern) durch Immunzellen eingeschränkt war, blieb eine Immunantwort aus. Durch die Schwächung des darmeigenen Immunsystems kann Fasten besonders anfällig für Magen-Darm-Infektionen machen. Und wenn vor dem Fasten noch mit Glaubersalz abgeführt wird, dann fehlen auch die schützenden Bakterien im Verdauungstrakt. Die werden nämlich bei der Darmreinigung mit ausgespült. Dadurch können sich Durchfallerreger ungehemmt ausbreiten.

So unterstützen Sie Ihr Immunsystem während des Fastens

- Ideal fürs Fasten sind die Frühlings- und Sommermonate, wenn die winterlichen Krankheitswellen vorüber sind. Sollten Sie in der Erkältungszeit fasten, dann meiden Sie Menschenansammlungen, denn Ihre Abwehrkräfte können Krankheitserreger während des Fastens nicht gut abwehren.
- Wenn Sie länger fasten, sollten Sie sich Ruhe und Entspannung gönnen. Natürlich ist es durchaus möglich, während einer Fastenkur auch zu arbeiten. Optimal ist es aber nicht, denn Fasten ist für den Organismus eine Stressbelastung, die die Abwehrkräfte vorübergehend deutlich schwächt. Kommt noch Berufsstress dazu, verstärkt das die Anspannung zusätzlich.
- Wenn Sie eine Impfung brauchen, dann halten Sie vor und nach dem Fasten einen Abstand von drei bis vier Wochen ein, um eine ausreichende Antwort des Immunsystems zu ermöglichen. Ansonsten kann es sein, dass die Impfung nicht ihre volle Wirksamkeit entfalten kann. Das gilt allerdings nur für längere Heilfastenkuren, nicht für das gelegentliche Intervallfasten.
- Nehmen Sie probiotische Bakterien ein. Die Bakterien unterstützen die Bildung von Antikörpern (sIgA) für den Schleimhautschutz und können auch selbst Krankheitserreger abwehren, wenn das darmeigene Immunsystem während des Fastens schwächelt.
- Wenn Sie mehrere Tage fasten, sollten Sie darüber nachdenken, Mikronährstoffe zuzuführen, um die Arbeit des Immunsystems zu unterstützen. Ein niedrig dosiertes Präparat mit Vitaminen, Spurenelementen und Mineralstoffen ist ausreichend für eine Grundversorgung mit wichtigen Nährstoffen.

Fasten und Stoffwechsel

Viele Fastende möchten nicht nur etwas für ihr Wohlbefinden tun, sondern möglichst auch ein bisschen an der Gewichtsschraube drehen. Ein paar Pfunde oder Kilo verliert man bei einer Fastenkur durchaus, und wenn das Fasten als Einstieg in einen neuen Lebensstil dient, dann kann man das neue Wohlfühlgewicht auch halten oder langfristig sogar dem Wunschgewicht noch näherkommen. Allerdings gibt es ein Problem, das bei jeder Fastenkur auftritt; je länger und je strenger der Nahrungsverzicht ist, umso stärker: Der Stoffwechsel wird lahm. »Stoffwechsel« oder »Metabolismus« ist ein Begriff für die Energie, die unser Körper verbrennt oder speichert. Die bereits erwähnte Schilddrüse spielt da eine Rolle, der Abbau von Muskeln ebenso, und auch die hormonelle Situation ändert sich, wenn wir uns auf schmale Kost setzen.

Im Rahmen eines Notprogramms beginnt unser Organismus, den Stoffwechsel auf ein Minimum zu drosseln, den Kalorienverbrauch zu senken, um so mit den vorhandenen Reserven länger zu überleben. Dass unser Körper so »tickt«, ist durch Studien inzwischen sehr gut belegt. Wissenschaftler des nationalen Gesundheitsinstituts für Diabetes und Ernährung in Maryland, USA, untersuchten sechs Jahre lang 14 ehemalige Teilnehmer der amerikanischen Ausgabe von *The biggest Loser*. Im Rahmen der Abnehmshow gelang es einigen, ihr Gewicht fast zu halbieren. Durch die Nachbeobachtung sollte analysiert werden, wie lange die Erfolge anhielten. Publiziert wurden die Erkenntnisse in der Fachzeitschrift *Obesity* (»Übergewicht«). Doch die Ergebnisse waren frustrierend. Nach sechs Jahren hatten die Teilnehmer im Schnitt wieder rund 40 Kilo zugenommen. Doch an mangelnder Willenskraft lag es nach Einschätzung der Forscher nicht, sondern daran, dass sie so streng gefastet hatten. Denn nach der sechsmonatigen Schinderei war der Ruheumsatz um sage und schreibe 700 Kalorien gesunken. Der Ruheumsatz beschreibt den Kalorienverbrauch bzw. die Stoffwechselaktivität im Sitzen bei einer Umgebungstemperatur von 20 Grad Celsius, also im Prinzip den Grundbedarf an Energie. Am stärksten sank der Kalorienbedarf bei den Biggest-Loser-Teilnehmern ab, die sich am Ende des Wettbewerbs noch über den größten und schnellsten Gewichtsverlust freuen durften. Das Ergebnis ist erschreckend, denn es zeigt, dass selbst sechs Jahre nach dieser enorm strengen Diät- und Fastenkur der Körper die Strapazen noch nicht vergessen hat. Wollten die Teilnehmer der TV-Show ihr Gewicht dauerhaft halten, müssten sie Tag für Tag diese 700 Kalorien einsparen, was im Prinzip dem Streichen einer ganzen Mahlzeit entspricht. 700 Kalorien sind tatsächlich eine ganze Menge. Das entspricht einer großen Pizza oder zwei Stück Sachertorte oder einem Hamburger mit Pommes.

Eine US-amerikanische Studie zeigte, dass der aktuelle Grundumsatz, also der Kalorienverbrauch in Ruhe, in einer engen Verbindung mit einer zukünftigen Gewichtszunahme steht. Der Grundumsatz ist im Prinzip ein Maß dafür, wie aktiv unsere Stoffwechselaktivität in Ruhe ist. In der Studie wurden zu Beginn und nach zwei Jahren das Gewicht, der Grundumsatz und der gesamte 24-Stunden-Energieverbrauch gemessen. Bei den 15 Probanden, die in der zweijährigen Nachbeobachtungszeit mehr als zehn Kilo Gewicht zugenommen hatten, lag der Grundumsatz zu Beginn nur um rund 100 Kalorien pro Tag niedriger als bei den 111 Personen, die kein oder weniger Gewicht zugenommen hatten. 100 Kalorien sind nicht viel, aber nicht verbrannte Energie wird in Fettdepots gespeichert. Die Studie zeigt, dass selbst eine geringe Reduktion des Stoffwechsels zu einem Risikofaktor für zukünftiges Übergewicht werden kann. Werden die 100 Kalorien nicht Tag für Tag eingespart oder verbraucht, dann summieren sie sich in zwei Jahren auf mehr als 70 000 zusätzliche Kalorien, das entspricht ziemlich exakt der Energie, die in zehn Kilo Körperfett gespeichert werden. Ein Kilo Fettgewebe liefert nämlich 7000 Kalorien. Deshalb müssen wir während und nach dem Fasten alles daransetzen, um den Stoffwechsel auf Trab zu halten. Es gibt ein paar kleine Tricks, die den Stoffwechsel zumindest etwas auf Trab bringen: Bewegung, Kälte, Chili und Koffein zählen dazu.

Der Protein-Trick

Auch wer Intervallfastenphasen geschickt mit proteinreicher Ernährung kombiniert, tut dadurch seinem Stoffwechsel offensichtlich viel Gutes – darauf weist zumindest die Studie eines Forschungsteams des Skidmore College in New York hin. 40 übergewichtige Erwachsene wurden acht Wochen lang von den Wissenschaftlern zum Intervallfasten animiert. Zu Beginn der Studie fasteten sie zwei Tage pro Woche, ab der fünften Woche einen Tag. Die eine Hälfte nahm an den »Nicht-Fastentagen« mindestens 100 Gramm Eiweiß täglich zu sich. Bevorzugt wurden Hülsenfrüchte wie Kichererbsen, Fisch, Hähnchen, Joghurt, Tofu, Eier oder Quinoa gegessen. Die andere Hälfte bekam eine fettreduzierte Diät. Die Kalorienzufuhr lag in beiden Gruppen bei 1200 bis 1500 Kalorien täglich. Zusätzlich sollten rund 30 Gramm Ballaststoffe aufgenommen werden. Nach zwei Monaten waren die Unterschiede zwischen beiden Gruppen deutlich: Die Probanden, die sich eiweißreich ernährt hatten, verloren 27 Prozent mehr Bauchfett als die Teilnehmer, die sich nur kalorienarm ernährt hatten. Und trotz ähnlicher Kalorienzufuhr hatten die Personen, die der Eiweißgruppe zugeteilt waren, auch deutlich weniger Hunger.

So bringen Sie den Stoffwechsel beim Fasten auf Touren

Die Unterschiede zwischen einem langsamen, dick machenden Energieverbrauch und einem aktiven, schlank machenden Stoffwechsel sind teilweise minimal. Liegt der tägliche Umsatz nur 100 Kalorien unter der aufgenommenen Kalorienmenge, steigt das Gewicht um fünf Kilo pro Jahr. Fasten verlangsamt den Stoffwechsel; je strenger gefastet wird, desto stärker. Nutzen Sie deshalb vor, während und nach dem Fasten alle Möglichkeiten, die Kalorienverbrennung anzukurbeln.

1. Bewegen, bewegen, bewegen. Fasten und Bewegung passen gut zusammen, denn die nützlichen Effekte auf unsere Gesundheit verstärken sich gegenseitig. Durch Bewegung wird der Muskelverlust während des Fastens reduziert und der Kalorienverbrauch angeregt. Je nachdem, ob Sie nur zum Bäcker über die Straße laufen oder eine zweistündige Wanderung planen, kann sich der Kalorienverbrauch enorm unterscheiden. Nehmen wir mal eine ganz einfache Bewegungsform: Wenn Sie täglich 30 Minuten spazieren gehen, bringt das einen zusätzlichen Verbrauch von **100 bis 150 Kalorien.** Und natürlich lässt sich der Kalorienverbrauch noch deutlich steigern, wenn Sie länger spazieren gehen oder schneller unterwegs sind.
2. Programmieren Sie das Mikrobiom auf »schlank«. Ein »schlankes« Mikrobiom kann im Vergleich zu einer kalorienproduzierenden Darmflora noch mal rund **150 bis 200 Kalorien** einsparen. In eigenen Studien konnte ich nachweisen, dass diese »Umprogrammierung« ungefähr acht Wochen dauert. Bereits nach einem Monat Einnahme eines Pulvers mit ausgewählten probiotischen Bakterien (unter anderem Lactobacillus plantarum, Lactobacillus gasseri, Lactobacillus rhamnosus sowie Bifidobakterien) und präbiotischen Ballaststoffen waren Veränderungen verschiedener Darmflora-

Parameter nachweisbar, die für ein »schlankeres« Mikrobiom sprachen. Eine Gewichtsabnahme setzte im dritten Monat ein. Eine Mikrobiomanalyse kann Auskunft darüber geben, ob Ihr Mikrobiom möglicherweise einen ungünstigen Einfluss auf Ihr Gewicht hat.

3. Halten Sie die Schilddrüse auf Trab, denn die ist unser wichtigstes Stoffwechselorgan. Versorgen Sie sie mit allen wichtigen Nährstoffen und lassen Sie die Schilddrüse ab und zu mal kontrollieren. Mehr dazu finden Sie ab Seite 129.
4. Nutzen Sie die Wirkung von grünem Tee. In einer Studie wurde der Kalorienverbrauch durch die Einnahme von Grüntee-Polyphenolen (282 Milligramm pro Tag) plus Resveratrol, dem Polyphenol aus dunklen Trauben oder Rotwein (80 Milligramm pro Tag), mit den Effekten einer wirkstofffreien Placebokapsel verglichen. Tatsächlich wurden durch die Tee- und Rotweinpolyphenole die Kraftwerke der Zellen, die Mitochondrien, aktiver, die Fettverbrennung wurde stimuliert und die Fähigkeit, freie Radikale abzuwehren, nahm zu. Schon nach drei Tagen ließ sich der Effekt der Polyphenolergänzung messen. Im Gegensatz zur Placebogruppe verbrauchten die Studienteilnehmer, die Nahrungsergänzungsmittel erhielten, täglich etwa **75 Kalorien** mehr.
5. Sorgen Sie für einen guten Schlaf. Von dieser Maßnahme profitieren Sie wahrscheinlich besonders stark, wenn Sie bisher häufig zu kurz und eher schlecht geschlafen haben. Wer auch jetzt schon schläft wie ein Bär, wird möglicherweise nur geringe oder keine Effekte verspüren. Studien konnten zeigen, dass Probanden nach einer kurzen Nacht mit nur 5,2 Stunden Schlaf am nächsten Tag durchschnittlich 550 Kalorien mehr verspeisten als nach Nächten, in denen sie ausschlafen durften. Wenn Sie 1,5 Stunden mehr schlafen als üblich, dann nehmen Sie am nächsten Tag rund 200 Kalorien weniger zu sich.
6. Aktivieren Sie die braunen Fettzellen. Werden die braunen Fettzellen aktiv, dann können Sie **100 bis 150 zusätzliche Kalorien** pro Tag verbrauchen. Kälte, Ausdauersport, Chili und andere scharfe Gewürze, Kurkuma, Resveratrol und Omega-3-Fettsäuren heizen den braunen Fettzellen ein. Scharfes Essen ist sowieso ein guter Stoffwechselaktivator. Wenn Sie gern scharf essen, dann spricht also nichts dagegen, auch Ihre Fastenspeisen gut zu würzen. Chili passt nicht nur auf gedünstetes Gemüse, sondern kann auch zusammen mit Tee aufgebrüht werden oder auch mal einem Porridge oder Kaffee Schärfe geben. Schöner Nebeneffekt: Ihnen wird es dadurch etwas wärmer.

Fasten und Gicht

Gicht galt früher als die Krankheit der Wohlhabenden und Wohlgenährten, heute kann sie jeden treffen. Gicht entsteht durch die Ablagerung von Harnsäurekristallen in den Gelenken, die sich dadurch schmerzhaft entzünden können. Harnsäure bildet sich im Körper, wenn wir uns sehr fleischreich ernähren. Sie entsteht nämlich als Abbauprodukt von Purinen, die vor allem in tierischen Lebensmitteln vorkommen. Besonders hoch konzentriert sind sie in Innereien, Fleisch, Geflügel und Wurst enthalten. Deshalb verwundert es nicht, dass man bei einem Tyrannosaurus-Rex-Skelett Gichtablagerungen in den Fingergelenken gefunden hat. Aber auch eiweißreiche Hülsenfrüchte wie Sojabohnen ent-

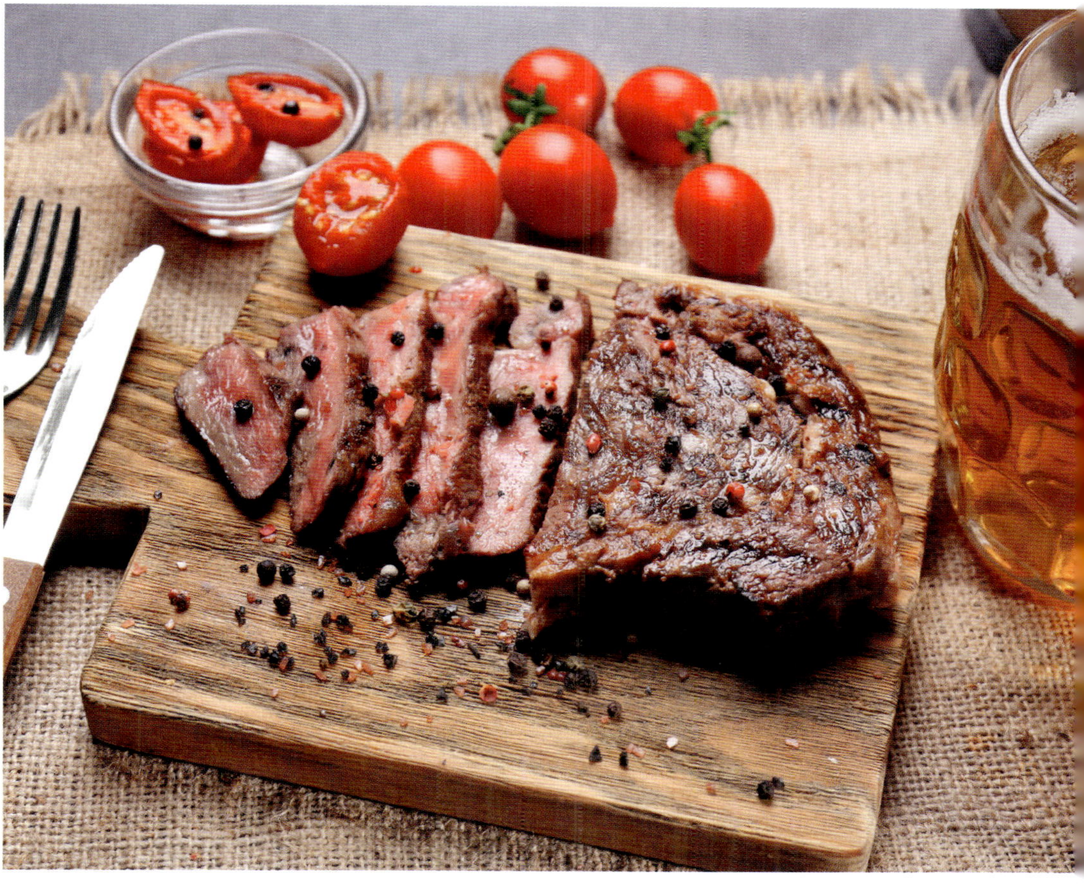

Eine purinreiche Ernährung fördert das Risiko von Gicht und anderen Beschwerden.

halten Purine. Alkohol verschärft die Situation zusätzlich, denn er schränkt die Ausscheidung der Harnsäure über die Nieren ein, und vor allem Bier enthält größere Mengen an Purinen.

Doch was hat jetzt Fasten mit Gicht zu tun? Ist ja eigentlich genau das Gegenteil von Schlemmen. Doch tatsächlich kann nicht nur Völlerei, sondern auch Fasten einen Gichtanfall auslösen. Typische Anzeichen sind heftige Schmerzen in den Gelenken. Meistens beginnt ein Gichtanfall in der Nacht oder am frühen Morgen mit Schmerzen, Schwellung und Rötung einzelner Gelenke. Besonders häufig trifft es das Grundgelenk der großen Zehen, aber auch Fuß- und Handgelenke, Finger und Knie können in Mitleidenschaft gezogen werden. Die Schmerzen können so stark werden, dass schon der Druck der Bettdecke unerträglich wird.

Wie kann das passieren? Bei Nulldiäten oder strengen Fastenkuren geraten wir in eine sogenannte katabole Stoffwechsellage, bei der verschiedene Körpergewebe wie Fettzellen oder Muskeleiweiß abgebaut werden. Purine werden zum Aufbau von Zellen benötigt. Werden diese Purine beim Gewebeabbau durch Fasten freigesetzt, steigt der Harnsäurespiegel im Blut stark an. Wenn die Pfunde schmelzen, werden auch Fettsäuren aus den Zellen an Bauch und Oberschenkel ins Blut abgegeben. Diese werden dann in der Leber zu Ketonkörpern umgewandelt. Ketone verhindern zusätzlich, dass die vermehrt anfallende Harnsäure über die Nieren ausgeschieden wird, wodurch der Harnsäurespiegel mit jedem Fastentag weiter ansteigt. Die Harnsäurekristalle lagern sich dann in den Gelenken ab, und das führt dort zu teilweise sehr schmerzhaften Entzündungen. Je strenger die Diät ist und je mehr Gewicht in kurzer Zeit verloren wird, desto größer ist das Risiko für einen Gichtanfall.

Wer zu Gicht neigt, sollte aber auch auf Saftfastenkuren verzichten. Früchte und auch manche Gemüse liefern viel Fruchtzucker (Fruktose). Und nicht nur Fleisch, sondern auch Fruktose regt die Harnsäurebildung an und kann beim Fasten das Risiko für einen Gichtanfall erhöhen.

So verhindern Sie Gichtanfälle während des Fastens

- Wenn Sie in der Vergangenheit unter Gichtanfällen gelitten haben oder erhöhte Harnsäurespiegel aufweisen, sollten Sie vor der Fastenkur mit Ihrem Arzt sprechen, ob ein Medikament zur Senkung der Harnsäure sinnvoll sein könnte.

- Besonders purinhaltig sind Fleisch und Bier, aber auf diese Nahrungsmittel werden Sie bei einer Fastenkur wahrscheinlich verzichten.
- Vorsicht ist jedoch auch geboten bei purinhaltigem Gemüse wie Spargel und Hülsenfrüchten (Bohnen, Erbsen, Linsen). Besonders viel Purine enthalten Sojabohnen und Sojaprodukte wie Tofu, außerdem sind Brokkoli, Spinat und Kohlgemüse Purinlieferanten. Durch den reichlichen Verzehr dieser kalorienarmen, aber purinreichen Gemüsesorten kann ebenfalls ein Gichtanfall begünstigt werden.
- Verzichten Sie auf Obst- und Gemüsesäfte. Fruktose erhöht den Harnsäurespiegel. Wegen des hohen Fruchtzuckergehalts sind Saftfastenkuren prinzipiell nicht zu empfehlen. Wer zu Gicht neigt, sollte aber auf jeden Fall die Finger davon lassen.
- Trinken Sie zwei Liter Wasser täglich, um die Nierenfunktion zu unterstützen und Ihr Ausscheidungsorgan anzukurbeln.
- Günstige Effekte auf den Harnsäurespiegel scheinen Milch- und Milchprodukte zu haben. Auch für Kaffee wurde das nachgewiesen, aber erst ab einer Dosis von drei bis vier Tassen pro Tag.
- Durch die Einnahme von 500 Milligramm Vitamin C pro Tag ließ sich ebenfalls ein deutlicher Rückgang der Harnsäurewerte erzielen. Diese Vitamin-C-Dosis sollte man aber, wenn man es als Nahrungsergänzungsmittel einnehmen möchte, auf zwei bis drei Tagesdosen verteilen, denn die Resorptionskapazität des Darms für eine Vitamin-C-Dosis liegt nur bei 200 bis 250 Milligramm.

Fasten und Magen-Darm-Erkrankungen

Bei chronisch entzündlichen Darmerkrankungen wie Colitis ulcerosa und Morbus Crohn, bei Neigung zu Magen- oder Zwölffingerdarmgeschwüren oder Magenschleimhautentzündungen sollten Sie genau beobachten, wie Ihr Körper auf das Fasten reagiert. Studien berichten, dass mit diesen Krankheitsbildern Betroffene oft nicht vom Fasten profitieren, sondern sich die Symptome sogar deutlich verschlechtern können. Wenn Sie unter diesen Erkrankungen leiden, sollten Sie sich am besten vorab mit dem behandelnden Arzt besprechen.

Eine Beobachtungsstudie aus dem Jahr 2022 mit 80 Personen untersuchte, wie sich Intervallfasten auf Symptome und die Krankheitsaktivität bei chronisch entzündlichen Darmerkrankungen auswirkt. Die Studie ergab, dass die

Beschwerden tatsächlich bis zum Ende der vierwöchigen Fastenphase kontinuierlich zunahmen. Manche Teilnehmer mussten das Fasten sogar abbrechen, da sich ihr Zustand deutlich verschlechterte. Kurz gesagt: Fasten war in dieser Studie nicht hilfreich, sondern kontraproduktiv. Eine mögliche Ursache kann der Mangel an entzündungshemmendem Butyrat während des Fastens sein, wie bereits eine andere Untersuchung nachweisen konnte. Werden beim Fasten keine Ballaststoffe zugeführt, dann geht auch die Butyratproduktion deutlich zurück, denn Ballaststoffe sind das Ausgangsmaterial, aus dem die Darmbakterien Butyrat bilden. Sowohl beim Intervallfasten als auch beim Heilfasten sollte man also darauf achten, zusätzlich präbiotische Ballaststoffe aufzunehmen.

Ebenso stieg in einer Studie zum Ramadan-Fasten das Risiko für Zwölffingerdarmgeschwüre und Entzündungen des Zwölffingerdarms und auch für Magengeschwüre und Magenschleimhautentzündungen an. Diese Probleme traten während der Fastenzeit deutlich häufiger auf als in Zeiten, in denen nicht gefastet wurde. Das mag daran liegen, dass beim Nahrungsverzicht die Magensäure nicht durch Nahrung neutralisiert wird und dadurch bei empfindlichen Personen die Schleimhaut von Magen und Zwölffingerdarm angegriffen wird.

Wenn Sie unter einer chronisch entzündlichen Darmerkrankung wie Morbus Crohn oder Colitis ulcerosa leiden, dann rate ich Ihnen zudem dringend von Heilfastenkuren ab, bei denen Ihnen eine Darmreinigung empfohlen wird. Denn auch hier konnten Studien und wissenschaftliche Untersuchungen zeigen, dass sich die Krankheit nach solchen Abführmaßnahmen deutlich verschlimmert und mehr Schübe auftreten.

So verhindern Sie Magen-Darm-Probleme während des Fastens

- Wenn Sie unter einer chronisch entzündlichen Darmerkrankung leiden oder zu Magen- und Darmgeschwüren neigen, ist die Wahl des Fastenkonzepts wichtig. Lange Heilfastenkuren kommen dann für Sie eher nicht infrage. Probieren Sie Intervallfasten mit unterschiedlich langen Fastenphasen aus.
- Lassen Sie sich von Ihrem Arzt beraten, ob während des Fastens Medikamente gegen zu viel Magensäure (z. B. Protonenpumpenhemmer) sinnvoll sein könnten.

- Bei chronisch entzündlichen Darmerkrankungen profitieren Sie möglicherweise vom Intervallfasten mit Zufuhr präbiotischer Ballaststoffe und probiotischer Bakterien. Jede Art des Heilfastens, bei der Sie in irgendeiner Weise abführen müssen, sollten Sie ablehnen. Dadurch kommt es bei den meisten Patienten zu einer Verschlechterung der Darmentzündung.

Fasten und Schilddrüse

Die Schilddrüse spielt für den Stoffwechsel eine wichtige Rolle, sowohl während des Fastens als auch in der Zeit danach. Wir müssen deshalb gut auf die Schilddrüse achten, wenn wir verhindern möchten, dass Stoffwechsel und Kalorienverbrauch zu stark vom Fasten beeinträchtigt werden und dann langfristig nur noch auf Sparflamme laufen.

Die Schilddrüse ist eine kleine Drüse am Hals, etwa so groß wie eine Walnuss. Doch trotz ihrer Winzigkeit hat die Schilddrüse Auswirkungen auf den gesamten Organismus. Nahezu jede Körperfunktion wird vom Hals aus mitgesteuert, denn die produzierten Hormone wirken von der kleinen Zehe bis zu den Haarwurzeln auf alle Zellen des Körpers. Sie nehmen Einfluss auf Wachstum und Gehirnentwicklung, drehen auch in Bezug auf unsere psychische Verfassung an einigen Stellschrauben und regulieren unseren Stoffwechsel. Kurzum: Die Schilddrüse ist das Kraftzentrum des Organismus und sie gibt jeder einzelnen Zelle unseres Körpers Energie.

Damit ist sie zum größten Teil dafür verantwortlich, wie viele Kalorien wir verbrennen. Der Energieverbrauch wird durch die Schilddrüsenhormone Thyroxin (T4) und Trijodthyronin (T3) geregelt. Sie sind die wichtigsten Stoffwechselhormone unseres Körpers. Je mehr dieser Hormone im Umlauf sind, desto aktiver ist unser Stoffwechsel, desto schneller verbrennen wir Kalorien. Die Hormone entfalten ihre stoffwechselaktivierende Wirkung, indem sie an Rezeptoren an den Zellen andocken und dort die Energieproduktion und den Kalorienverbrauch ankurbeln. Bei einer Überfunktion, wenn die Schilddrüse mehr Hormone produziert, als wir benötigen, läuft der Stoffwechsel auf Hochtouren und es kann es zu gefährlichem Herzrasen, Gewichtsverlust und Unruhe kommen. Das Gegenteil ist der Fall, wenn die Schilddrüse zu wenig Botenstoffe bildet. Bei einer solchen Unterfunktion nehmen wir schnell zu, werden müde, antriebslos und frieren, da kaum noch Kalorien verbrannt werden, die dem Körper Energie und Wärme geben.

Funktioniert Ihre Schilddrüse richtig?

Und nun kommen wir zum Fasten. Eine Schilddrüsenunterfunktion ruft – unabhängig vom Nahrungsverzicht – ähnliche Beschwerden hervor wie Fasten: Frösteln und Frieren, Müdigkeit und eine Verlangsamung des Stoffwechsels. Wenn Sie unter einer Schilddrüsenunterfunktion leiden, sollten Sie diese behandeln lassen. Ansonsten werden die Beschwerden durch das Fasten schlimmer. Sollte der Verdacht bestehen, dann lassen Sie vor der Fastenkur den TSH-Wert vom Hausarzt bestimmen. Denn Fasten führt dazu, dass die kleine Hormondrüse noch schwächer wird. Da die Schilddrüse unser Stoffwechselmotor ist, reagiert sie nämlich auch direkt auf die aktuelle Kalorienzufuhr. Wenn der Körper Energie einsparen muss, weil zu wenig Essen auf den Teller kommen, dann schaltet die Schilddrüse ein paar Gänge zurück und bremst die Kalorienverbrennung aus. Dazu produziert sie ein Hormon, das sich rT3 (reverses T 3) nennt. Das blockiert die Andockstellen für die normalen Schilddrüsenhormone. So können die im Blut kreisenden Schilddrüsenhormone keine Wirkung mehr entfalten. Obwohl dieser Mechanismus auf den ersten Blick völlig unsinnig erscheinen mag, leistet er doch einen wichtigen Beitrag für die exakte Dosierung der Hormonwirkung. In Hungersnöten oder bei einer kritischen Schwächung des Organismus verhindert rT3, dass unnötig Energiereserven verschwendet werden, und sichert so das Überleben. Auch bei einer strengen Diät bildet der Körper vermehrt rT3, denn er kann nicht unterscheiden, ob die Extremsituation von einer Heilfastenkur ausgelöst wird oder ob es sich hier um einen Kampf ums nackte Überleben handelt, dem sich unsere Vorfahren immer wieder ausgesetzt sahen. Dieser Bremsmechanismus ist ein weiteres Schräubchen, an dem der Körper eine Feinjustierung des Stoffwechsels vornehmen kann: Mit rT3 spart der Organismus in schwierigen Zeiten Energie. Heutzutage kurbeln strenge Diäten, Fasten oder starker Stress die rT3-Bildung an.

Nicht nur langfristige Fastenkuren sorgen dafür, dass die Schilddrüsenaktivität erst mal gebremst wird und unser Stoffwechsel erlahmt. Auch das Intervallfasten des Ramadans lässt sowohl bei Schilddrüsengesunden als auch bei Fastenden mit einer Schilddrüsenunterfunktion die Stoffwechselaktivität der Hormondrüse sinken. Eventuell ist es bei einer bekannten Schilddrüsenunterfunktion, die medikamentös behandelt wird, ratsam, die Hormondosierung in Absprache mit dem Arzt etwas zu erhöhen. Ähnliche Veränderungen des Schilddrüsenstoffwechsels lassen sich übrigens auch bei strengen Low-Carb-Diäten, also einer Ernährung mit wenigen Kohlenhydraten, feststellen.

Kaffee bringt die Schilddrüse auf Trab

Man weiß schon länger, dass ein regelmäßiger Koffeinkonsum das Risiko für Stoffwechselstörungen wie Zuckerkrankheit verringern kann. Ob Kaffee auch unser wichtigstes Stoffwechselorgan beeinflusst, war aber bislang noch nicht bekannt. Um diesen Zusammenhängen auf den Grund zu gehen, werteten chinesische Wissenschaftler der Abteilung für Rehabilitationsmedizin, School of Health, Fujian Medical University in Fuzhou, die Daten von mehr als 2500 Studienteilnehmern aus. Personen mit bekannten Schilddrüsenerkrankungen wurden ausgeschlossen. Den besten Stoffwechsel wiesen Personen mit einem moderaten Kaffeekonsum auf, die schlechtesten Schilddrüsenwerte fand man bei Personen, die nur sehr selten oder nie Kaffee tranken. Zwischen 80 und 100 Milligramm Koffein liefert eine Tasse Kaffee (240 Milliliter). Die gesündesten Schilddrüsenwerte hatten die Teilnehmer, die täglich zwei bis drei Tassen Kaffee tranken. Bis zu einer Koffeinaufnahme von rund 260 Milligramm pro Tag verbesserte sich die Schilddrüsenfunktion im Vergleich zu Probanden, die weniger tranken. Noch mehr Koffein brachte aber keine zusätzlichen Effekte für den Schilddrüsenstoffwechsel. Wenn Sie gern Kaffee trinken, sollten Sie diese Gewohnheit auch während des Fastens beibehalten. Sinnvoll ist ein moderater Konsum von zwei bis drei Tassen pro Tag. Wenn Sie Kaffee nicht mögen, können Sie stoffwechselförderndes Koffein während des Fastens auch mit grünem oder schwarzem Tee zuführen.

Für ausreichend Nährstoffe sorgen

Um reibungslos zu funktionieren, benötigt die Schilddrüse verschiedene Nährstoffe. Deshalb sollten vor allem bei bereits bekannten Störungen der Schilddrüsenfunktion Vitamine, Mineralstoffe und vor allem auch Spurenelemente im Blick behalten werden.

Ein Mangel an Vitamin D macht die Schilddrüse träge. Erhebungen zeigen immer wieder, dass mindestens ein Drittel der Bevölkerung unzureichend mit Vitamin D versorgt ist. Risikofaktoren für einen Vitamin-D-Mangel sind prinzipiell die Wintermonate, aber auch ein zu geringer Aufenthalt im Freien im Sommer. In höherem Lebensalter nimmt die Gefahr eines Vitamin-D-Mangels ebenfalls zu, und Frauen sind häufiger betroffen als Männer. Für die Gesundheit unserer Schilddrüse, aber auch für Knochen, Immunsystem, Herz-Kreislauf-Gesundheit und viele Belange mehr sollten Sie auf eine ausreichende Vitamin-D-Versorgung achten.

Daneben benötigt die Schilddrüse vor allem genügend Spurenelemente. Wie der Name vermuten lässt, benötigen wir von Spurenelementen keine großen Mengen, sondern nur Dosen von wenigen Milligramm, oft sogar nur Mikrogramm. Fehlen jedoch diese Minimengen, dann schränkt das die Funktion der Schilddrüse deutlich ein und der Stoffwechsel und der Energieverbrauch gehen zurück. Eine gute Jodversorgung bringen die meisten mit der kleinen Drüse in Verbindung. Die wenigsten wissen aber, dass auch Eisen, Selen und Zink für einen reibungslosen Stoffwechsel notwendig sind. Wer regelmäßig Fisch und Meeresfrüchte verzehrt, auch ab und zu Fleisch isst und Jodsalz verwendet, kann damit seine Grundversorgung meistens sicherstellen. Für Vegetarier und Veganer ist das etwas schwieriger, sie müssen gezielt die entsprechenden Nahrungsmittel essen, um ausreichend Selen (Paranüsse, Kokosnüsse, Sonnenblumenkerne), Zink (Kürbiskerne, Sonnenblumenkerne, Pinienkerne) und Eisen (Kürbiskerne, Samen wie Sesam, Mohn, Chiasamen, grünes Blattgemüse und Vollkorngetreide) aufzunehmen.

Besteht der Verdacht, dass ein Mangel vorliegen könnte, sollte dieser möglichst VOR Beginn der Fastenkur behoben werden. Im Idealfall lässt man beim Hausarzt die Werte der Spurenelemente bzw. bei Eisen den Eisenspeicher Ferritin kontrollieren. Dann kann man gezielt nur die Spurenelemente ersetzen, die wirklich fehlen, und vermeidet einen Mangel ebenso wie eine Überdosierung. Die Untersuchung muss in der Regel selbst bezahlt werden, es sei denn, es besteht zum Beispiel eine Blutarmut, die abgeklärt werden muss.

Vorsicht ist auch bei der Einnahme von Nahrungsergänzungsmitteln mit Jod geboten. Hier kann man des Guten schnell zu viel tun. Vor allem im mittleren und höheren Alter ist es riskant, die Jodzufuhr plötzlich zu steigern oder auf Jodtabletten umzusteigen. Häufig haben sich in diesem Alter unbemerkt Knoten oder eine Vergrößerung der Schilddrüse entwickelt. Bei einem normalen Jodangebot ist die Funktion oft noch normal, Beschwerden bestehen nicht. Wird aber nun plötzlich zu viel Jod aufgenommen, kann sich daraus eine Schilddrüsenüberfunktion entwickeln. Vorsicht auch mit Nahrungsergänzungspräparaten mit Meeresalgen, auch Seetang oder Kelp genannt. Sie reichern aktiv Jod aus dem Salzwasser an. Die Verbraucherzentrale und das Bundesinstitut für Risikobewertung (BfR) warnen deshalb vor der Gefahr einer Jod-Überdosierung. Die Jodversorgung lässt sich in der Regel durch Verwendung von Jodsalz und den regelmäßigen Verzehr von Seefisch sichern.

Vorsicht, Wechselwirkung!
Spurenelemente wie Eisen, Zink oder Kupfer konkurrieren miteinander. Nimmt man nur eines, zum Beispiel Zink, als Nahrungsergänzungsmittel ein, dann besteht die Möglichkeit, dass sich dadurch mit der Zeit ein Mangel an anderen Spurenelementen entwickelt. Auch ein gleichzeitiger Mangel an Jod und Selen kann sich negativ auf den Schilddrüsenstoffwechsel auswirken, wenn nur Jod oder nur Selen ersetzt wird. Hier ist es sinnvoll, entweder zunächst die Spiegel beider Mikronährstoffe bestimmen zu lassen oder beide gemeinsam zuzuführen. Deshalb sollte man bei einer längerfristigen Einnahme immer auch die anderen Spurenelemente im Auge behalten oder am besten gleich kombiniert einnehmen. Es wird zum Beispiel empfohlen, je 15 Milligramm Zink 1 Milligramm Kupfer einzunehmen.

So unterstützen Sie Ihre Schilddrüse beim Fasten

1. Lassen Sie Ihre Schilddrüse ab und zu checken. Vor allem, wenn Sie Gewichtsprobleme haben, kann eine unentdeckte Schilddrüsenunterfunktion daran schuld sein. In diesem Fall sollten Sie vor Beginn einer Fastenkur die Schilddrüsenunterfunktion behandeln lassen, damit sich die Stoffwechselsituation durch das Fasten nicht noch weiter verschlechtert. Meistens reicht es aus, den TSH-Wert zu bestimmen. Das ist eine Routineuntersuchung, die der Hausarzt machen kann.
2. Im Idealfall lassen Sie vor einer längeren Fastenkur Ihre Blutwerte analysieren und substituieren dann die Vitamine, Mineralstoffe und Spurenelemente, die fehlen. Auch unabhängig vom Fasten kann das ab und zu mal eine sinnvolle Maßnahme sein. Besteht schon vor dem Fasten ein Mangel, dann werden während des Nahrungsverzichts, wenn keine weiteren Mikronährstoffe zugeführt werden, die letzten Reserven aufgebraucht. Das hat nicht nur Auswirkungen auf Schilddrüse und Stoffwechsel, sondern auch auf unser Immunsystem, das durch strengere Fastenphasen sowieso erst mal geschwächt ist.
3. Trinken Sie auch während des Fastens Kaffee oder grünen oder schwarzen Tee. Das garantiert nicht nur kleine Genussmomente, sondern Koffein scheint sich auch günstig auf die Schilddrüsenfunktion auszuwirken.

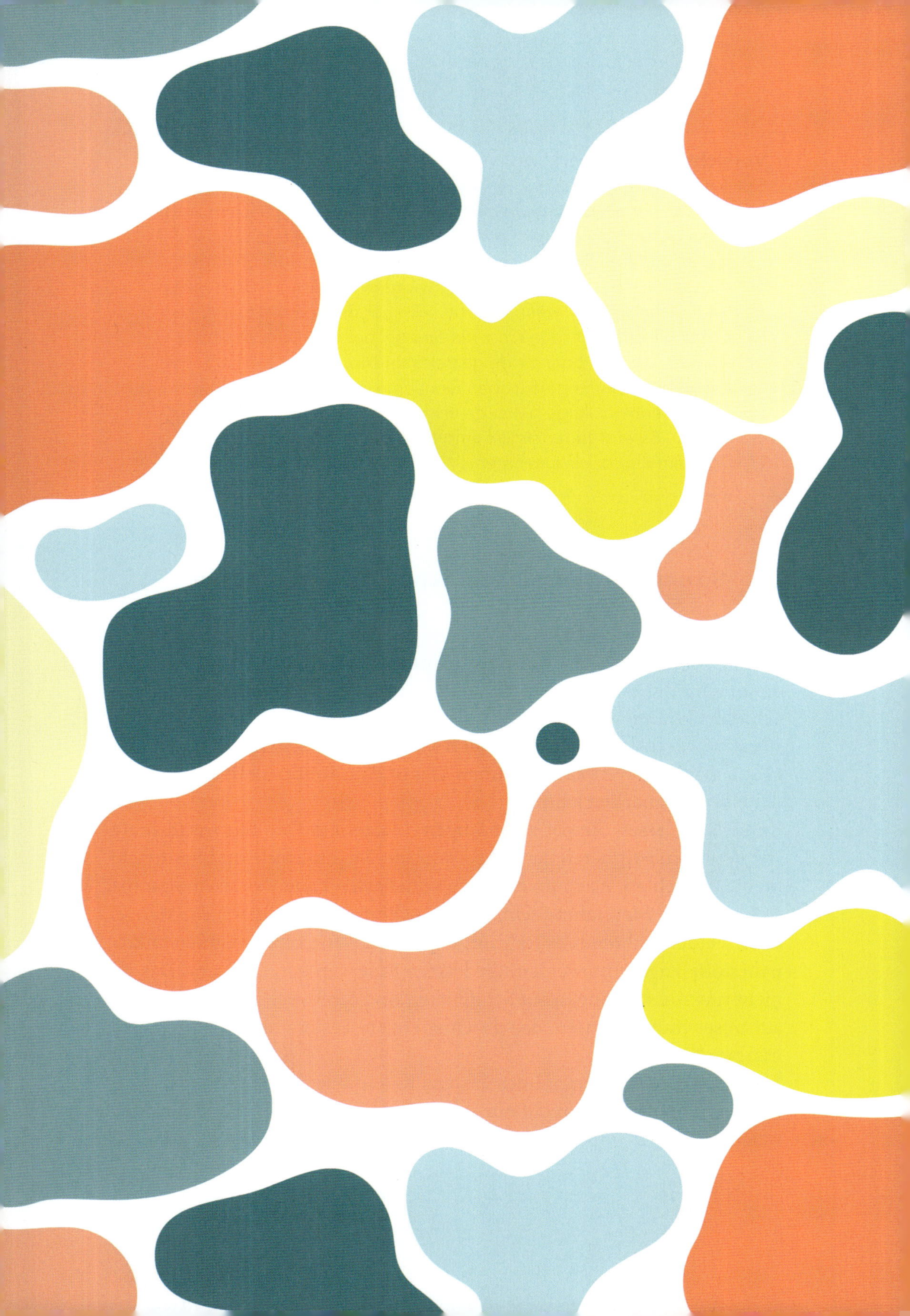

Kapitel

8

FASTEN UND ACHTSAMKEIT

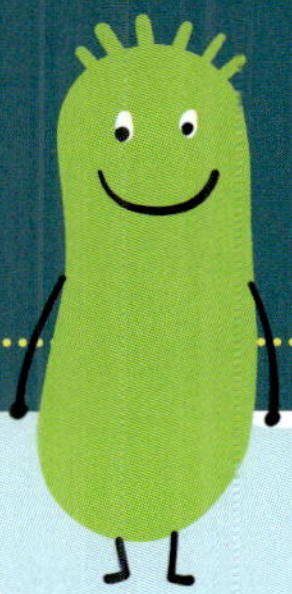

Ganzheitlich fasten mit dem neuen Fasten-Code

Bevor wir in den beiden letzten Kapiteln zur konkreten Anwendung des neuen Fasten-Codes bzw. zu den Erfahrungen, die die Fastenleiterin Johanna Katzera während mehrerer Seminare mit diesem neuen Konzept gemacht hat, kommen, soll es in diesem Kapitel von ihr zunächst um Ganzheitlichkeit beim Fasten gehen. Der Fastenprozess mit seinen verschiedenen körperlichen Aspekten kann und sollte auch Anlass sein, der mentalen Ebene mehr Achtsamkeit zu schenken und in diesem Bereich Überflüssiges und Notwendiges wahrzunehmen.

Die Bedeutung des ganzheitlichen Fastens in der heutigen Zeit

Während des Fastens stellt der Körper von äußerer auf innere Ernährung um. Wenn Sie fasten, können Sie diese Zeit bewusst dafür nutzen, um sich auf sich selbst zu besinnen und über die Frage zu reflektieren: Was nährt mich wirklich – über die physische Ebene hinaus – und bleibt dafür im Alltag genügend Zeit? Die Fastenzeit bietet eine gute Möglichkeit, mental zu einer neuen inneren Ordnung, mehr Klarheit und einer selbstbestimmten Neuausrichtung zu gelangen. Das gelingt, wenn sich das Fasten nicht nur auf eine veränderte Nahrungsaufnahme beschränkt, sondern der selbst gewählte Verzicht auch auf andere Ebenen übertragen, also ganzheitlich umgesetzt wird, und man sich bewusst auf das Wesentliche besinnt. Weil die meisten Menschen hierzulande im Überfluss leben, wird genau das immer schwieriger. Viele haben von vielem zu viel, aber oft zu wenig Zeit. Zu viel Dinge, Termine, Stress, Verpflichtungen, Kleidungsstücke, Auswahl, Informationen, Gedanken, Dateien … All das bindet Aufmerksamkeit und Zeit und lässt uns deshalb nicht zur Ruhe kommen. Im Stresserleben verlieren wir das Wesentliche aus den Augen und damit auch den Blick für uns selbst, die eigenen Bedürfnisse und Ziele.

Die Fastenzeit kann eine Pause von diesem alltäglichen Hamsterrad darstellen – wenn der Verzicht ganzheitlich ausgerichtet ist. Das kann eine Herausforderung sein und ist genau deshalb umso wichtiger.

Fasten und Digital Detox

Digitale Medien sind aus unserem Alltag nicht mehr wegzudenken. Sie begleiten uns von morgens bis abends, von montags bis sonntags, von Januar bis Dezember. Sie verbinden uns mit uns nahestehenden Personen und mit dem Rest der Welt. Sie vereinfachen die Vereinbarkeit von Privat- und Arbeitsleben und machen unser Leben durch die Bündelung der Funktionen minimalistischer. Kurz: Sie erleichtern uns den Alltag.

Doch sie haben auch eine Kehrseite: Die Informationsflut überreizt unsere Sinne. Multitasking und Unterbrechungen mindern die Fokussierfähigkeit. Ständige Erreichbarkeit bedingt Stress. Dauerhafte Kommunikation erschwert

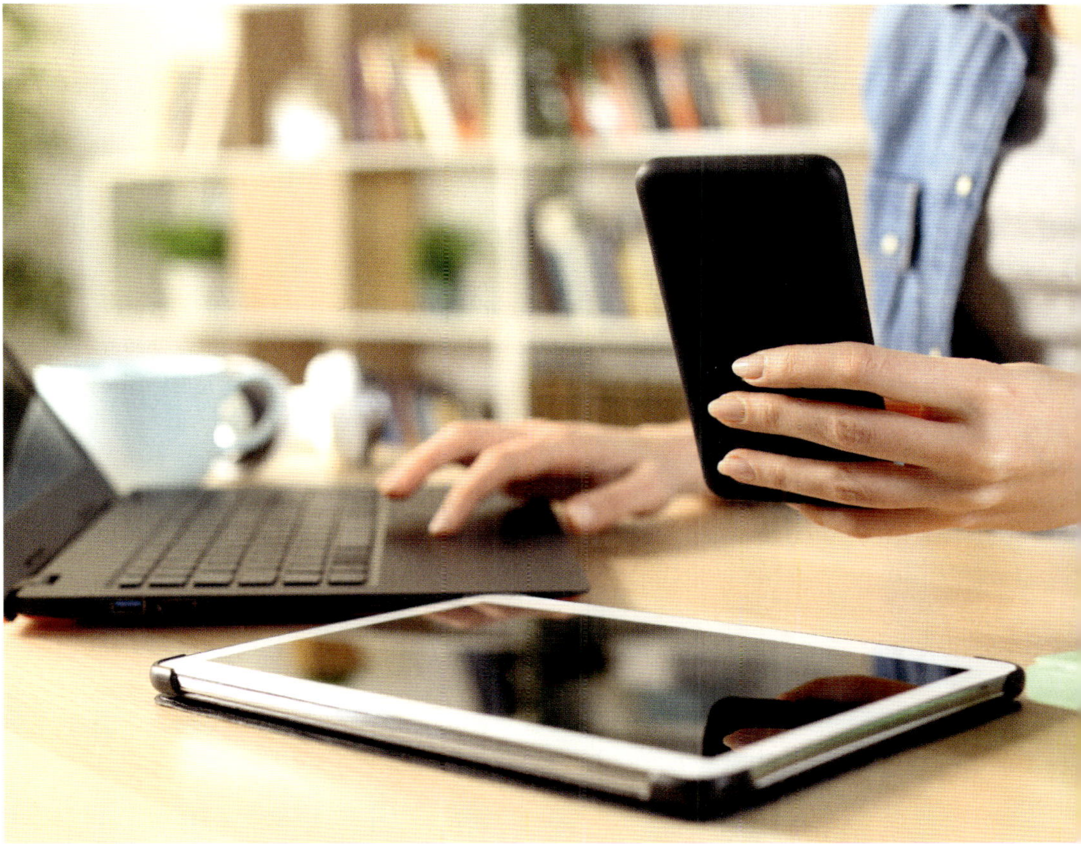

Digitale Medien ermöglichen schnelle Information und Vernetzung, bergen aber das Risiko der Informationsüberflutung.

den inneren Dialog. Entgrenzung und fehlende Pausen reduzieren regenerative Erholung. Und weil digitale Medien Zeitfresser sind, kann es auch passieren, dass wir unsere Interessen und Verpflichtungen vernachlässigen – und viele andere Augenblicke unseres Lebens. Digitale Medien erleichtern unseren Alltag und machen ihn doch komplexer. In jedem Fall verändern sie nahezu alle Facetten unseres Lebens – und dazu zählt auch die Fastenzeit.

Dabei sollten wir auch oder besonders in unserer schnelllebigen Zeit die Schlichtheit des Verzichts bewahren und das Fasten über den Bereich der Ernährung ausweiten. Es ist also sinnvoll, sich vor Beginn des Fastens die Frage zu stellen, inwiefern sich der Verzicht auf die Nutzung von Medien – Smartphone, Tablet, Laptop, TV – erstrecken soll. Vor allem mit dem Smartphone nehmen wir einen Großteil des Alltags mit in die Fastenzeit und damit uns selbst ein großes Stück Erholung und die Möglichkeit der achtsamen Innenschau und Reflexion, die dem Fasten innewohnen sollte. Die Fastenzeit soll eine Zeit der Ruhe und Entschleunigung sein. Wir sollten also – auch ganz wörtlich genommen – mal abschalten.

Den Digitalverzicht vorbereiten

Eine Pause von den alltäglichen Gewohnheiten und der selbstverständlichen Erreichbarkeit braucht ein gewisses Maß an Absprachen und Organisation, etwa die Einrichtung einer Abwesenheitsnotiz im E-Mail-Verkehr. Doch neben all den Herausforderungen im Außen gibt es eine viel größere: uns selbst. Wir haben uns in den vergangenen Jahren so sehr an die Allgegenwärtigkeit der digitalen Geräte und die damit verbundenen Möglichkeiten gewöhnt, dass wir uns förmlich entkoppelt fühlen, wenn wir (sie) abschalten.

In meinen Fastengruppen erlebe ich, wie wichtig die Frage nach dem WLAN ist, dass Wanderrouten getrackt werden, die Kamera immer dabei ist, um besondere Momente festzuhalten, und die Teilnehmer auch während der Fastenzeit genauso erreichbar sein müssen oder wollen wie im Alltag – oder gar nicht mehr anders können. Doch dieses ständige Klingeln und Vibrieren macht etwas mit uns (und auch mit den anderen Teilnehmern): Wir sind immer an- und abrufbereit und fahren nur noch selten runter – uns selbst nicht und die Geräte auch nicht. In meinen Kursen lade ich deshalb dazu ein, die Nutzung des Smartphones bewusst zu reduzieren. Es geht darum, das Hier und Jetzt zunächst für sich selbst zu erleben, anstatt unmittelbar Eindrücke zu teilen oder sich abzulenken.

Hilfreiche Fragen für die digitale Nutzung

Wie oft, wofür und wann nutze ich digitale Medien?
Welche Inhalte konsumiere ich?
Tut mir das gut?
Welche Inhalte oder Kommunikationsformen nähren mich wirklich?

Es erfordert Achtsamkeit, Selbstgenügsamkeit und inzwischen vielleicht sogar etwas Mut, sich zeitweise aus der digitalen Welt und der damit einhergehenden Verbindung zu anderen, der Beziehung zum Smartphone selbst und den oberflächlichen Belohnungen der digitalen Welt zurückzuziehen. Doch es lohnt sich und es ist umso wichtiger, je schwerer es uns fällt.

Das muss nicht unbedingt bedeuten, in der gesamten Zeit offline zu sein. Es ist bereits ein großer Schritt, nur zu bewusst gewählten Zeitpunkten am Tag online zu gehen und das Smartphone in der übrigen Zeit entweder in einer Schublade zu belassen oder im Offlinemodus mit in den Tag zu nehmen. In jedem Fall macht uns die veränderte Nutzung alltägliche Gewohnheiten, vielleicht sogar Abhängigkeiten bewusst und verhilft uns zur Erkenntnis, welchen persönlichen Stellenwert das Smartphone für uns hat.

Hinter dem Digital-Fasten steht die Besinnung auf sich selbst. Es geht nicht um eine Verteufelung der digitalen Geräte. Die Absicht ist ein intensiveres Erleben der Fastenzeit selbst und die Bewusstmachung und Einsicht in Gewohnheiten und innere Prozesse. Daraus ergibt sich eine achtsamere und gezieltere digitale Nutzung im Alltag.

Hilfreiche Fragen während der digitalen Abstinenz

In welchen Momenten möchte ich zum Smartphone greifen?
Mit welcher Absicht?
Ist es nur ein Griff aus Gewohnheit?
Ein Lückenfüller?
Ein Ablenken von unangenehmen Gefühlen?
Ein Aufschieben von unangenehmen Tätigkeiten?
Ist das jetzt wichtig?
Was könnte ich stattdessen tun?

Beim Fasten reduzieren wir bewusst und selbstgewählt für eine begrenzte Zeit die Informationen, Kontakte und Ablenkungen und nehmen Abstand von beruflichen, aber auch von privaten Themen. Wir haben somit die Chance, Gedanken und Gefühle weniger von äußerlichen Einflüssen bestimmen zu lassen und uns auf uns selbst zu besinnen. Wir kommen vom Außen ins Innen und richten den Fokus auf uns selbst.

Fasten – bewusst entschleunigen und regenerativ erholen

Fasten mit bewusster Entschleunigung kann nur gelingen, wenn nicht jede vermeintliche Lücke mit dem Tablet oder Smartphone gefüllt wird, denn die Allgegenwärtigkeit der digitalen Geräte macht etwas mit uns, unserem Gehirn, unserem Miteinander – unserem Leben. Die moderne, schnelle und laute Welt voller Reize überfordert unser evolutionsbiologisches System, das im Kern über Jahrtausende das gleiche geblieben ist. Das Problem der heutigen Zeit ist, dass viele Menschen mit einem dauerhaft hohen Stresslevel leben und Phasen tiefer Entspannung im Alltag nur selten erreichen. Und auch wenn Stress als Hauptursache vieler Krankheiten gilt, ist es nicht nur der Stress selbst, der sich negativ auf die Gesundheit auswirkt: Vor allem die aus dem Gleichgewicht geratene Balance aus Anspannung und Entspannung aufgrund des ständigen Erreichbar-, Online- und Beschäftigt-Seins führt zu Erschöpfungszuständen.

Im Alltag vieler Menschen fehlen heutzutage echte Pausen, also Phasen der Nicht-Erreichbarkeit und Entspannung, und somit die Erholung. Dabei sind Pausen in einer reizüberfüllten und informationsgeladenen Welt wichtiger denn je. Das können entspannende Tätigkeiten wie Lesen, Handarbeiten oder im Alltag Hausarbeiten wie Spülen oder auch das Gärtnern sein. Es geht um die Reduktion von Reizen und das Austreten aus dem Multitasking. Das bewusste Ausführen von nur einer Tätigkeit wirkt beruhigend. Für die Gesundheit ist es elementar, durch das bewusste Abschalten aus der andauernden Alarmbereitschaft der Erreichbarkeit herauszutreten und dem Gehirn eine Pause zu ermöglichen. Wir brauchen Pausen regelmäßig: kurze, über den Tag verteilt, und lange, über das Jahr verteilt. Wir brauchen Momente des Nichtstuns und der Passivität, Phasen, in denen wir nicht erreichbar sind, und Zeiträume, in denen uns niemand aus unseren Gedanken reißt. Wir brauchen Pausen, um die Seele baumeln zu lassen und Kraft zu tanken. Die Fastenzeit sollte eine solche Zeit sein.

Hilfreiche Fragen für die regenerative Ebene

Womit fülle ich meine Zeit?
Welche Verpflichtungen, Aufgaben und Aktivitäten bestimmen meinen Alltag?
Tut mir das gut?
Bleibt ausreichend Zeit für mich, meine Selbstfürsorge und Hobbys?
Welche Aktivitäten erfüllen mich und inwiefern nährt mich ein Moment der Muße?

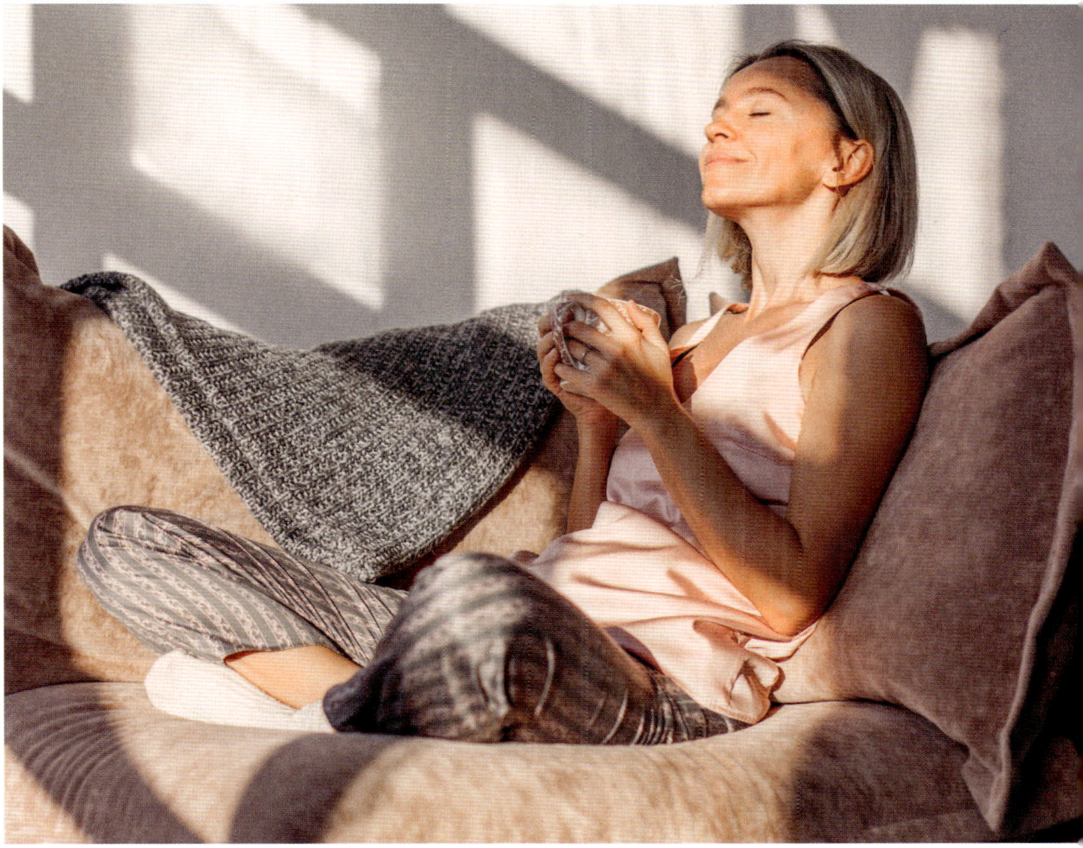

In unserer reizüberfluteten Welt sind echte Pausen und bewusste Erholung für die Gesundheit wichtiger denn je.

Die Ruhe während der Fastenzeit ermöglicht Selbstreflexion

Pausen sind nicht nur aus Gründen der Regeneration wichtig. Die Ruhe ermöglicht noch etwas anderes: Selbstreflexion. Die Reduktion aufgrund des Fastens vertieft diese Ruhe noch. Viele Fastende berichten von intensiven Gedanken und Träumen. Körper, Geist und Seele sortieren sich. Es mag zu Beginn vielleicht herausfordernd sein, langsamer zu werden, sich nicht abzulenken, den eigenen Gedanken zuzuhören oder die eigenen Gefühle zu spüren. In einem schnellen Alltag voller Verpflichtungen, Möglichkeiten und allerhand Berieselung bleiben dafür oft weder Raum noch Zeit, und so haben viele das Nichtstun, das absichtslose Sein buchstäblich verlernt. Doch der Geist braucht Ruhe zum Verarbeiten der vielen Reize und die Seele Raum, damit wir uns selbst spüren und selbstbestimmt leben können.

Die Fastenzeit bietet die Chance, innezuhalten und sich auf sich selbst zu besinnen. In dieser Zeit können wir uns von außen nach innen näherkommen und unsere Ziele dann von innen nach außen verwirklichen, indem wir den Fokus auf das für uns persönlich Wichtige und Wesentliche richten. Angeleitete Reflexionsübungen können diesen Prozess unterstützen. Dabei kann das Hinterfragen des digitalen Konsums durchaus auf das allgemeine Konsumverhalten erweitert werden.

Hilfreiche Fragen für die persönliche Ebene

Wo in meinem Leben stehe ich?
Wie geht es mir?
Welche sozialen Kontakte habe und pflege ich?
Was konsumiere ich?
Welche Ziele verfolge ich?
Welche Kontakte tun mir gut?
Was brauche ich wirklich, weil es mich von innen nährt?

Der Abstand vom Alltag, die Ruhe und die ganzheitliche Reduktion während des Fastens ermöglichen Selbstreflexion, einen Blick auf das Wesentliche und somit eine neue Klarheit. In der Stille können wir uns selbst spüren und die eigenen Bedürfnisse wahrnehmen.

Fastende nennen auf die Frage, was sie wirklich nährt und sie lebendig fühlen lässt, beispielsweise Familie, Freundschaften, Natur, Bewegung, Literatur, Lachen, Lernen, Musizieren, Meditieren, Zeit für sich haben und Zeit mit positiven Menschen verbringen. In der bewussten Beschäftigung mit der aktuellen Lebenssituation werden sie sich ihrer Kraftquellen und Energieräuber bewusst und haben die Chance, sich zu ordnen und eventuell neu auszurichten.

Mentale Gewohnheiten und geistige Erneuerung

Zur Selbstreflexion zählt die Beschäftigung mit der eigenen Gedankenwelt. Da Körper, Geist und Seele während der Fastenzeit einiges bewegen und die Sinne geschärft sind, können in diesem intensiven Selbstkontakt sowohl unangenehme Themen als auch wertvolle Impulse auftauchen. Die Fastenden sortieren, wofür im Alltag aufgrund all der Beschäftigung und Ablenkung weder Zeit noch Raum bleiben. Dieser intensive Kontakt mit sich selbst ermöglicht es, der mentalen Ebene Beachtung zu schenken und achtsam zu beobachten, welchen Inhalt und welche Qualität die eigenen Gedanken haben – ob sie guttun, wie sich der innere Dialog anhört und anfühlt, ob häufig absolute Begriffe wie »immer«, »alle«, »nie« oder »müssen« auftauchen oder eine Tendenz zum Jammern, Kritisieren oder Ablehnen wahrgenommen werden kann.

Denn so, wie der Magen verdaut, was wir schlucken, glaubt das Gehirn, was wir denken. Wir sollten uns darüber bewusst sein, womit wir es füttern, denn Gedanken sind Nahrung für die Seele. Das ganzheitliche Fasten umfasst auch die Bereiche der Kommunikation und Gedankenwelt und lädt zu einer geistigen Erneuerung ein. Wenn es darum geht, Gewohnheiten abzulegen, die uns nicht guttun, sollten wir still werden und mehr uns selbst als anderen zuhören, denn es geht um das achtsame Wahrnehmen persönlicher Gedankenmuster und darum, das Jammern, vorschnelles Meinungsbilden und Kritisieren oder das Streben nach immer mehr oder etwas anderem zu erkennen und aufzulösen.

Hilfreiche Fragen für die mentale Ebene

Welche Gedanken denke ich?
Tun sie mir gut?
Welche Gedanken sind förderlich und nähren mich wirklich?

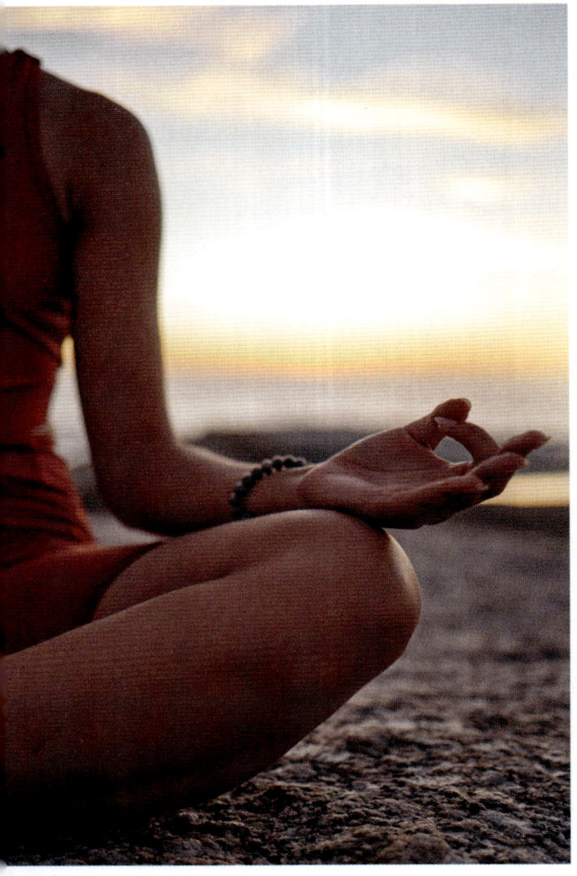

Meditieren kann helfen, den Stress zu reduzieren und ein Gefühl der inneren Ruhe herzustellen.

Die Fastenzeit kann genutzt werden, um weniger zu sprechen, weniger nach außen zu tragen und sich mehr auf das Innere zu konzentrieren. Auch als Gruppe kann man eine Zeit lang gemeinsam schweigen. Generell liegt der Fokus auf der Kommunikation mit sich selbst. Dieser innere Dialog soll achtsam, also wohlwollend, wertfrei und akzeptierend sein.

Geführte Meditationen helfen, den Geist zu beruhigen. Zudem kann es eine gute Übung sein, negative Gedanken durch förderliche zu ersetzen oder durch das Schreiben eines Dankbarkeitstagebuchs den Fokus auf das Positive zu lenken. Dabei geht es nicht um eine Ablehnung oder das Leugnen von unangenehmen Gedanken, Gefühlen oder Tatsachen. Es geht um das Wahrnehmen der Fülle, die trotz aller Herausforderungen auch da ist, aber zuweilen nicht ausreichend berücksichtigt wird.

Dieser intensive Selbstkontakt ermöglicht Persönlichkeitsentwicklung, eine bewusstere Lebensführung und kann sich positiv auf die mentale Gesundheit auswirken. Ein ruhiger Geist und ein geordnetes Innenleben sind die Voraussetzung für eine neue Ausrichtung nach dem Fasten; durch das leise In-uns-Eintauchen kann etwas Kraftvolles aus uns auftauchen.

Fasten, Achtsamkeit und die »Rosinenübung«

Es wird deutlich: Fasten geht mit mehr Achtsamkeit einher. Wer fastet, entwickelt eine größere Achtsamkeit gegenüber den körperlichen Befindlichkeiten, der eigenen Gedankenwelt, individuellen Bedürfnissen und der Auswirkung bestimmter Lebensmittel auf den Organismus. Außerdem sind die Sinne geschärft und der Geschmack unterschiedlicher Lebensmittel wird intensiver und nuancierter wahrgenommen. Das ist neben dem Fasten selbst auch auf die Ruhe während der Mahlzeiten zurückzuführen. Während im Alltag das Essen häufig nebenbei, »to go« oder »fast« erfolgt, genießen wir beim Fasten bewusst und mit ausreichend Zeit.

Da das Fasten ohnehin zu mehr Achtsamkeit führt, lässt es sich gezielt mit Elementen aus dem Achtsamkeitstraining kombinieren. Die Rosinenübung kann eine Hinführung für das achtsame Essen mit allen Sinnen sein. Klassischerweise steht bei dieser Übung eine Rosine im Mittelpunkt, sie kann aber auch mit anderen Nahrungsmitteln wie einer Mandel oder Nüssen durchgeführt werden: Für eine Zeit von fünf Minuten betrachten, riechen, fühlen und schmecken die Fastenden intensiv das jeweilige Lebensmittel. Durch das Erfassen von Form, Farbe, Struktur, Duft, Geschmack, Textur und Beschaffenheit wird die bewusste Wahrnehmung geschult. So entstehen ein neues Verständnis, ein neues Bewusstsein und eine höhere Wertschätzung gegenüber den Lebensmitteln, die die Fastenden idealerweise mit in den Alltag nehmen. Schon einzelne achtsame Momente während einer Mahlzeit bewirken einen Unterschied.

Schärfung der Sinne für Notwendigkeiten und Gewohnheiten

Auch die Differenzierung zwischen Hunger, Sättigung und Appetit wird feiner. Viele Fastende sind im Verlauf einer Fastenwoche überrascht, wie schnell ein Sättigungsgefühl bei ihnen eintritt, und sie bemerken, wie stark das Essen mit alltäglichen mentalen oder emotionalen Gewohnheiten zusammenhängt. Oft essen wir nicht aufgrund von körperlichem Hunger, sondern entwickeln Essgewohnheiten, mit denen wir unbewusst emotionale Bedürfnisse befriedigen. Häufig stellt das Essen auch eine Ablenkung oder unbewusste Routine dar, etwa wenn während der Arbeit oder vor dem Fernseher nebenbei gegessen wird. Durch die starke emotionale Verknüpfung ist es oft ein Mittel, um beispielsweise Stress, Frust, Einsamkeit, Langeweile oder Kummer zu kompensieren.

Gewohnheiten folgen einem speziellen Schema, der sogenannten Gewohnheitsschleife. Es gibt einen auslösenden Reiz, beispielsweise der Wunsch nach

Pause oder das Gefühl von Einsamkeit oder Langeweile. Diesem Reiz folgt eine gewohnte Handlung – der Griff zur Schokolade oder zum Wein – und schließlich eine Belohnung durch Entspannung, Genuss oder Trost. Je öfter bei einem bestimmten Reiz ein bestimmtes Verhalten folgt, desto mehr wird diese Handlung zu einer Gewohnheit. Gewohnheiten entstehen durch Wiederholung, bei denen auf neuronaler Ebene die entsprechenden Synapsen tausendfach aktiviert werden. Gewohnheiten sind also feste neuronale Strukturen im Gehirn und damit buchstäblich unsere gewohnten Bahnen. Wir rufen sie automatisch ab, also oft ohne den bewussten Impuls zur Ausführung, und oft auch ohne Bewusstsein während der Ausführung. Durch diesen Automatismus spart das Gehirn Energie.

Das Fasten stellt eine Pause von alltäglichen Abläufen dar, aus diesem Grund und wegen der reduzierten Nahrungsaufnahme bietet die Fastenzeit die Chance, diese Gewohnheiten rund um das eigene Essverhalten zu identifizieren und zu verstehen. Tauchen Verlangen oder Gelüste nach bestimmten Lebensmitteln oder dem gedankenlosen Snacken zwischendurch auf, können Fastende durch achtsames Beobachten erkennen, welches Motiv sich dahinter verbirgt.

Hilfreiche Fragen für die Ernährungsebene

Was und wie esse ich im Alltag?
Welche Lebensmittel nähren mich wirklich?
Und beim emotionalen Essen: Wann und aus welchem Grund greife ich zu welchen Nahrungsmitteln? Habe ich Hunger?
Spüre ich, wann ich satt bin?
Wie fühle ich mich nach dem Essen?
Versuche ich durch mein Essverhalten ein Gefühl zu unterdrücken?
Was brauche ich stattdessen wirklich?

Es geht darum, unangenehmen Gefühlen weder auszuweichen noch sich mit Ersatzhandlungen von ihnen abzulenken. Die Achtsamkeit, also das wertfreie Annehmen, ist der Schlüssel, dem Gefühl Raum zu geben und gesunde Alternativen für unerwünschte Automatismen zu finden. Die Pause von Gewohnheiten führt zu einer neuen Wahlmöglichkeit. An die Stelle von unbewussten, vielleicht sogar ungesunden Gewohnheiten sollen Verhaltensweisen treten, die das eigene Wohlbefinden unterstützen.

Fasten als Impuls zur Änderung des Lebensstils

Gewohnheiten haben große Bedeutung bei unserer Lebensgestaltung und wirken sich stark auf das Wohlbefinden aus. Das kann erklären, warum viele die Fastenzeit als »Reset«, Inspiration oder Neustart beschreiben und nutzen. Die Rückbesinnung auf sich selbst, das Betrachten mit ruhigem Geist und die geschärften Sinne sind ein idealer Ausgangspunkt für eine selbstbestimmte Neuausrichtung auf unterschiedlichen Ebenen. Die erhöhte Sensibilität für den Körper und die spürbar gesteigerte Vitalität und Klarheit können dazu beitragen, das eigene Verhalten nachhaltig zu ändern. Die Fastenzeit stellt also einen guten Ausgangspunkt für einen Neustart in einen gesünderen und bewussteren Alltag dar.

Auch für die Zeit nach dem Fasten gilt: Weniger ist mehr. Es geht nicht darum, das Leben komplett auf den Kopf zu stellen, denn egal, wie groß die Motivation ist, zu hochgesteckte Ziele sind meist zum Scheitern verurteilt. Die Herausforderungen des Alltags sind oft unverändert und die Menschen, mit denen wir zusammenleben und -arbeiten, wollen vielleicht nichts verändern, sodass allzu ambitionierte Ziele häufig nicht wie geplant zu erreichen sind. Können Ziele aber nicht realisiert werden, machen sich Enttäuschung und Frustration breit und die Alltagsgestaltung setzt sich tendenziell fort wie vor dem Fasten.

Kleine Schritte in die richtige Richtung

Besser ist die nachhaltige Umsetzung kleiner Elemente, die, täglich ausgeführt, langfristig einen großen Unterschied bewirken: In Ruhe kochen, sich Zeit für das Essen nehmen, eine halbe Stunde spazieren gehen, eine Zeitspanne an jedem Tag nur für sich frei halten, eine analoge Abendroutine entwickeln oder eine Tasse Tee oder Kaffee achtsam mit allen Sinnen und in Ruhe genießen – kleine, ausgewählte Elemente der Selbstfürsorge können das Wohlbefinden und die Gesundheit entscheidend positiv beeinflussen.

Veränderte Abläufe benötigen zu Beginn viel Selbstdisziplin, doch jedes positive Erlebnis steigert die Selbstwirksamkeit: Guten Gewohnheiten folgen gute Gewohnheiten. Die neuen Handlungen führen zu anderen – den gewünschten – Ergebnissen, was sich wiederum auf die Motivation, das Selbstvertrauen und das Wohlbefinden auswirkt.

Es heißt, dass es durchschnittlich 66 Tage dauert, um eine neue Gewohnheit zu entwickeln.[1] Das Gehirn lernt durch Wiederholung und Menschen wiederholen ein Verhalten besonders gern, wenn sie dafür unmittelbar belohnt werden. Das macht den Griff zur Tafel Schokolade oder zum Smartphone oder den gemütlichen Feierabend vor dem Fernseher mit einer Tüte Chips so verlockend – die Belohnung erfolgt unmittelbar.

Soll das achtsame Essen, die Vorbereitung des Essens für den kommenden Tag, das Meditieren oder Joggen am Morgen als neue Routine etabliert werden, stellen sich die Glücksgefühle erst nach einer gewissen Anstrengung und Zeit ein. Natürlich belohnt jeder kleine Erfolg mit einem guten Gefühl, doch bis wir morgens so selbstverständlich, wie wir zur Zahnbürste greifen, auch fünf Minuten Stille finden oder wie von selbst die Sportschuhe anziehen, dauert es eine Weile – doch ist es möglich. Die Neuroplastizität, also die Fähigkeit des Gehirns, sich entsprechend des individuellen Denkens und Handelns anzupassen, bleibt bis an das Lebensende erhalten – und wir somit wandelbar. Für kleine Veränderungen oder einen neuen Anfang ist es also nie zu spät.

Der Reichtum des Verzichts

In einer modernen Welt voller Optionen und mit schnellen Belohnungen und Ergebnissen mag der bewusst gewählte Verzicht und eine Entschleunigung für viele zunächst eine Herausforderung sein. Wer sich jedoch auf ein ganzheitliches Fasten einlässt und die Begegnung mit sich selbst zulässt, wird bald erfahren, wie viel Reichtum der Verzicht birgt. Denn Verzicht muss nicht mit Leid oder Einschränkung einhergehen. Verzicht kann Freude bereiten, Genuss bewirken, Leichtigkeit entstehen lassen und das Leben bereichern. Fastende berichten von unterschiedlichsten positiven Auswirkungen: Sie freuen sich über Zentriertheit, Entspannung, Leichtigkeit, ein gesteigertes Körpergefühl und allgemeines Wohlgefühl. Sie erleben innere Stärke, ein Erfolgserlebnis und schließlich eine neue innere Freiheit und ein gutes Gefühl.

In der Besinnung auf das Wesentliche wird spürbar, was uns wirklich nährt. Die Entschleunigung zeigt, dass wir mehr erkennen, wenn wir langsam werden. Und die Reduktion macht erlebbar, dass wir viel weniger benötigen, als

---

1 *Phillippa Lally et al. (2009): »How habits are formed: Modelling habit formation in the real world«, in: European Journal of Social Psychology 40 (6), S. 998–1009*

wir oft meinen, und uns nicht ständig vom Außen berieseln lassen brauchen, weil wir uns selbst genügen. Verzicht verstärkt Genuss. Das Wenige erhält einen neuen Wert und bringt das Wesentliche zur Geltung.

Die Fastenzeit ist eine Auszeit vom Alltag, vom Überfluss und von eingefahrenen Gewohnheiten. Sie bringt uns zurück ins Spüren und ermöglicht individuell stimmige Entscheidungen. Wenn wir Altes loslassen, kann Neues entstehen. Und wenn wir uns das Richtige vornehmen, kann die Fastenzeit lange in den Alltag wirken. Denn Fasten bewirkt Achtsamkeit für sich selbst. Mit dem neuen Körpergefühl, der sensibleren Wahrnehmung, dem Bewusstsein für die persönlichen Bedürfnisse und die Wertschätzung der Lebenszeit können wir das Leben genussvoll leben und mit neuen Gewohnheiten eigenverantwortlich, bewusst und selbstbestimmt gestalten.

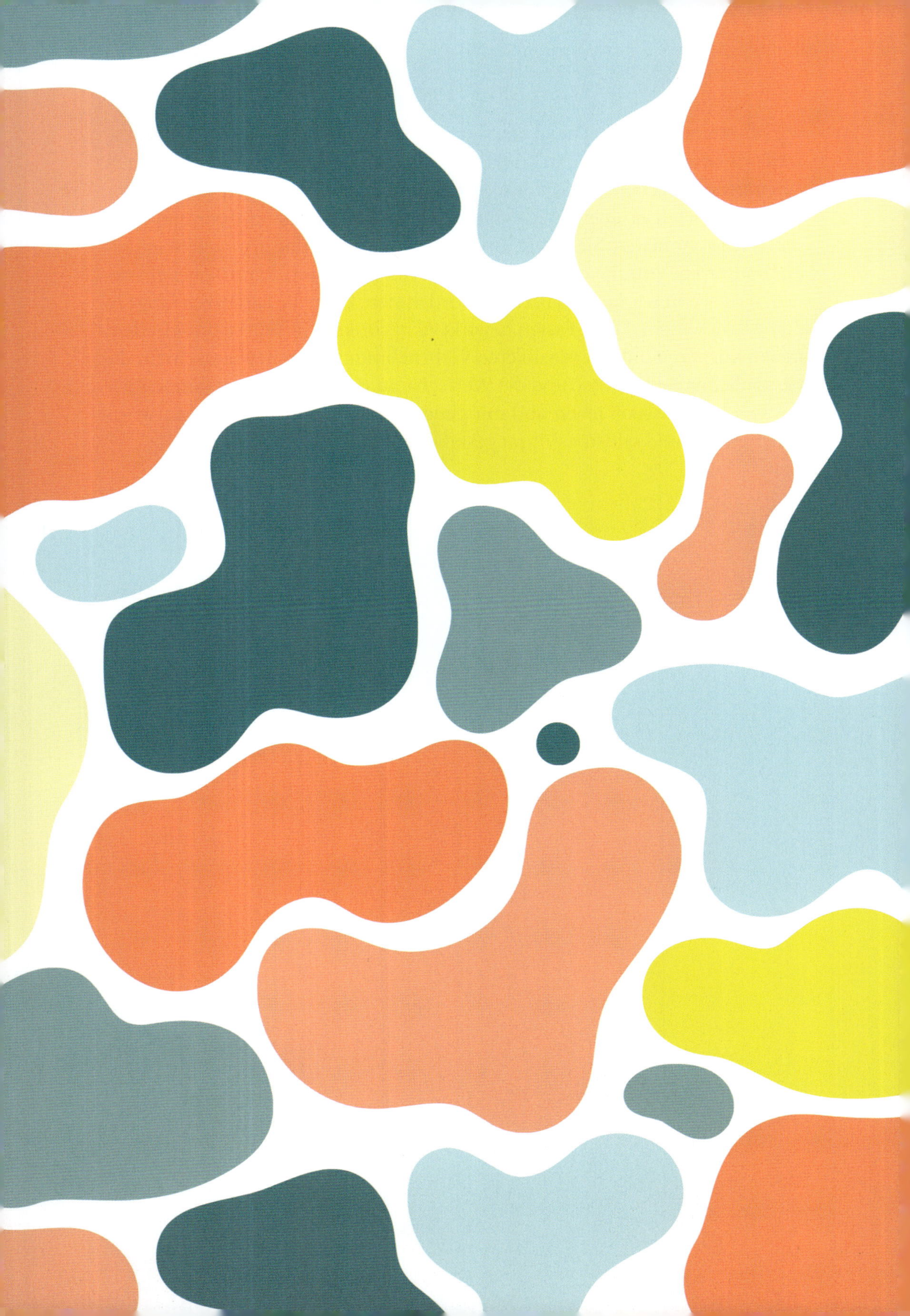

Kapitel

9

DER NEUE FASTEN-CODE – WIE FUNKTIONIERT DAS IN DER PRAXIS?

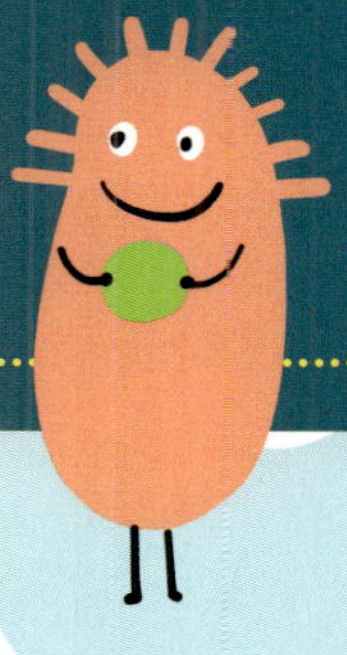

Fasten neu gedacht

Fasten ist ein Gesundheitsförderungs- und Präventionsprogramm mit einer Tradition von Tausenden von Jahren. Durch eine Reduktion der Kalorien bzw. völliges Fasten werden Regenerationsprozesse im Körper angeregt, die nachweisbar das Risiko für zahlreiche Krankheiten senken und sogar positive Effekte auf die Lebenserwartung haben. Fasten, egal ob in Form von Kalorienreduktion, Intervallfasten oder dem klassischen Fasten mit nur geringer bzw. keiner Nahrungszufuhr, ist gerade heute in unserer Überflussgesellschaft durchaus zeitgemäß. Es ist deshalb sehr empfehlenswert, regelmäßig mal für einige Stunden, einen Tag oder eine Woche auf Nahrung zu verzichten oder die Kalorienzufuhr für eine gewisse Zeit deutlich zu reduzieren. Dazu braucht es nicht viel mehr als einen starken Willen und Durchhaltevermögen.

Intervallfasten in seinen unterschiedlichen Ausprägungen reicht im Prinzip aus, um fast alle Effekte des Fastens mitzunehmen. Zudem ist Intervallfasten leicht im häuslichen Umfeld umzusetzen und bedarf keiner großen Vorbereitungen. Sie können spontan am Nachmittag entscheiden, das Abendessen ausfallen zu lassen und erst in 14 bis 16 Stunden wieder zu frühstücken. Wenn Sie das ein- bis zweimal pro Woche machen, haben Sie schon viel erreicht.

Um in den richtigen Hungerstoffwechsel, die sogenannte Ketose, zu kommen, müssen Sie etwas länger durchhalten. Mindestens zwei, eher drei Tage sollten Sie wenig bis nichts essen, um von diesen zusätzlichen Stoffwechselumstellungen zu profitieren. Je nach Gesundheitszustand und Willenskraft kann man für etwa eine Woche auch zu Hause eine Heilfastenkur durchführen. Wer unter chronischen Krankheiten leidet, sollte das aber mit seinem Arzt absprechen und sich möglichst einer Fastengruppe im Ort anschließen oder sich zu einer begleiteten Fastenkur in einem Hotel oder Fastenzentrum entschließen. Längere Fastenkuren sollten idealerweise unter ärztlicher Aufsicht stattfinden. Natürlich ist der Erlebniswert des Fastens in schöner Urlaubsumgebung mit zusätzlichen Angeboten, zusammen mit Gleichgesinnten und weit weg vom heimischen Kühlschrank, deutlich größer und das Durchhalten fällt meistens leichter.

Es muss aber nicht unbedingt eine klassische Heilfastenkur im Kurhotel sein. Abzuraten ist in diesem Fall nicht vom Fasten oder dem schönen Ambiente, aber durchaus vom »Drumherum«. Um vom Fasten zu profitieren, brauchen Sie keinen trockenen Weißwein, keine trockenen Weißmehlbrötchen mit leeren Kohlenhydraten und Sie benötigen auf gar keinen Fall Darmreinigungen, Colon-Hydro-Therapien oder Nahrungsergänzungsmittel zum Entgiften. Sie profitieren am Urlaubs- und Fastenort aber auf jeden Fall von viel Bewegung, einer entspannenden Umgebung, verstärkt am besten von angeleitetem Entspannungstraining, und vielleicht von Saunieren oder ein bisschen Wellness. Tun Sie sich selbst etwas Gutes und belohnen Sie sich dafür, dass Sie aktiv Ihre Gesundheit fördern und sich dafür für einige Zeit beim Essen zurückhalten.

Sie sehen schon, die Möglichkeiten zum gesunden Nahrungsverzicht sind vielfältig und es gibt nicht die eine Kur oder das eine Programm, das besonders hervorzuheben oder den anderen überlegen wäre. Deshalb gibt es im *Neuen Fasten-Code* auch kein starres Konzept, das alle Fastenwillige übergestülpt bekommen. Ich möchte Ihnen eher ein Baukastensystem für mikrobiomfreundliches Fasten an die Hand geben, mit dem sich jeder sein individuelles Programm zusammenstellen kann.

Wenn Sie von den vielen tollen Effekten des Fastens profitieren wollen, brauchen Sie, im wahrsten Sinne des Wortes, zunächst mal NICHTS. Sie müssen nichts vorbereiten, Sie müssen nicht abführen, Sie müssen nicht entgiften, Sie können einfach starten. Dennoch habe ich Ihnen hier einen kleinen Leitfaden und ein paar Ideen zusammengestellt, mit denen Sie Ihr Fastenprogramm angenehmer und auch effektiver gestalten können.

Vor dem Fasten

Eine umfangreiche Planung ist vor dem Fasten eigentlich nicht notwendig. Trotzdem können ein paar Vorbereitungen helfen, Erfolg und Durchhaltevermögen zu verbessern, das Mikrobiom zu stärken und auch den Gewichtsverlust, den Fasten als Nebeneffekt mit sich bringt, länger zu halten.

- Wenn Sie zu Hause fasten, verbannen Sie alle Leckereien, die Ihnen das Durchhalten der Fastenzeit – egal, ob diese Stunden oder Tage dauert – erschweren, aus Ihrem Blickfeld.
- Überprüfen Sie Ihre Versorgung mit wichtigen Nährstoffen. Das kann man beim Hausarzt machen lassen, teilweise müssen die Untersuchungen selbst bezahlt werden. Beim Intervallfasten ist das nicht zwingend notwendig, aber vor längeren Heilfastenkuren sehr zu empfehlen. Wenn zwei oder drei Wochen nicht viel gegessen wird, muss unser Organismus auf die Reserven zurückgreifen. Sind diese schon vor dem Fasten erschöpft, dann kann

es schnell zu einem Mangel kommen, der die Nebenwirkungen des Fastens verstärkt und sogar gesundheitliche Probleme hervorrufen kann. Das Immunsystem wird zusätzlich geschwächt, der Stoffwechsel verlangsamt sich noch stärker und auch eine Osteoporose (Knochenbrüchigkeit) kann sich verschlechtern. Welche Mikronährstoffe Sie untersuchen lassen sollten, steht auf Seite 156.

- Wenn Sie sich zu einer längeren Heilfastenkur entschließen, ist es auch wichtig, die Harnsäurewerte zu kennen. Sind diese erhöht oder im oberen Normbereich, dann besprechen Sie bitte mit Ihrem Arzt, ob eine längere Fastenkur Ihnen guttut oder ob Intervallfasten vielleicht die bessere Alternative wäre. Möglich ist auch eine medikamentöse Senkung des Harnsäurespiegels, um einem Gichtanfall vorzubeugen.

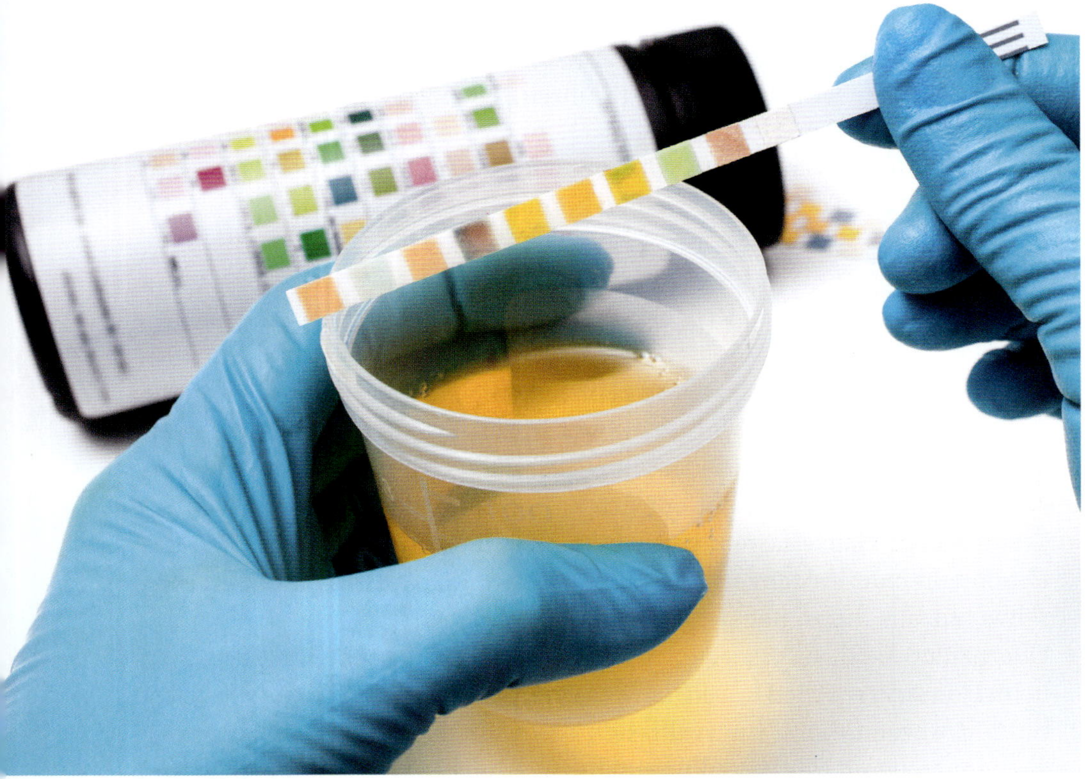

Der Harnsäurewert kann durch Selbsttests für zu Hause, den Hausarzt oder auch in einigen Apotheken ermittelt werden.

- Lassen Sie Ihre Schilddrüse checken. Eine Unterfunktion verlangsamt den Stoffwechsel und Fasten tut das auch. Wenn Sie unter einer bisher eventuell nicht erkannten Schilddrüsenunterfunktion leiden, sollten Sie sich erst behandeln lassen und das Fasten noch mal aufschieben, bis die Schilddrüsenwerte gut eingestellt sind.
- Wenn Fettgewebe abgebaut wird, dann gelangen fettlösliche Giftstoffe in den Körper. Diese werden nach und nach ausgeschieden. Reduzieren Sie beim Fasten und auch danach die Zufuhr fettlöslicher Toxine. Hier sollte man besonders auf Weichmacher, vor allem Phthalat, achten. Diese gelangen aus Plastikflaschen und Kunststoffbehältern (auch in Kosmetiktiegeln und Sonnenschutzprodukten) in unseren Körper. Weichmacher sind nicht nur ungesund, sie stehen auch in Verdacht, Übergewicht zu begünstigen. Sehr ausführlich habe ich dieses Thema in meinem Buch *Der Abnehmkompass* behandelt. Mineralwasser und andere Getränke sollten Sie nur aus Glasflaschen zu sich nehmen. Verpacken Sie vor allem fetthaltige Nahrungsmittel nicht in Frischhaltefolie, verwenden Sie Behälter aus Metall oder Glas zur Aufbewahrung oder suchen Sie gezielt nach Verpackungsmaterialien (auch Kunststoffe) ohne Weichmacher.
- Trinken Sie während des Fastens (und möglichst auch danach) kalziumreiches Mineralwasser. Der Mineralstoff Kalzium ist wichtig für die Knochengesundheit. Wird während des Fastens kein Kalzium zugeführt, dann holt sich unser Körper den benötigten Mineralstoff aus den Knochen, wodurch die Knochenmasse abnehmen kann. Eine gute Kalziumversorgung scheint aber auch den Gewichtsverlust bei einer Diät zu erhöhen. Täglich benötigen wir rund ein Gramm davon, bei Schwangeren, Stillenden und Senioren ist der Bedarf noch höher. Gute Kalziumquellen sind Milchprodukte, vor allem Hartkäse wie Parmesan. Darauf werden Sie bei längeren Fastenkuren wahrscheinlich verzichten. Auch grünes Gemüse wie Brokkoli, Grünkohl und Rucola tragen zur Versorgung mit diesem Mineralstoff bei. Während des Fastens kann ein Mineralwasser mit hohem Kalziumgehalt eine wichtige Quelle für dieses Mineral sein. Optimal ist ein Gehalt von 300 Milligramm Kalzium pro Liter oder auch mehr. Wenn Sie unter Osteoporose leiden, besprechen Sie mit Ihrem Arzt, ob Sie während des Fastens zusätzlich ein niedrig dosiertes Kalziumpräparat nehmen sollten.
- Fasten wirkt sich günstig auf viele Parameter wie Blutzucker, Blutdruck und Blutfette aus. Wenn Sie Medikamente gegen zu hohe Werte einnehmen, dann kann es sein, dass während einer längeren Fastenkur der Medi-

kamentenbedarf sinkt. Kontrollieren Sie deshalb die Werte regelmäßig oder machen Sie während eines Kuraufenthalts Ihre Therapeuten darauf aufmerksam. Setzen Sie aber auf keinen Fall die Arzneimittel selbstständig ab!

Fasten und Mikronährstoffe

Vor allem, wenn Sie fasten, um langfristig Gewicht zu verlieren, ist eine ausreichende Nährstoffversorgung wichtig. Übergewichtige sind nämlich noch viel stärker von einem Mangel an Vitaminen, Mineralstoffen und Spurenelementen bedroht als Schlanke, denn die Mikronährstoffe »verstecken« sich im Fettgewebe bzw. werden auf die größere Körpermasse verteilt. Ein Mangel verlangsamt den Stoffwechsel bei Diäten noch zusätzlich und verstärkt Beschwerden durch das Fasten wie Frieren oder Müdigkeit. Auch das Durchhalten wird erschwert, denn ein Vitalstoffmangel macht nachweislich hungrig. Im Prinzip sollte die Versorgung mit ALLEN Nährstoffen in einem guten Bereich liegen. Vor dem Fasten sollten Sie aber auf jeden Fall folgende Werte kontrollieren lassen.

Achtung: Spurenelemente »konkurrieren« miteinander; nimmt man eines als Nahrungsergänzungsmittel ein, kann sich mit der Zeit ein Mangel an anderen Spurenelementen entwickeln. Eine kombinierte Einnahme von Spurenelementen bzw. die regelmäßige Überprüfung aller Werte ist empfehlenswert.

Eisen: Eisen ist ein Spurenelement, das vor allem für die Blutbildung, für die Schilddrüsenfunktion und für Enzymaktivitäten notwendig ist. Ein Eisenmangel führt zu Blutarmut und verringert dadurch die Belastbarkeit – sowohl körperlich als auch psychisch. Müdigkeit, Antriebslosigkeit, Frösteln, Blässe und Haarausfall sind typische Anzeichen eines Eisenmangels. Risikogruppen für einen Eisenmangel sind Vegetarier und Veganer, Frauen mit starker Regelblutung sowie Schwangere und Stillende. Im Blut sollte nicht der Eisenwert bestimmt werden, sondern der Eisenspeicher, das sogenannte Ferritin. Ist dieser Wert zu niedrig oder auch im unteren Grenzbereich, sollten Sie vor dem Fasten die Eisenreserven auffüllen.

Zink: Zink ist ein wichtiges Spurenelement für unser Immunsystem, aber auch für die Schilddrüse und den Zuckerstoffwechsel. Ausreichende Zinkspiegel reduzieren den Hunger, denn sie lassen zusätzlich das Sättigungshormon

Leptin ansteigen. Risikogruppen für einen Zinkmangel sind Vegetarier und Veganer, Frauen mit starker Regelblutung sowie Schwangere und Stillende. Auch ältere Menschen sind häufig von einem Zinkmangel betroffen. Wenn Sie Fleisch, Fisch und Meeresfrüchte essen, sollten Sie ausreichend mit Zink versorgt sein. Für Vegetarier und Veganer sind die wichtigsten Quellen der Zinkversorgung Haferflocken, Kürbiskerne, Nüsse, Sesam, Dinkelvollkornmehl und Hülsenfrüchte, vor allem Sojaprodukte. Allerdings kann Zink, ähnlich wie auch Eisen, aus tierischen Nahrungsmitteln leichter vom Körper aufgenommen werden als aus Pflanzenkost.

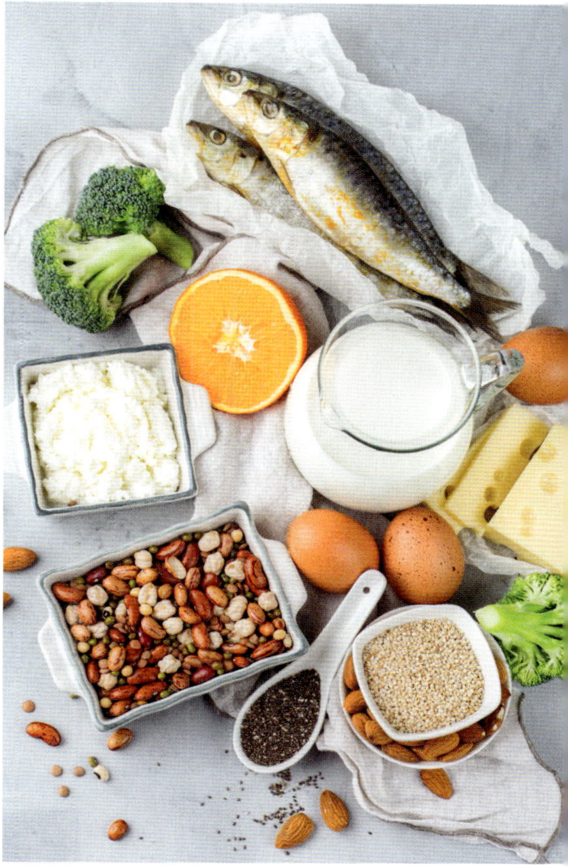

Viele Mikronährstoffe können über eine gezielte Ernährung aufgenommen werden.

Selen: Selen zählt wie Zink, Kupfer und Eisen zu den Spurenelementen, die wir nur in kleinen Mengen, sozusagen in »Spuren« benötigen. Dennoch ist es essenziell, also lebensnotwendig, denn zahlreiche Vorgänge im Körper können nur dann geordnet ablaufen, wenn Selen vorhanden ist. Wissenschaftler konnten nachweisen, dass übergewichtige Männer und Frauen deutlich weniger Selen über die Nahrung aufnahmen als Normalgewichtige. Diejenigen mit der höchsten Selenzufuhr hatten den niedrigsten BMI und den schmalsten Taillenumfang. Sicher ist, dass mehr als 30 unterschiedliche Eiweißverbindungen (Proteine) und Enzyme ohne Selen nicht funktionieren. Besonders wichtig ist das Spurenelement für die Gesundheit unserer Schilddrüse, denn diese hat einen enorm hohen Selenbedarf.

Vitamin D: Früher war Vitamin D nur als »Knochenvitamin« bekannt, denn eine gute Versorgung senkt nachweislich das Risiko für Osteoporose. Inzwischen weiß man, dass Vitamin D so viel mehr kann. Unser Immunsystem ist auf ausreichend Vitamin D angewiesen, die Stimmung profitiert von einer guten Versorgung und man konnte sogar Einflüsse auf die Muskelkraft und das Mikrobiom feststellen. Nun mehren sich die Hinweise, dass auch das Abnehmen leichter fällt, wenn ein Vitamin-D-Defizit ausgeglichen wird. Vor allem im Winter ist ein Vitamin-D-Mangel weitverbreitet, aber auch im Sommer sind Menschen, die im Büro oder in geschlossenen Räumen arbeiten, oft nicht ausreichend mit diesem wichtigen Vitamin versorgt. Da ein Vitamin-D-Mangel negative Effekte des Fastens auf unser Immunsystem und die Knochengesundheit noch verstärken kann, sollte der Vitamin-D-Spiegel schon VOR dem Fasten in einen hochnormalen Bereich angehoben werden.

Intervallfasten

Intervallfasten ist die einfachste und unkomplizierteste Fastenform und dennoch enorm wirksam. Sie können sich ohne große Planung oder Vorbereitung entscheiden, heute einen Fastentag einzulegen. Mit ein paar Tricks können Sie sich den Nahrungsverzicht leichter machen.

- Ihr Fastenfenster sollte mindestens 14 Stunden lang sein, besser sind 16 oder 18 Stunden. Überlegen Sie, wie Sie diese kalorienfreie Zeit am besten einplanen.
- Im Idealfall lassen Sie das Abendessen ausfallen. Aus gesundheitlichen Gründen scheint das sehr viel sinnvoller zu sein, als das Frühstück zu streichen (siehe ab Seite 31).
- Wenn es Ihnen am Anfang schwerfällt, vom Mittagessen (letzte Mahlzeit) bis zum Frühstück am nächsten Tag durchzuhalten, dann können Sie noch einen kleinen Imbiss gegen 16 Uhr zu sich nehmen. Ideal ist ein kleiner, eiweißreicher Snack mit wenig Kohlenhydraten und eventuell noch vielen Ballaststoffen. Das kann ein Salat mit protein- und ballaststoffreichen Hülsenfrüchten wie Kichererbsen oder Bohnen und Tofu oder Fetakäse sein oder eine kleine Portion Lachs mit Linsengemüse oder auch eine Gemüsesuppe. Im Idealfall enthält dieser kleine Snack Lebensmittel, die den Fastenprozess fördern, sogenannte Fastenimitatoren. Dazu zählen unter anderem Erdnüsse, Kürbiskerne, Weizenkeime, Olivenöl, Chili, Kurkuma, Walnüsse, Brokkoli, Soja und Petersilie.
- Im »Essfenster« sollten Sie sich nicht nach dem Low-Carb-Prinzip ernähren, aber auf eine ausreichende Eiweiß- und Ballaststoffzufuhr achten. Durch

Fasten steigen die Spiegel der Wachstumshormone an. Diese sind wichtig für Knochendichte und Muskelwachstum. Um die hormonellen Fasteneffekte gut umsetzen zu können, sind Proteine und auch etwas Bewegung sinnvoll. Studien legen zudem nahe, dass auch eine Gewichtsreduktion deutlich leichter fällt, wenn Intervallfasten mit einer eiweiß- und ballaststoffreichen Ernährung kombiniert wird.

- Wenn doch der kleine Hunger kommt, dann hilft eventuell etwas Bitteres, zum Beispiel Pulver aus Bitterkräutern in einem Glas Wasser aufgelöst.
- Nach 16 Uhr sollten Sie nichts mehr essen. Sie dürfen aber so viel Wasser und ungesüßten Tee trinken, wie Sie möchten.
- Wenn Sie Zeit und Lust haben, gehen Sie am Abend noch eine halbe Stunde oder länger flott spazieren. Das entspannt, verbessert den Schlaf und verstärkt den Fastenerfolg. Fasten und Bewegung führen im Körper nämlich zu ähnlichen positiven Effekten.
- Sie können den Fastenerfolg noch weiter unterstützen, indem Sie abends gemütlich eine Tasse Kaffee trinken. Die gesundheitsfördernden Effekte des Fastens, nämlich die Zellregeneration durch Autophagie, starten mit Kaffee früher als ohne. Eine französische Forschergruppe fand heraus, dass der Genuss sowohl von koffeinfreiem als auch koffeinhaltigem Kaffee bereits nach spätestens vier Stunden diese »Recyclingprozesse« unter anderem in Leber, Muskeln und Herz hervorruft; Fasten allein benötigt dazu rund 14 Stunden. Wichtig: Auf Milch und auch auf pflanzliche Milchalternativen müssen Sie verzichten.
- Wenn Sie noch eine »Schippe drauflegen« möchten, dann können Sie zur letzten Mahlzeit auch Nahrungsergänzungsmittel mit natürlichen Inhaltsstoffen nehmen, die ebenfalls den Fasten- und Regenerationsprozess unterstützen. Dazu zählen probiotische Bakterien, Präbiotika, Spermidin, Quercetin, Kaempferol, Apigenin, Luteolin, Resveratrol, Kurkuma und Genistein. Auch Grünteeextrakte haben diese Effekte. Achten Sie aber darauf, dass diese koffeinfrei sind, ansonsten kann die Grünteekapsel zu Schlafstörungen führen.

Heilfasten

Ob Sie zu Hause in der gewohnten Umgebung oder in einer Fastenklinik oder einem Wellnesshotel fasten möchten, hängt zum einen davon ab, wie willensstark Sie sich einschätzen. Ein Abstand von Kühlschrank und Süßigkeitenvorrat und die Gemeinschaft mit Gleichgesinnten erleichtern das Durchhalten.

Auch wer unter chronischen Krankheiten leidet, länger als eine Woche fasten möchte oder sich durch das Urlaubsambiente zusätzlich entspannen will, ist in einem Hotel oder einer Klinik gut aufgehoben. Prüfen Sie aber vorab das Fastenprogramm. Das Konzept der meisten etablierten Fastenkuren ist 100 oder mehr Jahre alt, stammt also aus einer Zeit, in der viele Erkenntnisse zu Stoffwechsel, Fettgewebe, Hormonen oder Mikrobiom nicht bekannt waren. Auch die Ernährungsmedizin hat sich seit dieser Zeit weiterentwickelt. In moderne Fastenkuren sollten aktuelle wissenschaftliche Erkenntnisse einfließen, um die Wirksamkeit noch weiter zu erhöhen. Leider bringen gerade die sinnlosen fastenbegleitenden Maßnahmen wie Abführen oder Colon-Hydro-Therapie zusätzliche Einnahmen, auf die Kurkliniken nicht verzichten wollen.

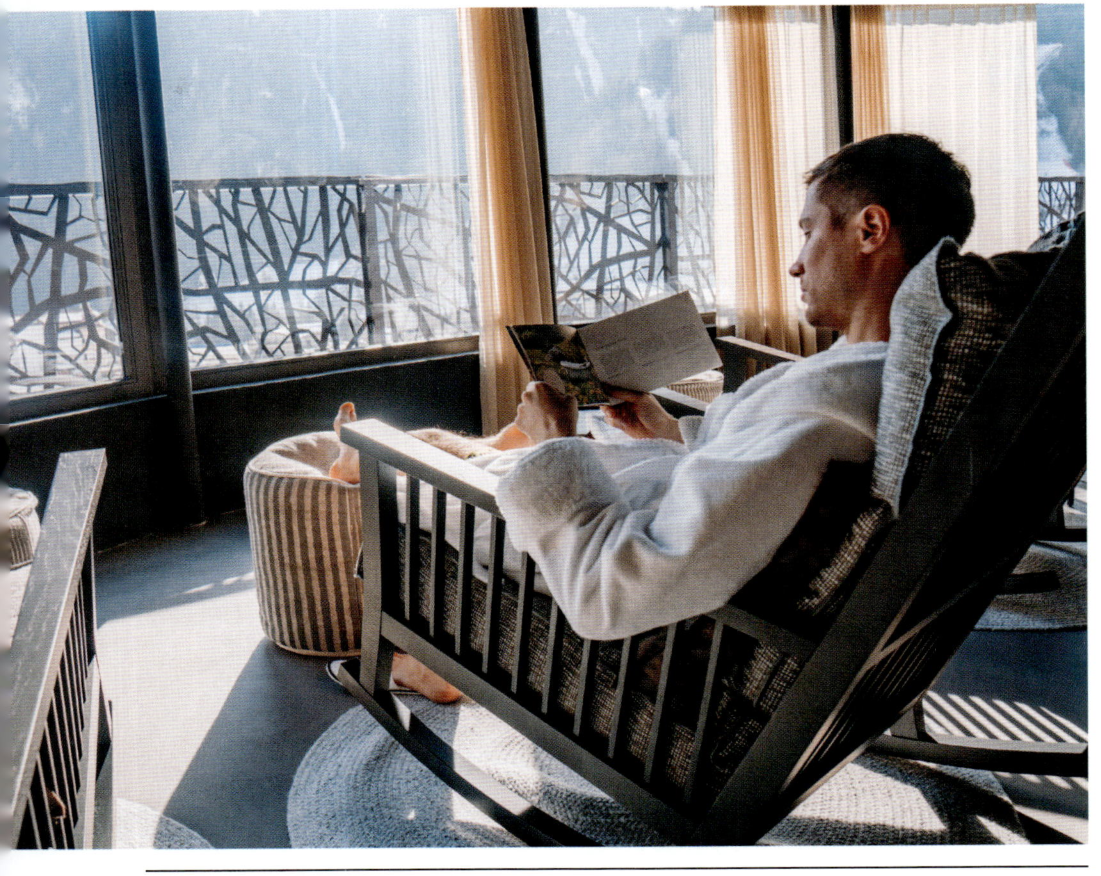

Wer in einem Fastenhotel entspannen will, sollte das Konzept des angebotenen Fastenprogramms für sich prüfen.

So starten Sie in eine mikrobiomfreundliche Heilfastenkur:

- Zwei bis drei Tage vor Fastenbeginn, in der Vorbereitungsphase, sollten Sie sich viel bewegen. Ideal ist eine ballaststoffhaltige und eiweißbetonte Ernährung, um die Glykogenspeicher zu entleeren und beim Fasten schneller in die Ketose zu kommen. Verzichten Sie in dieser Phase auf Nahrungsmittel mit schnell verdaulichen Kohlenhydraten wie Weißbrot, Nudeln, süßes Obst (Bananen, Trauben), Säfte. Geeignet sind Hülsenfrüchte, gedünstetes Gemüse, Fisch, mageres Fleisch, Nüsse, Mandeln, Leinsamen, Kürbiskerne, Joghurt oder Quark und pflanzliche Öle.
- Lassen Sie vor oder während des Fastens keine Darmreinigungen durchführen, verzichten Sie aufs »Glaubern«. Glaubern vor Fastenkuren oder auch Darmspülungen während des Programms sind beliebt, aber schädlich! Sie tragen nicht zum Fastenerfolg bei, sondern verändern das Mikrobiom so, dass es nach der Kur mehr Kalorien aus dem Essen zieht und auch Entzündungen durch die veränderte Darmflora begünstigt werden. Man erreicht damit leider genau das Gegenteil dessen, was man sich erhofft.
- Unterstützen Sie Ihr Mikrobiom. Es gibt bestimmte Bakterienstämme, die das Fasten unterstützen können, die eine Gewichtsreduktion begünstigen und Gesundheit und Wohlbefinden stärken (siehe Seite 81). Diese können Sie auch während des Fastens nehmen, ohne den Fastenstoffwechsel zu stören. Studien haben gezeigt, dass sich der Zustand des Mikrobioms durch *Fasten plus probiotische Bakterien* deutlich verbessern lässt. Nutzen Sie diese Chance.
- Ergänzen Sie Ballaststoffe: Ballaststoffe, vor allem präbiotische Ballaststoffe, regen die Bildung von Sättigungshormonen an, verbessern den Zustand des Mikrobioms und liefern keine bzw. sehr wenige Kalorien. Wenn Sie keine Nahrung zu sich nehmen möchten, können Sie reine Ballaststoffe wie Glucomannan, Inulin, Flohsamen, resistente Stärke, Akazienfasern etc. auch als Pulver oder Kapseln zu sich nehmen. Wichtig ist, dass Sie dazu sehr viel trinken.
- Nehmen Sie täglich einen oder zwei Esslöffel pflanzlicher Öle zu sich: Pflanzliche Öle wie Oliven-, Raps-, Walnuss- oder Leinöl fördern ebenfalls das Sättigungsgefühl, ohne den Fastenstoffwechsel zu stören, wirken entzündungshemmend und unterstützen sogar die Gewichtsreduktion.
- Unterstützen Sie den Autophagieprozess: Fasten setzt den »Autophagie-Recyclingprozess« in Gang. Eine längere Phase ohne Nahrung gibt den Zellen das Signal, fehlerhafte oder nicht mehr benötigte Zellbestandteile abzubauen und die Zellregeneration zu unterstützen. Eine aktive Autopha-

gie ist somit ein wichtiger Prozess, durch den sich Krankheiten vorbeugen, teilweise auch bekämpfen lassen. Interessanterweise gibt es aber auch Nahrungsmittel, die als »Fastenimitatoren« gelten, die also diese Prozesse auch ohne Fasten anregen können, teilweise sogar noch schneller als das Fasten selbst. Kalorienfreie Fastenimitatoren, die Sie auch während des Heilfastens jederzeit zu sich nehmen können, sind Kaffee, Espresso und grüner Tee sowie die Gewürze Chili und Kurkuma, mit denen Sie die Fastenspeisen oder Getränke wie Tee anreichern können. Als kleinen Fastensnack eignen sich Erdnüsse, Mandeln oder Kürbiskerne.

- Bleiben Sie aktiv: Sorgen Sie täglich für mindestens eine Stunde Bewegung. Das kann auch ein Spaziergang, eine kleine Wanderung, eine Runde im Schwimmbecken oder eine Yogaeinheit sein. Sport in jeder Art und Weise sorgt dafür, dass die Glykogenspeicher in Muskeln und Leber schneller aufgebraucht sind und Sie dadurch schneller in den Fastenstoffwechsel kommen. Außerdem macht Bewegung auf zellulärer Ebene das Gleiche wie Fasten: Regenerationsprozesse werden angeregt, die Autophagie gefördert und Entzündungen reduziert. Gleichzeitig sorgt etwas Training dafür, dass sich der Muskelverlust bei längeren Fastenzeiten in Grenzen hält.
- Trinken Sie regelmäßig Kaffee oder Espresso: Bei vielen Fastenkuren sind diese Genussmittel nicht »erlaubt«. Zu Unrecht! Wenn Sie regelmäßig Kaffee trinken, sollten Sie das beibehalten, sonst drohen starke, dumpfe Kopfschmerzen, die Ihnen das Durchhalten erschweren. Koffein unterstützt auch die Freisetzung von Fettsäuren aus dem Fettgewebe. Diese Fettsäuren können durch anschließende Bewegung verbrannt werden. Gleichzeitig fördert, wie bereits erwähnt, sowohl koffeinhaltiger als auch koffeinfreier Kaffee den Autophagieprozess. Auch Darm und Leber profitieren von Kaffee, Espresso und Co. Aktuelle Studien zeigen zudem, dass Kaffee ein Problem lösen könnte, das durch Fasten verursacht wird, nämlich dass die Schilddrüsenfunktion abnimmt und dadurch der Stoffwechsel bzw. die Kalorienverbrennung zurückgeht. Wer regelmäßig ein bis zwei Tassen trinkt, unterstützt die Funktion dieses wichtigsten Stoffwechselorgans.
- Verzichten Sie während und nach dem Fasten auf Süßstoffe: Süßstoffe haben weder in einer gesunden Ernährung noch in einer Diät oder bei einer Fastenkur etwas zu suchen. Sie bringen keine Vorteile. Wer hofft, nach einer Diät oder einer Fastenkur mithilfe von süßstoffhaltigen Lebensmitteln das Wunschgewicht leichter zu halten, sollte umdenken. Süßstoffe steigern das Risiko für Gewichtsprobleme enorm und schädigen auch das Mikrobiom.

Obwohl Süßstoffe keine oder nur wenige Kalorien liefern, lassen sie paradoxerweise den Blutzuckerspiegel ansteigen und können sogar dafür sorgen, dass wir langfristig mehr Kohlenhydrate aus dem Essen ziehen.

So kann ein Fastentag aussehen

Sie müssen diesen Fastenvorschlag nicht eins zu eins umsetzen, sondern können mit den Tipps und Informationen auch Ihren eigenen Fastentag gestalten. Der exemplarische Fastentag ist für eine Fastendauer von bis zu einer Woche geeignet. Wenn Sie länger fasten möchten, sollten Sie auf jeden Fall zusätzliche Nährstoffe und auch Eiweiß zuführen.

Morgens:

- 1 Tasse Kaffee, schwarz, mit 1 Löffel Olivenöl (ähnlich wie ein »Bulletproof-Kaffee«.) Natürlich können Sie das Olivenöl auch getrennt vom Kaffee einnehmen. Wählen Sie ein gutes, kalt gepresstes, möglichst polyphenolreiches Olivenöl. Je stärker das Olivenöl im Mund brennt und im Hals kratzt, desto mehr gesunde Pflanzenstoffe (Polyphenole) sind enthalten.
- Grüner Tee und Wasser nach Belieben. Um eine ausreichende Kalziumversorgung sicherzustellen, sollten Sie Mineralwasser mit mindestens 300 Milligramm Kalzium pro Liter wählen, gern auch noch kalziumreichere Wässer trinken.
- Eine Portion Ballaststoffe, z. B. ½ bis 1 Esslöffel oder zwei Kapseln Ballaststoffpulver (steigern nach Verträglichkeit). Pro Teelöffel Ballaststoffe sollten Sie mindestens 1 Glas Flüssigkeit trinken.

Vormittags:

- Planen Sie am Vormittag und/oder Nachmittag eine längere Bewegungseinheit ein. Das kann ein ausgedehnter Spaziergang sein, eine Yogaeinheit oder eine Radtour. Wenn Sie möchten, trainieren Sie im Fitnessstudio oder zu Hause gezielt einzelne Muskelgruppen.

Mittags:

- Wenn Sie ein sogenanntes Wasserfasten durchführen, dann werden Sie mittags nichts essen. Viele Heilfastenkuren sehen aber kleinere Mittagssnacks vor. Das hält den Stoffwechsel etwas auf Trab. Nutzen Sie die kleine Mittagsmahlzeit, um Nährstoffe aufzunehmen.

- Das Mittagessen sollte eiweißreich sein, aber nur zwischen 200 und 300 Kalorien liefern, die Sie im Idealfall wieder durch Bewegung verbrennen. Beispiele für solche »Fastensnacks« wären:
  1. 250 Gramm Naturjoghurt oder 500 Milliliter Buttermilch
     + 10 Gramm Ballaststoffe (Flohsamenschalen, Leinsamen)
     + 1 Esslöffel Weizenkeime (liefert den Autophagiehelfer Spermidin).
  2. Oder grüner Salat mit Essig, Öl, Gewürzen und Kräutern angemacht + 100 Gramm Kichererbsen oder rote Kidneybohnen.
  3. Oder 1 Handvoll Mandeln oder Erdnüsse. Erdnüsse, die noch geschält werden müssen, regen zum achtsamen und langsamen Essen an. Wenn Sie mögen, essen Sie auch das rote Häutchen mit. Das liefert viel Resveratrol, einen Pflanzenstoff, den wir sonst vor allem im Rotwein finden.
  4. Oder 100 Gramm Mozzarella (fettarm) mit 1 Tomate, Basilikumblättchen und Olivenöl.
- Um das Mikrobiom zu unterstützen, können Sie zum Essen noch eine Portion probiotischer Bakterien zu sich nehmen.
- Sie können auch zum Mittagessen wieder eine Portion Ballaststoffe einplanen. Wer unter Fruktoseintoleranz leidet, sollte kein Inulin verwenden, alle anderen präbiotischen Ballaststoffe werden aber in der Regel vertragen. Wenn Sie sich in der Vergangenheit eher ballaststoffarm ernährt haben, sollten Sie sich langsam an eine verträgliche Dosis herantasten. Bei einer zu schnellen Steigerung der Ballaststoffmenge drohen sonst Blähungen und Bauchschmerzen. Trinken Sie immer ausreichend Flüssigkeit zu den Ballaststoffen.
- Wasser, grünen, schwarzen oder Kräutertee können Sie nach Belieben trinken. Beim Fasten sollten Sie zwei Liter pro Tag trinken.
- Zum Abschluss dürfen Sie sich noch eine Tasse Kaffee oder einen Espresso mit oder ohne Koffein gönnen.

Nachmittags:
- Wenn Sie am Vormittag noch nicht aktiv waren, dann planen Sie am Nachmittag eine längere Bewegungseinheit ein. Das kann ein ausgedehnter Spaziergang sein, eine Yogaeinheit oder eine Radtour. Wenn Sie möchten, trainieren Sie im Fitnessstudio oder zu Hause gezielt einzelne Muskelgruppen.
- Gönnen Sie sich aber auch Entspannungszeiten. Hören Sie Musik, meditieren Sie oder nehmen Sie an einem angeleiteten Entspannungstraining teil.

Abends:

- Sorgen Sie für guten Schlaf, indem Sie abends keine koffeinhaltigen Getränke mehr zu sich nehmen. Sie können aber gern noch ein bis zwei Tassen schlaffördernden Tee mit Baldrian, Melisse, Lavendel oder ähnlichen beruhigenden Kräutermischungen trinken. Guter Schlaf unterstützt eine Gewichtsreduktion sowie die Regenerationsprozesse.
- Wenn Sie vor dem Schlafen noch einen koffeinfreien Kaffee oder Espresso zu sich nehmen, können Sie dadurch die Zellregeneration während der Nacht anregen.
- Wenn Sie sehr hungrig sind, können Sie Ihren Magen noch mit ein paar Mandeln oder Erdnüssen beruhigen. Auch ein Glas Buttermilch oder ein Naturjoghurt sind erlaubt. Zur Verbesserung der Sättigung können Sie 1 Esslöffel Oliven- oder Leinöl unterrühren.

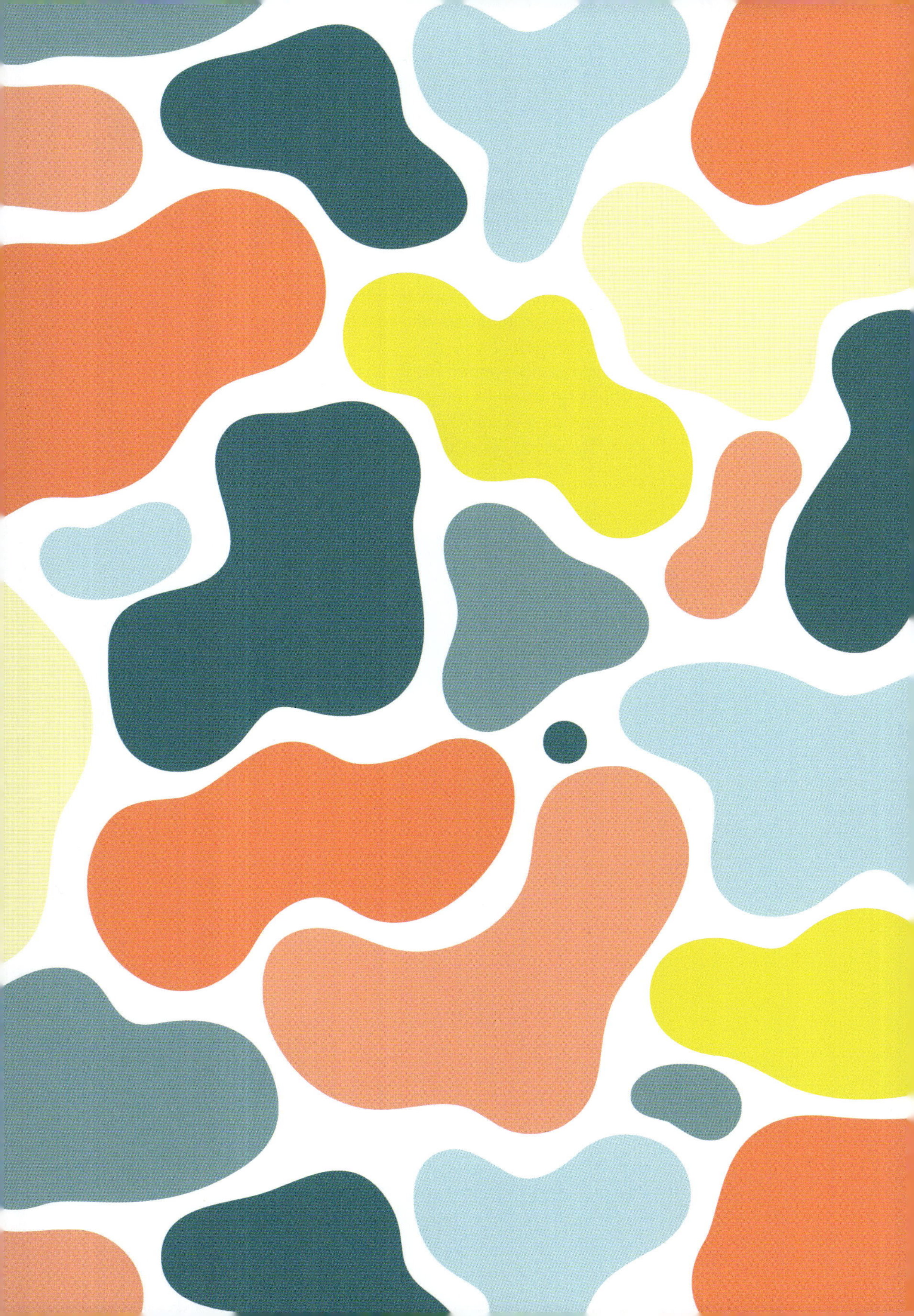

Kapitel

10

ZEITGEMÄSS FASTEN – EIN ERFAHRUNGS-BERICHT

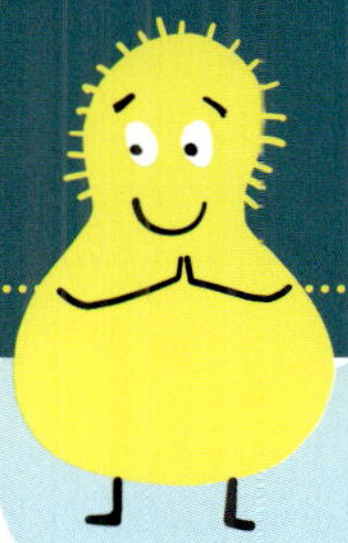

Fastenpraxis auf dem neuesten Stand

Seit einigen Jahren leite ich, Johanna Katzera, auf Sylt Fastenseminare. Für die meisten Menschen, die an meinen Kursen teilnehmen, bedeutet Fasten generell »Verzicht«. Wenn die Teilnehmenden zu Hause oder am Arbeitsplatz berichten, dass sie während ihrer Urlaubszeit eine Fastenkur machen, ist das Erstaunen und Unverständnis meist groß: »Wie kannst du nach Sylt reisen und, anstelle in den renommierten Restaurants einzukehren, Geld ausgeben, um dort zu fasten?« Solcherart sind die Fragen, die viele hören – oft von Menschen, die selbst noch nicht gefastet haben. Die Bedenken und Vorurteile rund um das Thema Fasten sind weitreichend.

Dass Verzicht etwas Unangenehmes ist oder der Urlaub zu wertvoll für Fastenkrisen und bewusstes Entsagen, hält vermutlich viele Menschen vom Fasten ab. Das neue Fastenkonzept könnte dies ändern. Es verbindet die neuesten wissenschaftlichen Erkenntnisse über das Darmmikrobiom und die daraus abgeleiteten Empfehlungen mit fastenunterstützenden Maßnahmen und reduziert somit einerseits mögliche Fastenkrisen und verstärkt andererseits die Vorteile einer Fastenkur. Zudem ist es ganzheitlich ausgerichtet und bietet damit gezielte Methoden der Achtsamkeit und Selbstreflexion – wichtige Elemente, für die bei vielen Menschen aufgrund eines gefüllten und stressbedingten Alltags zu wenig Ruhe und Zeit bleibt.

Fasten als ganzheitliches Konzept

Johanna Katzera, Fastentherapeutin, Physiotherapeutin und Managerin für angewandte Gesundheitswissenschaften, bietet auf Sylt Seminare für mehr Achtsamkeit und eine positive Lebensgestaltung an, darunter auch Fastenwochen. In ihren Konzepten kombiniert sie Wanderungen mit Impulsen für die persönliche Entwicklung und eine ganzheitliche Gesundheit.

Im Fokus ihrer Seminare, Coachings und ihres Blogs stehen die Achtsamkeit für den Augenblick und das Bewusstsein, wie wir in einer schnellen und vollen Welt gut auf uns selbst achten und das Leben im Innen und Außen ordnen können – für mehr Verbundenheit, Klarheit und Zufriedenheit.

Im Rahmen der Ausbildung zur Fastenleitung hatte ich gelernt, dass dem Fasten eine möglichst vollständige Darmentleerung vorausgehen sollte und regelmäßige Einläufe während einer Fastenkur sinnvoll und wichtig seien. Sobald ich jedoch von den neuesten wissenschaftlichen Erkenntnissen über das Darmmikrobiom und den nachteiligen Auswirkungen von Darmreinigungen hörte, konnte ich die Fastenwochen nicht länger so anleiten, wie ich es gelernt hatte. Der neue Wissensstand und die daraus folgenden Konsequenzen für die Praxis veränderten nicht nur meine eigene Sicht auf das Thema Fasten radikal – schließlich habe ich jahrelang die Wichtigkeit von Abführmaßnahmen im Fastenkontext vermittelt –, auch viele Fastenerfahrene waren irritiert.

Ohne Darmreinigung fastet es sich besser

Als ich das erste Mal während einer herkömmlichen Basenfastenwoche von den Nachteilen der Darmreinigung vor und während einer Fastenkur berichtete, blickte ich in erschrockene, überraschte, aber auch in erleichterte Gesichter. Fastenbegeisterte Menschen fasten oft jährlich, einige sogar zweimal im Jahr, und erfuhren nun, dass sie ihrem Darmmikrobiom – und damit ihrer Gesundheit – mit dem Abführen schadeten, obwohl die Absicht doch eine gesundheitsfördernde war. Dass Fasten nur mit einer vorhergehenden Darmentleerung funktionieren kann, schien in vielen Köpfen fest verankert zu sein. Die Behauptungen einer möglichen Rückvergiftung, das Vorbeugen von Kopfschmerzen und Hungergefühlen und das Signal für den Körper, dass die Fastenzeit begonnen hat, waren überzeugende und hilfreiche Argumente, um auch die ersten beiden – oft sehr herausfordernden – Tage zumindest mit einem guten Gefühl zu überstehen. Die Fastenkrise gehört für viele zum Fasten dazu, ist mal schwächer und mal stärker ausgeprägt, wird jedoch akzeptiert und macht die Notwendigkeit der Kur oft vermeintlich noch deutlicher: Denn Fastenkrisen entstehen nicht durch das Fasten, sondern durch den Lebensstil zuvor, heißt es in Fachkreisen.

Trotz des unangenehmen Geschmacks und der heftigen durchfallartigen Entleerung empfinden viele den entleerten Darm zu Beginn einer Fastenzeit als angenehm. Für einige stellte auch das Abführen keine Herausforderung dar, die meisten empfinden diese Maßnahme jedoch als unangenehm.

Erleichtert waren vor allem diejenigen, für die das Trinken des Bitter- oder Glaubersalzes in der Vergangenheit oft die größte Herausforderung gewesen ist. Nicht nur wegen des Geschmacks, sondern vor allem, weil sie in den darauffolgenden Tagen oft mit heftigen Symptomen wie zu hohem Wasserverlust aufgrund anhaltender Durchfälle, Kreislaufproblemen, Schwächegefühlen oder Kopfschmerzen zu kämpfen hatten. Die Auswirkungen waren teilweise so stark, dass sie an dem Wochenprogramm anfangs nicht teilnehmen konnten. Einige hatten aufgrund der schlechten Erfahrungen bereits auf ihr Bauchgefühl gehört und eigenverantwortlich entschieden, zukünftig auf jegliche Abführmethode zu verzichten.

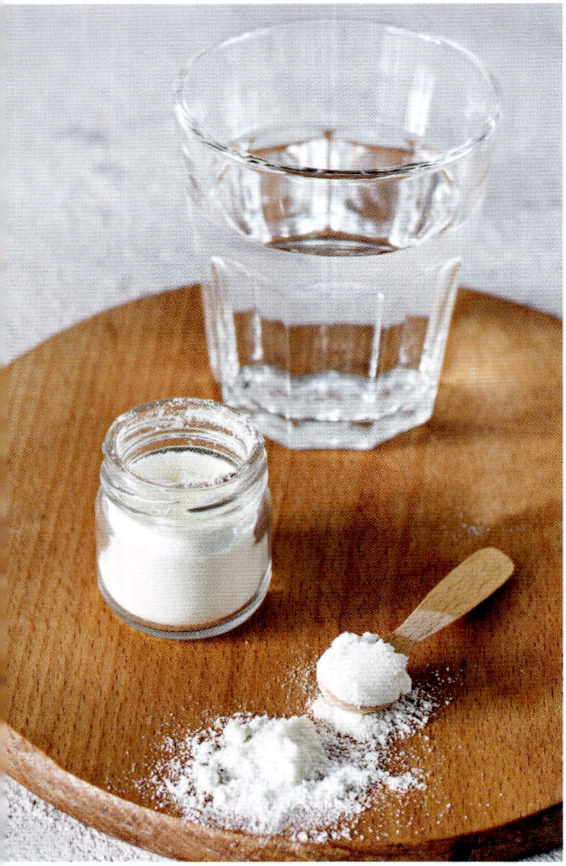

Das Trinken des Bitter- oder Glaubersalzes stellt für viele eine Herausforderung dar.

Nachdem ich der Gruppe die aktuellen wissenschaftlichen Erkenntnisse hinsichtlich der Wirkung von Darmreinigungen auf das Mikrobiom nach Gesprächen mit Frau Prof. Dr. Axt-Gadermann erläuterte, stellte ich es den Teilnehmenden frei, ob sie das Bittersalz zu Fastenbeginn trinken wollten oder nicht. Die Entscheidung fiel einheitlich aus: Alle verzichteten! Und alle erlebten eine gute Basenfastenwoche. Viele waren erleichtert, sich nicht auf herkömmliche Methode erleichtert zu haben. Denn die Vorteile des Fastens begründen sich nicht in der Darmentleerung.

Dadurch entstand die Idee für ein neues, modernes Fastenkonzept, das dem aktuellen wissenschaftlichen Stand entspricht und dem Darmmikrobiom nicht nur nicht schadet, sondern dieses fördert und weitere unterstützende Maßnahmen enthält, sodass sich die Fastenkur ganzheitlich und nachhaltig gesundheitsfördernd im Alltag der Teilnehmenden auswirkt. Es rücken nicht nur das Mikrobiom und eine gesunde Ernährung in den Fokus, sondern sie ist an die Herausforderungen und vorherrschenden Themen des modernen Lebens angepasst.

Beispielhafte Durchführung des neuen Fastenkonzepts

Das neue Fastenkonzept wurde von mir inzwischen in mehreren Kursen als Intervallfastenwoche mit überwiegend basischer Verpflegung durchgeführt. Neben einem achtsamen und aktiven Start in den Tag, täglichen Wanderungen von etwa zehn Kilometern und Yin-Yoga-Einheiten während der Woche war ausreichend Zeit für Ruhe.

Die Eckpunkte des Konzepts

Die Besonderheit des neuen Fastenkonzepts besteht aus der Kombination folgender Komponenten:

- Verzicht auf Abführmaßnahmen und Darmspülungen vor und während der Fastenzeit,
- Zufuhr von Synbiotika während und nach der Fastenzeit,
- Einhalten der Essenspause für ein Zeitfenster von 15 Stunden,
- Einnahme von Bitterstoffen zu jeder Mahlzeit,
- Einnahme eines Öls mit Omega-3-Fettsäuren,
- Möglichkeit, Kaffee, Espresso oder grünen Tee zu trinken,
- optionale Ergänzung durch sättigende Ballaststoffe wie Glucomannan,
- spezielle Elemente der Selbstreflexion und für mehr Achtsamkeit.

Den Fastenteilnehmern war es freigestellt, welche der Komponenten sie ausprobieren wollten.

Einheitlich positiv aufgenommen wurde der Verzicht auf Abführmaßnahmen und Darmspülungen vor und während der Fastenzeit. Die Teilnehmenden waren durchweg begeistert und starteten bereits mental deutlich entspannter und gelöster in die Fastenwoche. Während bei Anwendung der herkömmlichen Fastenmethoden am ersten Morgen meist die Herausforderungen der Nacht aufgrund des Abführens Thema sind, den Fastenden die starke Einwirkung auf den Wasser- und Elektrolythaushalt oft in ihrem Erscheinungsbild anzusehen und anhand der körperlichen Verfassung anzumerken ist, starteten die Gruppen, die an dem neuen Konzept teilnahmen, mit deutlich mehr Energie in den ersten Fastentag. Natürlich bestehen bei den Teilnehmenden individuelle Unterschiede je nach persönlichem Gesundheitszustand und der individuellen Lebenssituation, auch die Gruppendynamik nimmt Einfluss. Doch konnte ich als Fastenleiterin einen deutlichen Unterschied in der Gesamtvitalität der Gruppen im Wochenverlauf feststellen.

Das übliche Tief nach dem Start entfällt

Im Allgemeinen sind die ersten beiden Tage bei vielen Fastenden geprägt von Abgeschlagenheit und Kreislaufproblemen. Teilweise machen sich heftige Kopfschmerzen bemerkbar – oft bedingt durch den Verzicht auf den gewohnten Kaffee. Am zweiten Fastentag erreicht die Energie der Gruppe für gewöhnlich ihren Tiefpunkt. Viele Teilnehmende sind müde und kraftlos und beschäftigen sich viel mehr mit der Regeneration von körperlichen Beschwerden, als dass sie einen gesunden Urlaub genießen können. Umso überraschter war ich selbst, als ich am zweiten Morgen die Gäste begrüßte und mich die vitale und ausgelassene Stimmung eher an die letzten Tage einer Fastenwoche erinnerte. Der klassische Verlauf während einer üblichen Fastenkur führt das Energielevel und die Vitalität aus dem Normal durch ein Tief in ein Hoch; bei der Durchführung des neuen Konzepts war das klassische Fastentief mit den typischen Fastenkrisen in der Gesamtgruppe nicht erkennbar. Vereinzelt traten bei den Fastenden Kreislaufprobleme oder Kopfschmerzen auf, doch fielen diese bei Weitem nicht so stark ins Gewicht, wie ich es aus bisherigen Kursen kannte.

Diese positiven Effekte auf das allgemeine Wohlbefinden lassen sich einerseits durch den Verzicht der Darmreinigung und die somit ausbleibenden starken Auswirkungen auf den Organismus erklären, andererseits durch die Möglichkeit, Kaffee oder grünen Tee zu trinken. Besonders die Teilnehmenden, die aus bisherigen Fastenseminaren ein Verbot des Kaffeetrinkens kannten, freuten sich über die neuen Erkenntnisse, dass Kaffee dem Fastenprozess nicht schadet, sondern dem Fasten sogar zuträglich und generell gesundheitsfördernd ist (siehe ab Seite 67). Die meisten von ihnen entschieden sich dafür, ein bis zwei Tassen Kaffee am Tag zu trinken, und bewerteten diese Neuerung als positiv. Der Kaffee war für sie ein besonderer Genussmoment und steigerte die Vitalität. Vor allem aber freuten sich die Teilnehmenden über das Ausbleiben von Kopfschmerzen und darüber, dass sie unter anderem deshalb die Fastenzeit viel deutlicher als erholsamen Urlaub erleben konnten.

Synbiotika zur Verbesserung der Darmflora

Während der Verzicht auf Abführmaßnahmen und Darmspülungen unmittelbar großen Zuspruch erfuhr, bedurfte es bei der Option, die Darmgesundheit mit der Einnahme von Synbiotika zusätzlich zu unterstützen, zu Beginn einiger Aufklärung. Für die meisten Teilnehmenden fühlte es sich zunächst komisch an, im Rahmen einer Fastenwoche Nahrungsergänzungsmittel zuzuführen. Die allgemeine Skepsis gegenüber »Pülverchen« war groß. Zudem dauert es mehrere Wochen, bis sich das Mikrobiom umstellt und ein positiver Effekt auf das persönliche Wohlbefinden feststellbar ist, sodass dadurch zunächst keine intrinsische Überzeugung aufgrund einer unmittelbar spürbaren Veränderung entsteht. Wie so oft in der Gesundheitsförderung liegt zwischen Reiz und Reaktion ein Raum – in diesem Fall mehr als eine Woche Zeit zwischen Ursache und Wirkung.

Fest steht jedoch, dass ein Aufbau der Darmflora ausschließlich günstige Effekte hat, auch wenn im ersten Moment – hier während der Fastenwoche – vermutlich kein positiver Effekt für die Teilnehmenden erkennbar ist, der direkt auf die Einnahme der Synbiotika zurückgeführt werden kann. Im Gegenteil: In seltenen Fällen kann es zu Beginn zu unangenehmen Konsequenzen wie Blähungen kommen.

Hier sei noch einmal darauf hingewiesen, dass Synbiotika sowohl Pro- als auch Präbiotika enthalten (siehe Seite 96) und die Verpflegung während der Fastenwoche überwiegend durch Nahrungsmittel erfolgt, die basisch verstoffwechselt werden, sprich vorrangig durch Gemüse und Obst. Somit ist der Anteil von Ballaststoffen hoch und nicht jeder Darm kann eine große Menge an Ballaststoffen unmittelbar verstoffwechseln. Deshalb ist es wichtig, Synbiotika langsam einzuschleichen und die Einnahme nach individuellem Befinden zu erhöhen, bis die Darmbakterien die Ballaststoffe gut verstoffwechseln können. Die meisten Teilnehmenden haben die Synbiotika gut vertragen, bei anderen konnte durch die zwischenzeitliche Reduktion der Dosis die Verträglichkeit erhöht werden, sodass auch diese zum Ende der Fastenwoche oder kurze Zeit später die empfohlene Tagesmenge ohne Nebenwirkungen einnehmen konnten. Nach der Vorstellung des neuen Fastenkonzepts und den ihm zugrunde liegenden wissenschaftlichen Erkenntnissen entschieden sich fast alle Fastengäste dazu, das Mikrobiom im Rahmen der Fastenwoche zu unterstützen, und bewerteten die Einnahme von Synbiotika als sinnvoll.

Zusätzliche Ballaststoffe

Interessant ist, dass die Mehrzahl der Teilnehmenden die Darmgesundheit während vorheriger Fastenkuren nicht mit zusätzlichen Maßnahmen unterstützt hat. Das Thema hatte bisher offensichtlich keine allzu große Relevanz im Kontext des Fastens, und nur etwa ein Viertel der Fastenerfahrenen hatte bislang die Fastenkur zusätzlich mit Ballaststoffen in Form von Flohsamenschalen oder Leinsamen ergänzt. Wie bereits erwähnt, werden in diesem Fastenkonzept bereits ausreichend Ballaststoffe über die basenüberschüssige Verpflegung und die Einnahme der Synbiotika zugeführt. Eine zusätzliche Zufuhr ist daher nicht zwingend notwendig, kann aber in bestimmten Fällen sinnvoll sein. So gab es für die Teilnehmenden im Rahmen des neuen Konzepts die Möglichkeit, darüber hinaus Ballaststoffe in Form von Glucomannan einzunehmen. Glucomannan ist ein Extrakt aus der Konjakwurzel, dessen Besonderheit ein sehr hohes Quellvermögen im Magen ist. Damit unterstützt das Naturprodukt die Fastenden auf zweierlei Weise: Ballaststoffe stellen einerseits insgesamt eine wichtige Nahrungsquelle für die guten Bakterien im Darm dar – sie fördern somit ein gesundes Mikrobiom –, andererseits sorgt Glucomannan für ein schnelles und anhaltendes Sättigungsgefühl und reduziert somit das Hungergefühl. Ein Großteil der Fastenden hat sich gegen diese Möglichkeit entschieden, einige haben diese Option ausprobiert und als sehr positiv bewertet.

Wenige Teilnehmende berichteten während der Woche von mehr Hungergefühlen als bei bisherigen Fastenkuren. Hier ist der Einsatz von Glucomannan oder anderen präbiotischen Ballaststoffen wie Flohsamen zu empfehlen.

Ein positives Resümee

Insgesamt war die Durchführung des neuen Konzepts erfolgreich, wozu auch die weiteren Komponenten beigetragen haben: das Einhalten der Essenspause während eines Zeitfensters von 15 Stunden, die Einnahme von Bitterstoffen und des Öls mit Omega-3-Fettsäuren. Auch die Möglichkeit, die Fastenwoche gezielt zur Selbstreflexion zu nutzen, wurde dankbar angenommen. Fast alle Teilnehmenden würden für zukünftige Fastenkuren diese Fastenmethode anderen vorziehen: Die neue Fastenmethode ist sanfter, achtsamer und ganzheitlicher. Auch ich als Leitung kann mich gut mit diesem Konzept identifizieren und freue mich darauf, weitere Erfahrungen zu sammeln.

Rückmeldungen von Teilnehmenden zum neuen Fastenkonzept

»Das allgemeine Wohlbefinden während der Woche, gerade in den ersten Tagen, war deutlich besser als bei meiner vorherigen Fastenkur. Ich hatte keine Kopfschmerzen, Übelkeit etc. Ich würde diese Art des Fastens auf jeden Fall wieder machen, das allgemeine Wohlbefinden war viel besser als bei den Fastenkuren, in denen abgeführt wurde.«

»Warum ich diese Fastenmethode zukünftig anderen Fastenkuren vorziehen würde? Kein Abführen, kein völliger Verzicht auf Essen, Möglichkeit zum Kaffeetrinken.«

»Da Kaffeetrinken erlaubt war, entfiel der Koffeinentzug und die damit verbundenen lästigen Kopfschmerzen, auch die schlaflose Nacht durch das anfängliche Abführen fiel weg, da dieses zum Schutz des Mikrobioms bewusst nicht durchgeführt wurde. Ich hatte keinerlei Beschwerden wie Energieverlust oder extremes Hungergefühl oder übermäßige Gelüste auf bestimmte Lebensmittel, lediglich zum Ende der Woche stellten sich vermehrt Blähungen ein, was ich auf die Zufuhr von Probiotika zurückgeführt habe. Diese habe ich seit einigen Tagen abgesetzt und die Gasbildung lässt nach. Ich denke, ich werde in Kürze eine Mikrobiomanalyse durchführen lassen, um mal zu schauen, was bei mir eventuell nicht im Gleichgewicht ist. Ich komme gerne wieder, denn ich schätze das neue Konzept und Johanna als Fastenleiterin sehr.«

»Ich bin mir noch unsicher, ob ich wieder nach dieser Fastenmethode fasten würde, da ich ausgeprägten Hunger hatte und dieses als belastend empfand.«

»Das Fasten hat mir sehr viel positive Energie gegeben, ohne unangenehmes Abführen.«

»Das Fasten ist mir überhaupt nicht schwergefallen. Ich werde es auf jeden Fall wiederholen.«

»Ich finde es toll, dass ohne Abführen und mit rein basischer Ernährung so viel erreicht werden kann und dass keine Kopfschmerzen auftraten. Für mich waren die Erklärungen zum Mikrobiom besonders interessant und wichtig. Ich habe viel erfahren. Die Wanderungen waren ein High-

light, auch die morgendlichen Übungen und das Yoga waren sehr gut, einfach alles ein gutes Konzept. Ich sage Danke für die vielen guten Impulse, ich bin gut dabei, so einiges umzusetzen und achtsamer mit mir zu sein.«

»Diese Fastenmethode war einfacher durchzuhalten und ich hatte mehr Energie.«

»Ich habe mich sehr viel wohler gefühlt ohne Abführen und mit Kaffee. Das Zuführen von Probiotika hat mich noch nicht überzeugt. Ich werde mich damit noch beschäftigen.«

»Mir hat es besonders gefallen, dass sich nicht alles ums Essen dreht, sondern auch darum, für sich einen Weg mit einer positiven Lebenseinstellung zu finden und schöne Erlebnisse wertzuschätzen.«

»Mir haben die Bittertropfen und Synbiotika sehr gutgetan. Ich würde die Fastenwoche ohne Abführen immer wieder vorziehen.«

»Es hat mir körperlich einfach sehr gutgetan, es ist eine Befreiung, nicht abführen zu müssen. Ich wollte einmal ganz runterfahren, was die Ernährung sowie auch den Stresspegel angeht, lernen, wieder achtsam mit mir selber zu sein und von alten Gewohnheiten etwas abzurücken. Johanna hat mir einen neuen, besseren Weg vorgegeben.«

Vom Mut, Neues zu wagen

Bei der Durchführung des neuen Konzepts konnte ich die beiden Seiten der Pionierarbeit deutlich erkennen: Interesse und Begeisterung für neue Erfahrungen auf der einen Seite, Bedenken gegenüber den neuen Erkenntnissen und Skepsis, ob die Erfahrungen besser sein würden als die bisherigen, auf der anderen Seite.

Das kann am Beispiel des Kaffeetrinkens verdeutlicht werden. Die Information über die Möglichkeit, den Fastenprozess durch das Trinken von schwarzem Kaffee oder Espresso zu unterstützen, warf unterschiedliche Gefühle und Fragen auf: »Endlich! Das sind ja gute Neuigkeiten, aber darf ich während der Fastenwoche wirklich Kaffee trinken?«, »Ist Kaffee wirklich gesund?«, »Schadet das Trinken von Kaffee dem Fastenprozess nicht? Bisher war es kein Bestandteil einer Fastenkur«.

Dieses Hin und Her von Gedanken, Gefühlen und Meinungen innerhalb einer Gruppe und das Abweichen von bekannten Strukturen macht es interessant und schwierig zugleich, ein neues Konzept zu etablieren. Damit es gelingen kann, bedarf es fundierter Erklärungen für ein tiefergehendes Verständnis der Komponenten des neuen Konzepts. Das inhaltliche Informieren und Aufklären bekam somit einen neuen Stellenwert im Rahmen der Leitung einer Fastenwoche.

Erklärt wurde beispielsweise nicht nur, was Pro-, Prä- und Synbiotika sind, wie sie wirken, woraus das Nahrungsergänzungsmittel besteht und warum die Einnahme – auch während einer Fastenkur – sinnvoll ist (siehe Seite 173).

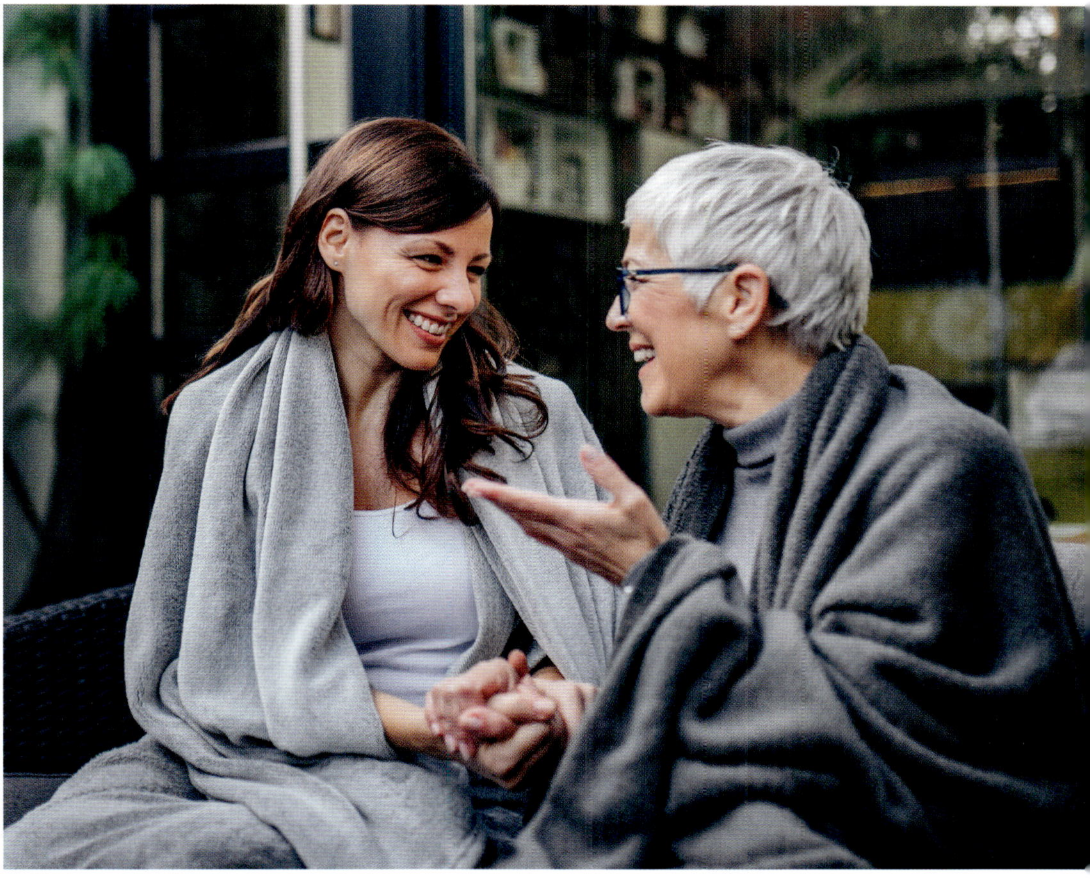

Ehrlicher Austausch und fundierte Informationen erleichtern es, sich auf Neues einzulassen.

Im Rahmen eines Impulsvortrags wurden die Teilnehmenden grundlegend über das Darmmikrobiom und die neuesten Erkenntnisse aus der Forschung informiert. Das nötige Hintergrundwissen und das grundlegende Verständnis für die Thematik und die Bedeutung eines gesunden Mikrobioms für die ganzheitliche Gesundheit sind nach meiner Einschätzung elementar für die nötige Compliance der Einzelnen und der gesamten Gruppe.

Denn wie bereits erwähnt, ging jede Vorstellung einer neuen Komponente auch mit Skepsis einher.

Althergebrachtes kann hinterfragt werden

Es ist gut, skeptisch zu sein und Dinge zu hinterfragen, doch genau das sollte auch bei bestehenden Konzepten hin und wieder geschehen. Nur weil etwas schon lange so ist, ist es nicht zwangsläufig gut. Vielleicht ist es umso schwerer, etwas Neues zu vermitteln, wenn das Alte viele gute Erfahrungen bewirkte. Doch die Zeit schreitet voran und die Wissenschaft erschafft neues Wissen. Dieses muss Anwendung in der Praxis finden, auch wenn – oder gerade weil – es verbesserungsfähige und teilweise sogar negative Aspekte des Altbewährten aufzeigt. Dabei geht es nicht darum, das Altbewährte zu verteufeln oder schlecht dastehen zu lassen – es geht um den Mut, etwas Neues zu vermitteln, nachdem jahrelang aus Überzeugung etwas anderes gelehrt und vermittelt wurde. Man wusste es nicht besser, inzwischen hat sich der Wissensstand verändert. In diesem Fall bringen neue Analysemethoden neue Erkenntnisse mit aussichtsreichen Entwicklungen.

Wir Menschen sind Gewohnheitstiere und halten uns gern in der vertrauten Komfortzone auf. Dinge anders zu machen, bedarf Neugier und Mut – vor allem aber der intrinsischen Überzeugung, dass das Neue einen größeren Mehrwert bewirkt als das Alte. Diese Überzeugung stützt sich auf den aktuellen Forschungsstand – aufseiten der Fastenleitung und der Teilnehmenden.

Wichtig für den Erfolg des innovativen Fastenkonzepts sind daher die Verbreitung der neuen Erkenntnisse in der Theorie und positive Erfahrungen in der Praxis. Elementar für diese positiven Erfahrungen wiederum ist das Vertrauen in die Expertise und Glaubwürdigkeit der Fastenleitung, denn es beeinflusst die jeweiligen Entscheidungen der Teilnehmenden und somit die gesamte Gruppendynamik.

Erkenntnisse und Argumente, die überzeugen

Ohne die Darstellung von Hintergründen, Zusammenhängen und die Aufklärung, auf welche Erkenntnisse sich das neue Konzept stützt, wären nach meiner Einschätzung die Bedenken und Skepsis bei Teilnehmenden teilweise geblieben. Mehr noch: Bleibt die Skepsis bei Einzelnen bestehen, wirkt sich das schnell auf die Gruppendynamik aus. Selbst fundiertes Wissen vermag dann das ungute Gefühl, das sich durch die Teilnehmenden gegenseitig verstärkt, vielleicht nicht mehr zu durchdringen.

Für mich als Leitung war es ein spannender Prozess mit guten Ergebnissen und der Schlussfolgerung, dass Aufklärung und die niederschwellige Vermittlung von neuen wissenschaftlichen Erkenntnissen die Schlüsselfaktoren dafür sind, dass nicht nur Einzelne, sondern auch Gruppen einen neuen Erfahrungsraum betreten können. Es braucht Raum für einen ehrlichen Austausch und die Bereitschaft, sich auf etwas Neues einzulassen. Dann kann Fasten neu gedacht und erlebt werden – ganzheitlicher, leichter und nachhaltiger.

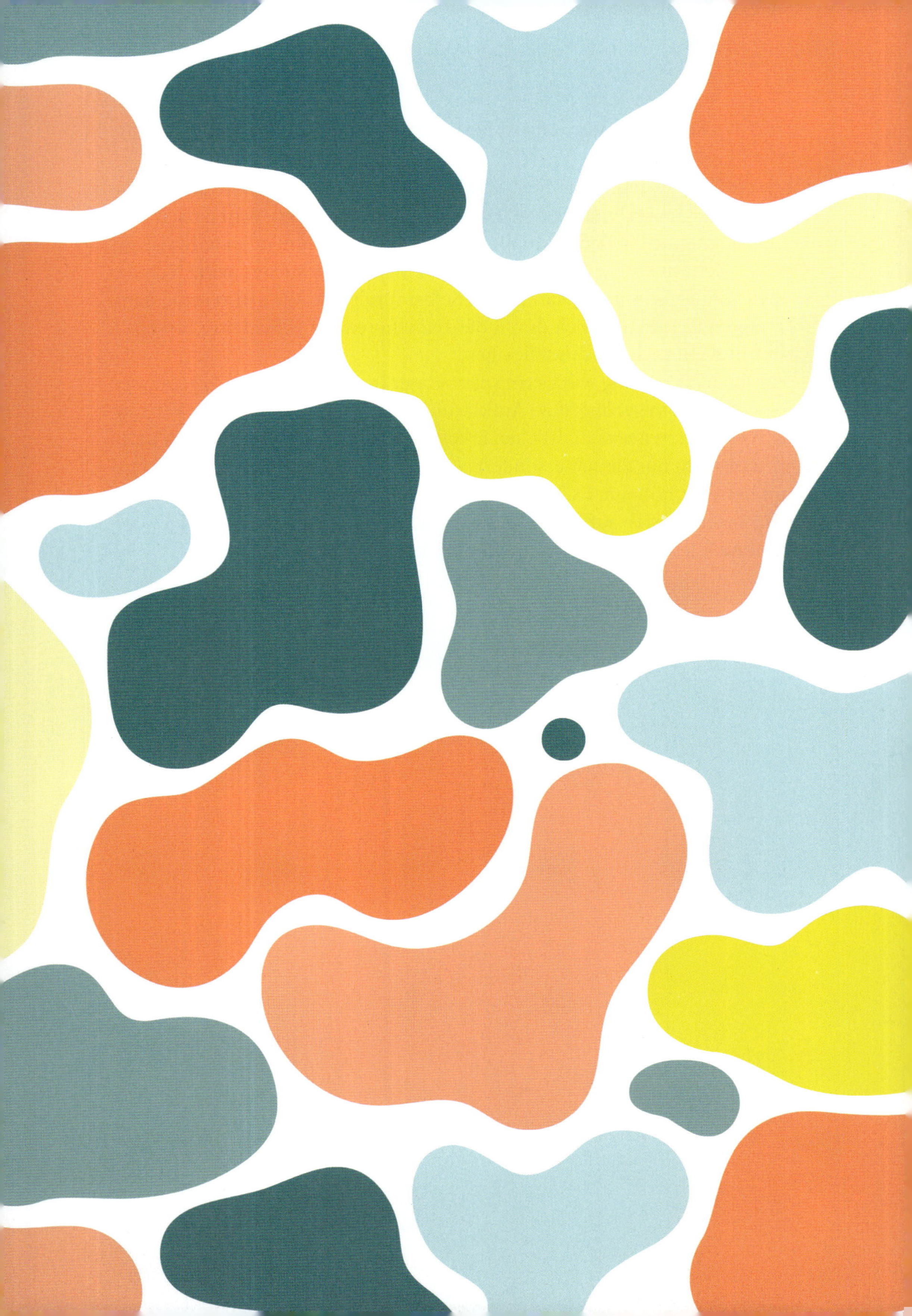

ANHANG

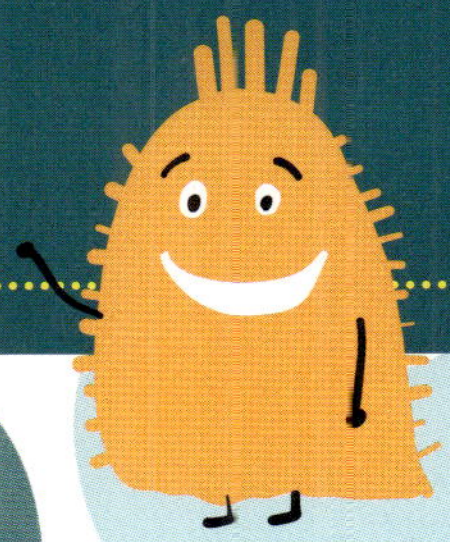

Register

Literatur

Ärztezeitung (2010), »Beim Abspecken werden Schadstoffe ins Blut geschwemmt«. www.aerztezeitung.de/Medizin/Beim-Abspecken-werden-Schadstoffe-ins-Blut-geschwemmt-216584.html

Al-Bari, M. A. A., Ito, Y., Ahmed, S. et al. (2021), »Targeting Autophagy with Natural Products as a Potential Therapeutic Approach for Cancer«. *International Journal of Molecular Sciences* 22 (18): S. 9807 https://pubmed.ncbi.nlm.nih.gov/34575981/

Arciero, P. J., Poe, M., Mohr, A. E., Ives, S. J., Arciero, A., Sweazea, K. L., Gumpricht, E., Arciero, K. M. (2023). »Intermittent fasting and protein pacing are superior to caloric restriction for weight and visceral fat loss«. *Obesity* (Silver Spring), Februar 2023,31 Supplement 1: S. 139–149 www.ncbi.nlm.nih.gov/pmc/articles/PMC10107279/

Axt-Gadermann, M. (2022), *Der Abnehmkompass*. Südwest Verlag

Axt-Gadermann, M. (2022), *Mikrobiomanalyse verstehen und richtig interpretieren*. Südwest Verlag

Axt-Gadermann, M. (2014), *Schlank mit Darm*. Südwest Verlag

Axt-Gadermannn, M. (2019), *Gesund mit Darm*. Südwest Verlag

Bacsur, P., Rutka, M., Asbóth, A. et al. (2023), »Effects of bowel cleansing on the composition of the gut microbiota in inflammatory bowel disease patients and healthy controls«. *Therapeutic Advances in Gastroenterology* 2023; 16. https://journals.sagepub.com/doi/full/10.1177/17562848231174298

Buono, R., Longo, V. D. (2019), »When Fasting Gets Tough, the Tough Immune Cells Get Going-or Die«. *Cell*. 22. August 2019; 178 (5): S. 1038–1040. https://pubmed.ncbi.nlm.nih.gov/31442398/

Claus, S. P., Guillou, H., Ellero-Simatos, S. (2016), »The gut microbiota: a major player in the toxicity of environmental pollutants?«. *NPJ Biofilms and Microbiomes*, 4. Mai 2016; 2: S. 16003. www.ncbi.nlm.nih.gov/pmc/articles/PMC5515271/

Colman, R. J., Anderson, R. M., Johnson, S. C., Kastman, E. K., Kosmatka, K. J., Beasley, T. M., Allison, D. B., Cruzen, C., Simmons, H. A., Kemnitz J. W., Weindruch, R. (2009), »Caloric restriction delays disease onset and mortality in rhesus monkeys«. *Science*, 10. Juli 2009; 325 (5937): S. 201–20 4. www.ncbi.nlm.nih.gov/pmc/articles/PMC2812811/

Dhillon, J., Li, Z., Ortiz, R. M. (2019), Almond Snacking for 8 wk Increases Alpha-Diversity of the Gastrointestinal Microbiome and Decreases *Bacteroides fragilis* Abundance Compared with an Isocaloric Snack in College Freshmen. *Current Developments in Nutrition*, 3. Juli 2019; 3 (8): S. nzz079. https://pubmed.ncbi.nlm.nih.gov/31528836/

Domínguez-Andrés, J., Reinecke, H., Sohrabi, Y. (2023), »The immune hunger games: the effects of fasting on monocytes«. *Cellular & Molecular Immunology* 20, S. 1098–1100. www.nature.com/articles/s41423-023-01033-w#:~:text=While%20several%20studies%20have%20suggested,respond%20to%20pathogens%20remain%20unclear.

Drago, L., Toscano, M., De Grandi, R., Casini, V., Pace, F. (2016), »Persisting changes of intestinal microbiota after bowel lavage and colonoscopy«. *European Journal of Gastroenterology & Hepatology*, Mai 2016; 28 (5): S. 532–53 7. https://pubmed.ncbi.nlm.nih.gov/27015015/

Duarte, G. S., Farah, A. (2011), »Effect of Simultaneous Consumption of Milk and Coffee on Chlorogenic Acids' Bioavailability in Humans«. *Journal of Agricultural and Food Chemistry* 59 (14): S. 7925–7931. www.ncbi.nlm.nih.gov/pubmed/21627318

Elsherbiny, T. M. (2023), »Impact of fasting on thyrotropin and thyroid status during Ramadan in 292 previously well controlled hypothyroid patients«. IFTAR study. *Endocrine* März 2023, 79 (3): S. 484–490. www.ncbi.nlm.nih.gov/pmc/articles/PMC9988775/

Forslund, S. K. (2023), »Fasting intervention and its clinical effects on the human host and microbiome«. *Journal of Internal Medicine* 293: S. 166–183.

Fothergill, E., Guo, J., Howard, L. et al. (2016), »Persistent metabolic adaptation 6 years after »The Biggest Loser« competition«. *Obesity* (Silver Spring) 24 (8): S. 1612–161 9. https://pubmed.ncbi.nlm.nih.gov/27136388/

Frank, J., Gupta, A., Osadchiy, V., Mayer, E. A. (2021), »Brain–Gut–Microbiome Interactions and Intermittent Fasting in Obesity«. *Nutrients* 13 (2): S. 584. www.mdpi.com/2072-6643/13/2/584

Frei, P., Rogler, G. (2017), »Darm-Detoxifikation: Mythos oder sinnvolle Therapie?«. *Schweizerische Zeitschrift für Ganzheitsmedizin* 29: S. 141–143. www.karger.com/Article/FullText/475585

Gardener, S. L., Rainey-Smith, S. R., Villemagne, V. L., Fripp, J., Doré, V., Bourgeat, P., Taddei, K., Fowler, C., Masters, C. L., Maruff, P., Rowe, C. C., Ames, D., Martins, R. N. and the AIBL Investigators (2021), »Higher Coffee Consumption Is Associated With Slower Cognitive Decline and Less Cerebral Aβ-Amyloid Accumulation Over 126 Months: Data From the Australian Imaging, Biomarkers, and Lifestyle Study«. *Frontiers in Aging Neuroscience* 13: S. 744 872. www.frontiersin.org/articles/10.3389/fnagi.2021.744872/full

Gavrieli, A., Karfopoulou, E., Kardatou, E., Spyreli, E., Fragopoulou, E., Mantzoros, C. S., Yannakoulia, M. (2013), »Effect of different amounts of coffee on dietary intake and appetite of normal-weight and overweight/obese individuals«. *Obesity* (Silver Spring), Juni 2013; 21 (6): S. 1127–11 32. https://pubmed.ncbi.nlm.nih.gov/23671022/

Gitelman, J. et al. (2023), »Lead toxicity from Ayurvedic medicines«. *CMAJ (Canadian Medical Association Journal)* 195 (30): S. E1010–E 1012. www.cmaj.ca/content/195/30/E1010

Gonçalinho, G. H. F., Nascimento, J. R. O., Mioto, B. M., Amato, R. V., Moretti, M. A., Strunz, C. M. C., César, L. A. M., Mansur, A. P. (2022), »Effects of Coffee on Sirtuin-1, Homocysteine, and Cholesterol of Healthy Adults: Does the Coffee Powder Matter?«. *Journal of Clinical Medicine*, 25. Mai 2022;11 (11): S. 2985. www.ncbi.nlm.nih.gov/pmc/articles/PMC9181040/

González, S., Salazar, N., Ruiz-Saavedra, S., Gómez-Martín, M., de Los Reyes-Gavilán, C. G., Gueimonde, M. (2020), »Long-Term Coffee Consumption is Associated with Fecal Microbial Composition in Humans«. *Nutrients*, 1. Mai2020; 12 (5): S. 1287 www.ncbi.nlm.nih.gov/pmc/articles/PMC7282261/

Gorkiewicz, G., Thallinger, G. G., Trajanoski, S., Lackner, S., Stocker, G., Hinterleitner, T., et al. (2013), »Alterations in the Colonic Microbiota in Response to Osmotic Diarrhea«. *PLoS ONE* 8 (2): S. e55817 https://journals.plos.org/plosone/article?id=10.1371/journal.pone.0055817

Harney, D. J., Cielesh, M., Chu, R. et al. (2021), »Proteomics analysis of adipose depots after intermittent fasting reveals visceral fat preservation mechanisms«. *Cell Reports* 34 (9): S. 108 804. www.cell.com/action/showPdf?pii=S2211-1247%2821%2900118-2

Hatori, M., Vollmers, C., Zarrinpar, A., DiTacchio, L., Bushong, E. A., Gill, S., Leblanc, M., Chaix, A., Joens, M., Fitzpatrick, J. A., Ellisman, M. H., Panda, S. (2012), »Time-restricted feeding without reducing caloric intake prevents metabolic diseases in mice fed a high-fat diet«. *Cell Metabolism*, 6. Juni 2012; 15 (6): S. 848–8 60. www.ncbi.nlm.nih.gov/pmc/articles/PMC3491655/

Hering-Hanit, R., Gadoth, N. (2003), »Caffeine-induced headache in children and adolescents«. *Cephalalgia* 23: S. 332–335. https://schmerzklinik.de/wp-content/uploads/2009/05/caffeine-induced-headache-cephalalgia-2003-23-332-335.pdf

Jafarabadi, M. A., Dehghani, A., Khalili, L., Barzegar, A., Mesrizad, M., Hassanalilou, T. A. (2021), »Meta-analysis of Randomized Controlled Trials of the Effect of Probiotic Food or Supplement on Glycemic Response and Body Mass Index in Patients with Type 2 Diabetes, Updating the Evidence«. *Current Diabetes Reviews* 17 (3): S. 356–364. https://pubmed.ncbi.nlm.nih.gov/32787763/

Jalanka, J., Salonen, A., Salojärvi, J. et al. (2015), »Effects of bowel cleansing on the intestinal microbiota«. *Gut* 64: S. 1562–1568 www.ncbi.nlm.nih gov/pubmed/25527456

Janssen, H., Kahles, F., Liu, D., Downey, J., Koekkoek, L. L., Roudko, V., D'Souza, D., McAlpine, C. S., Halle, L., Poller, W. C., Chan, C. T., He, S., Mindur, J. E., Kiss, M. G., Singh, S., Anzai, A., Iwamoto, Y., Kohler, R. H., Chetal, K., Sadreyev, R. I., Weissleder, R., Kim-Schulze, S., Merad, M., Nahrendorf, M., Swirski, F. K. (2023), »Monocytes re-enter the bone marrow during fasting and alter the host response to infection«. *Immunity*, 11. April 2023;56 (4): S. 783–796. https://pubmed.ncbi.nlm.nih.gov/36827982/

Jo, Y., Lee, G., Ahmad, S., Son, H., Kim, M. J., Sliti, A., Lee, S., Kim, K., Lee, S. E., Shin, J. H. (2023), »The Alteration of the Gut Microbiome during Ramadan Offers a Novel Perspective on Ramadan Fasting: A Pilot Study«. *Microorganisms*, 18. August 2023; 11 (8): S. 2106. https://pubmed.ncbi.nlm.nih.gov/37630666/#full-view-affiliation-1

Kanfi, Y., Shalman, R., Peshti, V., Pilosof, S. N., Gozlan, Y. M., Pearson, K. J., Lerrer, B, Moazed, D., Marine, J.-C., Cabo, R. de Cohen, H. Y (2008), »Regulation of SIRT6 protein levels by nutrient availability«. *FEBS Letters* 582 (5), S. 543–548. https://febs.onlinelibrary.wiley.com/doi/10.1016/j.febslet.2008.01.019

Kennedy, O. J., Fallowfield, J. A., Poole, R. et al. (2021), »All coffee types decrease the risk of adverse clinical outcomes in chronic liver disease: a UK Biobank study«. *BMC Public Health* 21, S 970. https://bmcpublichealth.biomedcentral.com/articles/10.1186/s12889-021-10991-7

Klein, A. V., Kiat, H. (2015), »Detox diets for toxin elimination and weight management: A critical review of the evidence«. *Journal of Human Nutrition and Dietetics*, Dezember 2015, 28 (6): S. 675–686. https://onlinelibrary.wiley.com/doi/abs/10.1111/jhn.12286

Kröpfl, J. M., Morandi, C., Gasser, B. A., Schoch, R., Schmidt-Trucksäss, A., Brink, M. »Lymphocytes are less sensitive to autophagy than monocytes during fasting and exercise conditions«. *Apoptosis*, Oktober 2022;27 (9–10): S. 730–739. www.ncbi.nlm.nih.gov/pmc/articles/PMC9482914/

Laurens, C., Grundler, F., Damiot, A., Chery, I., Le Maho, A. L., Zahariev, A., Le Maho, Y., Bergouignan, A., Gauquelin-Koch, G., Simon, C., Blanc, S., Wilhelmi de Toledo, F. (2021), »Is muscle and protein loss relevant in long-term fasting in healthy men? A prospective trial on physiological adaptations«. *Journal of Cachexia, Sarcopenia and Muscle* 12 (6): S. 1690–1703. https://onlinelibrary.wiley.com/doi/10.1002/jcsm.12766

Lenzen-Schulte, M., Zylka-Menhorn, V. (2016), »Autophagie: »Selbstverstümmelung« als Überlebensstrategie«. *Deutsches Ärzteblatt* 113 (40): A-1740/B-1469/C-1461. www.aerzteblatt.de/

archiv/182779/Autophagie-Selbstverstuemmelung-als-Ueberlebensstrategie

Lilja, S., Stoll, C., Krammer, U., Hippe, B., Duszka, K., Debebe, T., Höfinger, I., König, J., Pointner, A., Haslberger, A. (2021), »Five Days Periodic Fasting Elevates Levels of Longevity Related *Christensenella* and Sirtuin Expression in Humans«. *International Journal of Molecular Sciences,* 26. Februar 2021; 22 (5): S. 2331. www.ncbi.nlm.nih.gov/pmc/articles/PMC7956384/

Lim, J.S., Son, H.K., Park, S.K., Jacobs, D.R. Jr., Lee, D.H. (2011), »Inverse associations between long-term weight change and serum concentrations of persistent organic pollutants«. *International Journal of Obesity* (London) ; 35 (5): S. 744–747. https://pubmed.ncbi.nlm.nih.gov/20820170/

Liu, T., Wang, Y., Wang, X., Liu, C., Zhang, Q., Song, M., Song, C., Zhang, Q., Shi, H. (2023), »Habitually Skipping Breakfast Is Associated with the Risk of Gastrointestinal Cancers: Evidence from the Kailuan Cohort Study«. *Journal of General Internal Medicine* August 2023; 38 (11): S. 2527–2536. www.ncbi.nlm.nih.gov/pmc/articles/PMC10465444/

Longo, V.D., Di Tano, M., Mattson, M.P., Guidi, N. (2021), »Intermittent and periodic fasting, longevity and disease«. *Nature Aging;* 1 (1): S. 47–59. www.ncbi.nlm.nih.gov/pmc/articles/PMC8932957/#:~:text=Moreover%2C%20recent%20studies%20in%20mice,will%20be%20covered%20in%20more

Madeo, F., Eisenberg, T., Pietrocola, F., Kroemer, G. (2018), »Spermidine in health and disease«. *Science* 359 (6374). www.science.org/doi/10.1126/science.aan2788

Massier, L., Chakaroun, R., Tabei, S. et al. (2020), »Adipose tissue derived bacteria are associated with inflammation in obesity and type 2 diabetes«. *Gut* 69: S. 1796–1806. https://pubmed.ncbi.nlm.nih.gov/32317332/

Mattison, J.A., Roth, G.S., Beasley, T.M., Tilmont, E.M., Handy, A.M., Herbert, R.L., Longo, D.L., Allison, D.B., Young, J.E., Bryant, M., Barnard, D., Ward, W.F., Qi, W., Ingram, D.K., de Cabo, R. (2021), »Impact of caloric restriction on health and survival in rhesus monkeys from the NIA study«. *Nature,* 13. September 2012; 489 (7415): S. 318–3 21.

Mattson, M.P., Moehl, K., Ghena, N., Schmaedick, M., Cheng, A. (2018), »Intermittent metabolic switching, neuroplasticity and brain health«. *Nature Reviews Neuroscience*19 (2): S. 63–80. www.ncbi.nlm.nih.gov/pmc/articles/PMC5913738/

Medizin transparent (o. J.), »FX Mayr Kur: Wirksamkeit unbelegt«. https://medizin-transparent.at/fx-mayr/ Cochrane Österreich, Universität für Weiterbildung Krems

Medizin transparent (o. J.), »Detox: Der Mythos vom Entgiften«. https://medizin-transparent.at/detox-der-mythos-vom-entgiften/ Cochrane Österreich, Universität für Weiterbildung Krems

Mesnage, R., Grundler, F., Schwiertz, A., Le Maho, Y., Wilhelmi de Toledo, F. (2019), »Changes in human gut microbiota composition are linked to the energy metabolic switch during 10 d of Buchinger fasting«. *Journal of Nutritional Science,* 12. November 2019;8: S. e36. https://pubmed.ncbi.nlm.nih.gov/31798864/

Mohr, A.E., Gumpricht, E., Sears D., Sweazea, K. (2021), »Recent advances and health implications of dietary fasting regimens on the gut microbiome«. *American Journal of Physiology-Gastrointestinal and Liver Physiology* 320: S. G847–G863. https://journals.physiology.org/doi/full/10.1152/ajpgi.00475.2020

Mohiuddin, A.K. (2018), »Skipping Breakfast Everyday Keeps Well-being Away«. *Journal of Food Science and Nutrition Research* 1: S. 018–030 www.fortunejournals.com/articles/skipping-breakfast-everyday-keeps-wellbeing-away.html

Nagai, M., Noguchi, R., Takahashi, D., Morikawa, T., Koshida, K., Komiyama, S., Ishihara, N., Yamada, T., Kawamura, Y.I., Muroi, K., Hattori, K., Kobayashi, N., Fujimura, Y., Hirota, M., Matsumoto, R., Aoki, R., Tamura-Nakano, M., Sugiyama, M., Katakai, T., Sato, S., Takubo, K., Dohi, T., Hase, K. (2019), »Fasting-Refeeding Impacts Immune Cell Dynamics and Mucosal Immune Responses«. *Cell,* 22. August 2019; 178 (5): S. 1072–1087. e14. https://pubmed.ncbi.nlm.nih.gov/31442401/

Negm, M., Bahaa, A., Farrag, A. etal. (2022), »Effect of Ramadan intermittent fasting on inflammatory markers, disease severity, depression, and quality of life in patients with inflammatory bowel diseases: A prospective cohort study«. *BMC Gastroenterology* 22: S. 203 https://link.springer.com/article/10.1186/s12876-022-02272-3

Nguyen, M., Jarvis, S.E., Chiavaroli, L. et al. (2024), »Consumption of 100 % Fruit Juice and Body Weight in Children and Adults: A Systematic Review and Meta-Analysis«. JAMA Pediatrics, online publiziert am 16. Januar 2024. https://jamanetwork.com/journals/jamapediatrics/article-abstract/2813987

Palomar-Cros, A., Andreeva, V.A., Fezeu, L.K. et al. (2023), »Dietary circadian rhythms and cardiovascular disease risk in the prospective NutriNet-Santé cohort«. *Nature Communications* 14, 7899. www.nature.com/articles/s41467-023-43444-3

Panahi, Y., Kianpour, P., Mohtashami, R. et al. (2018), »Efficacy of artichoke leaf extract in non-alcoholic fatty liver disease: A pilot double-blind randomized controlled trial«. *Phytotherapy Research* 32 (7): S. 1382–1387. https://onlinelibrary.wiley.com/doi/10.1002/ptr.6073

Patterson, R.E., Sears, D.D. Metabolic Effects of Intermittent Fasting. *Annual Review of Nutrition,* 21. August

2017; 37: S. 371–393. https://pubmed.ncbi.nlm.nih.gov/28715993/

Pavlou, V., Cienfuegos, S., Lin, S., Ezpeleta, M., Ready, K., Corapi, S., Wu, J., Lopez, J., Gabel, K., Tussing-Humphreys, L., Oddo, V.M., Alexandria, S.J., Sanchez, J., Unterman, T., Chow, L.S., Vidmar, A.P., Varady, K.A. (2023), »Effect of Time-Restricted Eating on Weight Loss in Adults With Type 2 Diabetes: A Randomized Clinical Trial«. *JAMA Network Open*, 2. Oktober 2023; 6 (10): S. e2339337. https://pubmed.ncbi.nlm.nih.gov/37889487/

Peng, K., Dong, W., Luo, T., Tang, H., Zhu, W., Huang, Y., Yang, X. (2023), »Butyrate and obesity: Current research status and future prospect«. *Frontiers in Endocrinology* (Lausanne), 24. Februar 2023; 14: S. 1 098 881. www.ncbi.nlm.nih.gov/pmc/articles/PMC9999029/#:~:text=Butyrate%20prevented%20against%20body%20weight,%2DIR)%20and%20insulin%20tolerance

Pérez-Torres, A., Caverni-Muñoz, A., González García E. (2022), »Mediterranean Diet and Chronic Kidney Disease (CKD): A Practical Approach«. *Nutrients*, 25. Dezember 2022; 15 (1): S. 97. www.ncbi.nlm.nih.gov/pmc/articles/PMC9824533/

Pedersen, B.K., Akerström, T., Rinnov, A., Fischer, C.P. (2007), »Role of myokines in exercise and metabolism«. *Journal of Applied Physiology* 103; S. 1093–1098 https://journals.physiology.org/doi/full/10.1152/japplphysiol.00080.2007?cited-by=yes&amp

Pietrocola, F., Malik, S.A., Mariño, G. et al. (2014), »Coffee induces autophagy in vivo«. *Cell Cycle* 13 (12): S. 1987–1994. www.ncbi.nlm.nih.gov/pmc/articles/PMC4111762/

Pietzner, M., Uluvar, B., Kolnes, K.J. et al. (2024), »Systemic proteome adaptions to 7-day complete caloric restriction in humans«. *Nature Metabolism* 6 (4): S. 764–777. https://pubmed.ncbi.nlm.nih.gov/38429390/

Pinto, A. P,. Vieira, T.S., Marafon, B.B., Batitucci, G., Cabrera, E.M.B., da Rocha, A.L., Kohama, E.B., Rodrigues, K.C.C., de Moura, L.P., Pauli, J.R., Cintra, D.E., Ropelle, E.R., de Freitas, E.C., da Silva, A.S.R. (2020), »The Combination of Fasting, Acute Resistance Exercise, and Protein Ingestion Led to Different Responses of Autophagy Markers in Gastrocnemius and Liver Samples«. *Nutrients*, 28. Februar 2020; 12 (3): S. 641. www.ncbi.nlm.nih.gov/pmc/articles/PMC7146592/

Ravussin, E., Lillioja, S., Knowler, W.C., Christin, L., Freymond, D., Abbott, W.G., Boyce, V., Howard, B.V., Bogardus, C. (1988), »Reduced rate of energy expenditure as a risk factor for body-weight gain«. *The New England Journal of Medicine*, 25. Februar 1988;318 (8): S. 467–472. https://pubmed.ncbi.nlm.nih.gov/3340128/

Remely, M., Hippe, B., Geretschlaeger, I. et al (2015), »Increased gut microbiota diversity and abundance of Faecalibacterium prausnitzii and Akkermansia after fasting: a pilot study«. *Wiener Klinische Wochenschrift* 127 (9–10): S. 394–398. www.ncbi.nlm.nih.gov/pubmed/25763563

Richter, J., Herzog, N., Janka, S. et al. (2020) Twice as High Diet-Induced Thermogenesis After Breakfast vs Dinner On High-Calorie as Well as Low-Calorie Meals. *The Journal of Clinical Endocrinology & Metabolism*, 1. März 2020, 105 (3): S. dgz311. https://academic.oup.com/jcem/article-abstract/105/3/e211/5740411?redirectedFrom=fulltext

Rogers, P.J., Carlyle, J.A., Hill, A.J., Blundell, J.E. (1988), »Uncoupling sweet taste and calories: comparison of the effects of glucose and three intense sweeteners on hunger and food intake«. *Physiology & Behavior* 43 (5): S. 547–552. https://pubmed.ncbi.nlm.nih.gov/3200909/

Roshan, H., Nikpayam, O., Sedaghat, M., Sohrab, G. (2018), »Effects of green coffee extract supplementation on anthropometric indices, glycaemic control, blood pressure, lipid profile, insulin resistance and appetite in patients with the metabolic syndrome: a randomised clinical trial«. *British Journal of Nutrition* 119 (3): S. 250–258. https://pubmed.ncbi.nlm.nih.gov/29307310/

Ruddick-Collins, L.C., Morgan, P.J., Fyfe, C.F. et al. (2022), »Timing of daily calorie loading affects appetite and hunger responses without changes in energy metabolism in healthy subjects with obesity«. *Cell Metabolism* 34, S. 1472–1485. www.cell.com/cell-metabolism/fulltext/S1550-4131(22)00344-8

Ruiz-Ojeda, F.J., Plaza-Díaz, J., Sáez-Lara, M.J., Gil, A. (2019), »Effects of Sweeteners on the Gut Microbiota: A Review of Experimental Studies and Clinical Trials«. *Advances in Nutrition*, 1. Januar 2019; 10 (Supplement 1): S. S31–S48. www.ncbi.nlm.nih.gov/pmc/articles/PMC6363527/

Rynders, C.A., Thomas, E.A., Zaman, A. et al. (2019) »Effectiveness of Intermittent Fasting and Time-Restricted Feeding Compared to Continuous Energy Restriction for Weight Loss«. *Nutrients* 11 (10): S. 2442. www.ncbi.nlm.nih.gov/pmc/articles/PMC6836017/

Saglam, D., Colak, G.A., Sahin, E., Ekren, B.Y., Sezerman, U., Bas, M. (2023), »Effects of Ramadan intermittent fasting on gut microbiome: is the diet key?«. *Frontiers in Microbiology* 29. August 2023; 14: S. 1 233 205. https://pubmed.ncbi.nlm.nih..gov/37705730/#full-view-affiliation-1

Saper, R.B., Phillips, R.S., Sehgal, A., Khouri, N., Davis, R.B, Paquin, J., Thuppil, V., Kales, S.N. (2008), »Lead, mercury, and arsenic in US- and Indian-manufactured Ayurvedic medicines sold via the Internet«. *JAMA*, 27. August 2008; 300 (8): S. 915–923. https://pubmed.ncbi.nlm.nih.gov/18728265/

Schmit, S. L., Rennert, H. S., Rennert, G., Gruber, S. B. (2016), »Coffee Consumption and the Risk of Colorectal Cancer«. *Cancer Epidemiology, Biomarkers & Prevention* 25 (4): S. 634–63 9. www.ncbi.nlm.nih.gov/pmc/articles/PMC4874555/

Shin, M. K., Yang, S. M., Han, I. S. (2020), »Capsaicin suppresses liver fat accumulation in high-fat diet-induced NAFLD mice«. *Animal Cells and Systems* (Seoul), 26. August 2020; 24 (4): S. 214–219. www.ncbi.nlm.nih.gov/pmc/articles/PMC7473188/

Softic, S., Meyer, J. G., Wang, G.-X. et al. (2019), »Dietary Sugars Alter Hepatic Fatty Acid Oxidation via Transcriptional and Post-translational Modifications of Mitochondrial Protein«. *Cell Metabolism* 30, S. 735–753. www.cell.com/action/showPdf?pii=S1550-4131%2819%2930504-2

Strobel, K. (2023), »Zirkadianer Rhythmus. Größe der Mahlzeiten sinnvoll über den Tag verteilen«. *Medical Tribune*, 9 November 2023. www.medical-tribune.de/medizin-und-forschung/artikel/groesse-der-mahlzeiten-sinnvoll-ueber-den-tag-verteilen

Takahashi, M., Ozaki, M., Miyashita, M. et al. (2019), »Effects of timing of acute catechin-rich green tea ingestion on postprandial glucose metabolism in healthy men«. *The Journal of Nutritional Biochemistry* 73: S. 108–221. www.sciencedirect.com/science/article/abs/pii/S0955286319300397?via%3Dihub

Tao, L., Park, J. Y., Lambert, J. D. (2015), »Differential prooxidative effects of the green tea polyphenol, (-)-epigallocatechin-3-gallate, in normal and oral cancer cells are related to differences in sirtuin 3 signaling«. Molecular Nutrition & Food Research; 59 (2): S. 203–211. https://pubmed.ncbi.nlm.nih.gov/25329972/

Thaiss, C. A., Levy, M., Elinav, E. (2015), »Chronobiomics: The Biological Clock as a New Principle in Host-Microbial Interactions«. *PLoS Pathogens*, 8. Oktober 2015; 11 (10): S. e1005113. https://pubmed.ncbi.nlm.nih.gov/26448621/

Thaiss, C. A., Zeevi, D., Levy, M., Zilberman-Schapira, G., Suez, J., Tengeler, A. C., Abramson, L., Katz, M. N., Korem, T., Zmora, N., Kuperman, Y., Biton, I., Gilad, S., Harmelin, A., Shapiro, H., Halpern, Z., Segal, E., Elinav, E. (2014), »Transkingdom control of microbiota diurnal oscillations promotes metabolic homeostasis«. *Cell*, 23. Oktober 2014; 159 (3): S. 514–529. https://pubmed.ncbi.nlm.nih.gov/25417104/

Tibi, S., Ahmed, S., Nizam, Y., Aldoghmi, M., Moosa, A., Bourenane, K., Yakub M., Mohsin, H. (2023), »Auswirkungen des Ramadan-Fastens bei Magen-Darm-Erkrankungen«. *Cureus*, 31. März 2023; 15 (3): S. E36972. www.ncbi.nlm.nih.gov/pmc/articles/PMC10151003/

Tiwari, S., Sapkota, N., Han, Z. (2022), »Effect of fasting on cancer: A narrative review of scientific evidence«. *Cancer Science*; 113 (10): S. 3291–3302. https://pubmed.ncbi.nlm.nih.gov/35848874/

Velickovic, K., Wayne, D., Leija, H. A. L. et al. (2019), »Caffeine exposure induces browning features in adipose tissue in vitro and in vivo«. *Scientific Reports* 9, S. 9104. www.nature.com/articles/s41598-019-45540-1

Verbraucherzentrale (2023), »Detox – gesünder durch Entgiftung?«. Verbraucherzentrale online, 26. Oktober 2023. www.verbraucherzentrale.de/wissen/lebensmittel/nahrungsergaenzungsmittel/detox-gesuender-durch-entgiftung-25381

Verbraucherzentrale (2023), »Schwer gefährlich: Giftige Schwermetalle«. Verbraucherzentrale online, 16. Juni 2023 www.verbraucherzentrale.de/wissen/lebensmittel/nahrungsergaenzungsmittel/schwer-gefaehrlich-giftige-schwermetalle-13363#:~:text=Die%20Schwermetalle%20reichern%20sich%20in,und%20es%20kommt%20zu%20St%C3%B6rungen.

Wilhelmi de Toledo, F., Grundler, F., Sirtori, C. R., Ruscica, M. (2020), »Unravelling the health effects of fasting: a long road from obesity treatment to healthy life span increase and improved cognition«. *Annals of Medicine* August 2020; 52 (5): S. 147–161. https://pubmed.ncbi.nlm.nih.gov/32519900/

Wilhelmi de Toledo, F., Grundler, F., Bergouignan, A., Drinda, S., Michalsen, A. (2019), »Safety, health improvement and well-being during a 4 to 21-day fasting period in an observational study including 1422 subjects«. *PLoS ONE* 14 (1): S. e0209353. https://journals.plos.org/plosone/article?id=10.1371/journal.pone.0209353

Yang, Z., Wei, C., Li, X. et al. (2023), »Association Between Regular Laxative Use and Incident Dementia in UK Biobank Participants«. *Neurology*, 18. April 2023; 100 (16): S. e1711.https://pubmed.ncbi.nlm.nih.gov/36813729/

Yang, Q. (2010), »Gain weight by »going diet?« Artificial sweeteners and the neurobiology of sugar cravings«. Neuroscience. *Yale Journal of Biology and Medicine* 83 (2): S. 101–108. www.ncbi.nlm.nih.gov/pmc/articles/PMC2892765/

Zheng, J., Zhu, X., Xu, G. et al. (2023), »Relationship between caffeine intake and thyroid function: results from NHANES 2007–2012«. *Nutrition Journal* 22, 36, Open access, publiziert am 26. Juli 2023. https://nutritionj.biomedcentral.com/articles/10.1186/s12937-023-00866-5

Zunner, B. (2019), »Myokine«. *Sportärztezeitung*. https://sportaerztezeitung.com/rubriken/kardiologie/4721/myokine/

Weitere Titel der Autorin

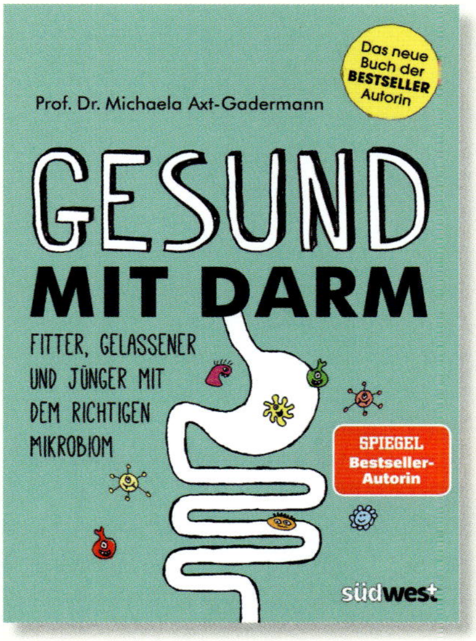

Klappenbroschur, 240 Seiten
ISBN 978-3-517-09932-3

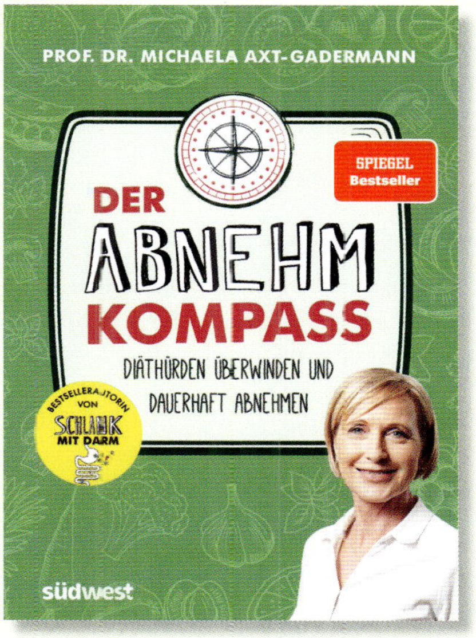

Klappenbroschur, 336 Seiten
ISBN 978-3-517-10096-8

Mehr Infos zu den Büchern finden Sie auf
https://www.suedwest-verlag.de

Impressum

1. Auflage

Hinweis
Die Ratschläge/Informationen in diesem Buch sind von Autorinnen und Verlag sorgfältig erwogen und geprüft, dennoch kann eine Garantie nicht übernommen werden. Eine Haftung der Autorinnen bzw. des Verlags und seiner Beauftragten für Personen-, Sach- und Vermögensschäden ist ausgeschlossen.

Bildnachweis
Cover: Autorenbild: © Bildschön/Dietzel; Illustrationen: © Shutterstock.com (Kudryashka, Sensvector)
Adobe Stock: 10 (Pheelings Media), 17 (Lightfield Studios), 29 (Tanya Nef), 32 (Vladislav Noseek), 45 (franzl12), 52 (Prostock-studio), 59 (nenetus), 70 (N.Van Doninck), 75 (Nisihama),84 (olezzo), 105 (Aneta), 109 (bit24), 117 (Tatyana Gladskih), 118 (millaf), 125 (Africa Studio), 137 (Pheelings Media), 141 (Tatyana Gladskih), 144 (Beaunita V W), 160 (Aerial Film Studio), 177 (bnenin), **iStock:** 112 (Jelena Stanojkovic), 154 (AlexRaths), 170 (Victoriia Drobot), Shutterstock: 157 (Antonia Vlasova)

Projektleitung: Eva Wagner
Lektorat: Martin Stiefenhofer
Korrektorat: Susanne Langer-Joffroy, Susanne Schneider
Cover, Layout: Vera Schlachter, München
DTP, Satz: Uhl + Massopust, Aalen
Druck und Bindung: Pixartprinting, Lavis
Printed in Italy

FSC www.fsc.org MIX Papier | Fördert gute Waldnutzung FSC® C147178

Penguin Random House Verlagsgruppe FSC® N001967
ISBN 978-3-517-10353-2
www.suedwest-verlag.de